植物性农产品有害物检测与控制

Detection and Control of Harmful Substances in Agricultural Products of Plant Origin

吴小毛 / 主编

化学工业出版社

· 北 京 ·

内容简介

本书在简述我国植物性农产品质量安全的现状及已采取的对策和措施的基础上，系统介绍了植物性农产品有害物的种类、样品的采集和处理技术，总结了当前如农药及多环芳烃等有机污染物、重金属及硝酸盐等无机污染物、致病性微生物等有害物的控制技术，归纳了最新的有害物管理法规、有害物限量标准、有害物监督监测管理办法、有害物风险性评价等内容。本书叙述了各类植物性农产品有害物检测与控制技术，内容翔实，技术先进，具有较强的参考性和应用价值。

本书力求突出实用性，适合高等学校或高等职业院校相关专业教学使用，也可供农业环境、农学等领域的科研人员和管理人员参考，还可供粮油、蔬菜、水果、茶叶、中药材等农产品生产基地的技术人员参考。

图书在版编目（CIP）数据

植物性农产品有害物检测与控制／吴小毛主编.
—北京：化学工业出版社，2023.4
ISBN 978-7-122-42823-3

Ⅰ.①植… Ⅱ.①吴… Ⅲ.①园艺作物-农产品-
有害物质-检测 Ⅳ.①R155.5

中国国家版本馆 CIP 数据核字（2023）第 021770 号

责任编辑：刘　军　冉海滢　孙高洁　　　　　文字编辑：李娇娇
责任校对：宋　玮　　　　　　　　　　　　　装帧设计：刘丽华

出版发行：化学工业出版社（北京市东城区青年湖南街 13 号　邮政编码 100011）
印　　装：大厂聚鑫印刷有限责任公司
787mm×1092mm　1/16　印张 16¾　字数 390 千字　2023 年 5 月北京第 1 版第 1 次印刷

购书咨询：010-64518888　　　　　　　　　售后服务：010-64518899
网　　址：http://www.cip.com.cn
凡购买本书，如有缺损质量问题，本社销售中心负责调换。

定　　价：58.00 元

本书编写人员名单

主　　编：吴小毛

副 主 编：方　华　李荣玉

编写人员：（按姓名汉语拼音排序）

　　　　　杜鹏强　河南农业大学

　　　　　方　华　浙江大学

　　　　　何　顺　华中农业大学

　　　　　李荣玉　贵州大学

　　　　　廖　逊　贵州大学

　　　　　刘开林　湖南农业大学

　　　　　马　杰　农业农村部环境保护科研监测所

　　　　　潘兴鲁　中国农业科学院植物保护研究所

　　　　　钱　坤　西南大学

　　　　　孙　扬　农业农村部环境保护科研监测所

　　　　　谭辉华　广西大学

　　　　　谭　瑶　内蒙古农业大学

　　　　　万　虎　华中农业大学

　　　　　王秀国　中国农业科学院烟草研究所

　　　　　吴小毛　贵州大学

　　　　　张厚朴　安徽农业大学

前　言

　　农产品是食品生产加工的原料，农产品质量安全关系到人民健康、社会稳定、经济可持续发展，是影响国计民生的重大问题。近年来，植物性农产品有害物引发的安全事件时有发生。有害物不仅对人们身体健康造成危害，也给整个社会带来诸多不良影响，植物性农产品有害物检测与控制技术逐渐受到人们重视。随着经济全球化发展，国内外植物性农产品市场竞争日趋激烈。在国际市场上，各国都在制定严格的农产品质量安全法规和标准，对进口农产品设置了越来越高的贸易壁垒；国内市场上，很多地区已经对流通销售的农产品实行了市场准入。国内外农产品市场竞争对农产品质量安全提出了越来越高的要求，质量安全问题已经成为影响植物性农产品市场竞争力的关键因素。有害物检测与控制技术是提高农产品质量、保证其安全性的必要手段。有害物检测是植物性农产品中有害物含量符合相关规定、不损害人体健康的证明手段，也是其流向市场的必经关口，经过相关部门专职人员检测合格的农产品才能使消费者放心；而控制技术是减少甚至消除农产品中有害物的根本途径。

　　植物性农产品有害物检测与控制技术是植物保护和农产品质量安全相关专业的重要学习内容，但一直缺少一本独立、系统的教材，学生和相关技术人员往往只能从多门课程中去总结相应的知识体系，耗时费力且难以完善。为此，笔者组织编写了这本《植物性农产品有害物检测与控制》。其不仅是一门专业核心课程，也是一门重要的技能培训课程，对培养学生的实验技能、让学生熟悉各种现代化仪器的分析方法、巩固学生专业知识及培养创新能力有着重要作用。本书以植物性农产品有害物质检测与控制职业岗位需求为导向，围绕岗位的任职要求和检测、控制工作任务所需知识、能力、素质要求编写教材内容，同时结合植物性农产品有害物检测实际工作情景，以检测过程（样品采集、样品前处理、有害物含量的测定、结果分析）为主线，选取典型案例为载体，通过实际训练提高学生对农产品有害物检测的技能，规范实施教学内容，以充分实现专业知识多元化、实践化的培养目标。

　　本书力求突出实用性，供高等学校或高等职业院校相关专业教学使用的同时，也可供农业环境、农学等领域的科研人员和管理人员参考，还可供粮油、蔬菜、水果、茶叶、中药材等农产品生产基地的技术人员参考。全书首先对我国植物性农产品质量安全的现状及已采取的对策和措施作了简叙，继而系统介绍了植物性农产品有害物的种类、样品的采集和处理技术，总结了当前如农药及多环芳烃等有机污染物、重金属及硝酸盐等无机污染物、致病性微生物等有害物的控制技术，归纳了最新的有害物管理法规、有害物限量标准、有害物监督监测管理办法、有害物风险性评价等内容。本书结合当前科技发展水平，叙述了各类植物性农产品有害物检测与控制技术，内容翔实，技术先进，具有较强的参考性和应用价值。全书共分七章，各章的编写人员如下：第一章为吴小毛；第二章为方华；第三章为潘兴鲁、王秀国、何顺、马杰；第四章为李荣玉；第五章为杜鹏强、吴小毛、孙扬、马杰、刘开林、张厚朴；

第六章为谭辉华、廖逊、万虎、谭瑶；第七章为孙扬、方华、马杰、钱坤。全书最后由吴小毛、方华、李荣玉定稿。

当前风云激荡的国际贸易竞争与日渐严苛的技术性贸易壁垒对农产品的质量安全提出了更高要求，农产品品质优良不仅是消费者放心食用的基本保障，也是农产品市场竞争的必要条件。植物性农产品有害物的检测发展迅速，新的检测技术与方法不断涌现，有害物控制途径与措施也不断完善，这使得农产品有害物的管理愈加规范，检测与控制工作更全面有效。本书尽可能系统地总结当前植物性农产品有害物检测与控制技术，旨在推广先进的相关技术与方法。然而，由于编者水平有限，书中难免有不当和疏漏之处，敬请读者批评指正！

编者

2022 年 10 月

目　录

第七章　植物性农产品有害物检测实例　/　194

附录　/　236

参考文献　/　255

第一章

绪　论

第一节　植物性农产品有害物

植物性农产品（agricultural product of plant origin）是指农业中生产植物的根、茎、叶、花、果实和种子等产品。植物性农产品从农田到餐桌是一个复杂的过程，每个环节都有可能受到不同有害物污染，如产地环境的土壤、大气、水体有害物超标，生产中农药及化肥的不合理施用，储运过程导致的污染等。人类食用了含有害物的农产品后即受到不同程度的损害，一些有害物还会随着食物链被富集放大，最终威胁到人类健康。

一、有害物定义

广义的有害物（harmful substance）是指人类在农业生产条件下或日常生活中所接触的，会引起疾病或使健康状况下降的，有害于人体健康的物质。用现代方法可以检测机体与这种物质的接触量，也能检测到这种物质对机体或对下一代的不良影响。有时专指大鼠急性经口 LD_{50} 200～2000mg/kg（体重），大鼠吸入 LC_{50} 2～20mg/L，大鼠或家兔急性经皮 LD_{50} 400～2000mg/kg（体重）的物质。狭义的植物性农产品有害物是指存在于植物性农产品中对人畜有直接或潜在危害的物质。

二、有害物种类

植物性农产品中有害物广泛存在，种类繁多，按照其性质可分为有机污染物、无机污染物和致病性微生物三大类。

（一）有机物污染物

有机物污染物（organic pollutant）是指进入环境并污染环境的有机化合物。按其来源可分为天然有机污染物和人工合成有机污染物两大类。前者主要是由生物体的代谢活动及其他生物化学过程产生的，如黄曲霉毒素、赭曲霉毒素等。后者是随着现代合成化学工业的兴起而产生的，如农药、邻苯二甲酸酯等。不少有机污染物是致癌、致畸、致突变物质，有些在环境中发生化学反应转化为危害更大、毒性更强的二次污染物，如黄曲霉毒素 B1 和黄樟素与氧化剂反应会生成有更强致癌活性的环氧黄曲霉毒素 B1 和环氧黄樟素。

1. 农药

农药（pesticide）是指用于预防和消灭或控制危害农业、林业的病、虫、草和其他有害生物以及有目的地调节植物、昆虫生长的化合物或者来源于生物、其他天然物质的一种或几种物质的混合物及其制剂。农药在农业生产中具有非常重要的意义，被广泛应用于农业的产前、产中或产后过程，是重要的农业生产资料，在农作物有害生物综合治理体系中占有重要地位。但农药的不合理施用也造成了生态环境的污染和对人体健康的危害，如蔬菜中的农药残留超标已成为近年来威胁百姓餐桌的一大突出问题。科学实验研究表明，少量的农药残留对人体的危害短时间内不明显，但如果长时间在人体内蓄积，会导致人体生理功能发生变化，引起慢性中毒，甚至有些农药（DDT、六六六等）具有潜在"三致"作用，即致癌、致畸和致突变作用。

2. 多环芳烃

多环芳烃（polycyclic aromatic hydrocarbons，PAHs）是指分子中含有两个或两个以上苯环的一类碳氢有机化合物，包括萘、蒽、菲、芘等 150 余种化合物。有些多环芳烃还含有氮、硫和环戊烷。多环芳烃的来源分为自然源和人为源。自然源多环芳烃主要来自陆地、水生植物和微生物的生物合成过程，另外森林、草原的天然火灾及火山的喷发物和化石燃料、木质素和底泥中也存在多环芳烃；人为源多环芳烃主要是由各种矿物燃料（如煤、石油和天然气等）、木材、纸以及其他含碳氢化合物的不完全燃烧或在还原条件下热解形成的。PAHs 由于具有毒性、遗传毒性、突变性和致癌性，对人体可造成多种危害，如对呼吸系统、循环系统、神经系统产生损伤，对肝脏、肾脏造成损害。被认定为影响人类健康的主要有机污染物。

3. 邻苯二甲酸酯

邻苯二甲酸酯（phthalic acid esters，PAEs）又称酞酸酯，是邻苯二甲酸形成的酯的统称。当被用作塑料增塑剂时，一般指的是邻苯二甲酸与 4～15 个碳的醇形成的酯。PAEs 品种较多（有 30 多种），其中邻苯二甲酸二辛酯是最重要的品种。PAEs 被认为是生活环境中普遍存在的一种环境激素。PAEs 主要用于聚氯乙烯材料，令聚氯乙烯由硬塑胶变为有弹性的塑胶。它被普遍应用于玩具、食品包装材料、医用血袋和胶管、乙烯地板和壁纸、清洁剂、润滑油、个人护理用品（如指甲油、头发喷雾剂、香皂和洗发液）等数百种产品中，但是近年来，这类化合物引起的环境健康危害，受到了环境科学领域人员、公共卫生领域人员、媒体及普通大众的广泛关注。研究表明 PAEs 在人体和动物体内发挥着类似雌性激素的作用，可干扰内分泌，使男子精液量和精子数量减少，精子运动能力低下，精子形态异常，严重的会导致睾丸癌，是造成男子生殖问题的"罪魁祸首"。在化妆品中，指甲油的 PAEs 含量最高，很多化妆品的芳香成分也含有该物质。化妆品中的这种物质会通过女性的呼吸系统和皮肤进入体内，如果过多使用，会增加女性患乳腺癌的概率，还会危害到她们未来生育的男婴的生殖系统。2017 年 10 月 27 日，世界卫生组织国际癌症研究机构公布的致癌物清单显示，二（2-乙基己基）邻苯二甲酸酯在 2B 类致癌物清单中。

4. 抗生素

抗生素（antibiotic）指的是由微生物产生或者是化学合成的具有抗病原体或其他生物活性的一类物质，主要有四环素类、喹诺酮类、大环内酯类、氯霉素类等。抗生素广泛地应用于医疗、畜牧养殖及农业生产。在农业生产中，粪便常被用作肥料，粪便中的抗生素会渗出进入土壤，极大地威胁农产品的安全，如珠三角地区农场土壤及蔬菜被普遍检出抗生素。抗生素可在动植物食品中残留污染，严重危害人体健康，包括"三致"作用、生殖与发育毒害、神经毒害、过敏反应、免疫力降低、耐药性等。抗生素对孕妇和胎儿危害尤其严重，如四环素、链霉素、磺胺类等可造成胎儿畸形、器官功能异常和溶血性贫血等。随着抗生素越来越广泛而频繁地使用，随之而来的抗生素滥用，成为了全世界公共健康所面临的严重问题之一。因此，抗生素已成为新型重要环境有机污染物和近年来环境科学研究的国际前沿课题。

5. 生物毒素

生物毒素（biotoxin）是由各种生物（动物、植物、微生物）产生的有毒物质，又称为天然毒素。生物毒素的种类繁多，几乎包括所有类型的化合物，其生物活性也很复杂，对人体生理功能可产生影响。污染植物性农产品中的生物毒素主要有黄曲霉毒素、赭曲霉毒素、伏马菌素、呕吐毒素、T-2 毒素、玉米赤霉烯酮、杂色曲霉素、青霉酸、3-硝基丙酸、烟曲霉震颤素、二乙酸镳草镰刀菌烯醇、橘青霉素、麦角毒素等。黄曲霉毒素、杂色曲霉素等（易对谷类造成污染），玉米、花生作物中的真菌霉素等都已经证明是地区性肝癌、胃癌、食道癌的主要诱导物质。已发现的可致癌植物毒素达百余种，如千里光碱、羽扇豆碱、野百合碱等。

（二）无机污染物

除了碳元素同非金属结合而成的绝大多数化合物以外的各种元素及其化合物（如有毒的重金属、硝酸盐和亚硝酸盐等）称为无机物，对环境造成污染的无机物称为无机污染物（inorganic pollutant）。采矿、冶炼、机械制造、建筑材料、化工等工业生产排出的污染物中大量为无机污染物。如各种酸、碱和盐类的排放，会引起水体污染，其中所含的重金属如铅、镉、汞、铜会在沉积物或土壤中积累，通过食物链危害人体与生物。各元素不同价态或以不同化合物的形式存在时其环境化学行为和生物效应大不相同，这是当今无机污染物研究中的前沿领域。

1. 重金属

重金属（heavy metal）是指密度 4.0g/cm³ 以上的约 60 种元素或密度 5.0g/cm³ 以上的 45 种元素。砷、硒是非金属，但是它们的毒性及某些性质与重金属相似，所以将砷、硒列入重金属污染物范围内。植物性农产品有害物污染方面所指的重金属主要是指生物毒性显著的汞、镉、铅、铬以及类金属砷，还包括具有毒性的重金属锌、铜、钴、镍、锡、钒等。这些重金属中任何一种都能引起人的头痛、头晕、失眠、健忘、关节疼痛、结石、癌症。含重金属的污染物通过各种途径进入土壤，造成土壤严重污染，土壤重金属污染会影响农作物产量和引起质量的下降，并可通过食物链危害人类的健康，也会导致大气和水环境质量的进一步恶化。目前，世界各国土壤均存在不同程度的重金属污染，中国的蔬菜基地和商品粮基地也都存在着不同程度的重金属污染。近年来,关于重金属污染事件屡见不鲜,重金属污染已影响到我们的生活环境。

2. 硝酸盐和亚硝酸盐

硝酸盐(nitrate)是指硝酸(HNO_3)与金属反应形成的盐类。由金属离子(或铵离子)和硝酸根离子组成。常见的有硝酸钠、硝酸钾、硝酸铵、硝酸钙、硝酸铅、硝酸铈等。硝酸盐被人体摄入后可转化为亚硝酸盐(nitrite)。亚硝酸盐是含有亚硝酸根阴离子(NO_2^-)的盐,最常见的是亚硝酸钠,亚硝酸钠为白色至淡黄色粉末或颗粒状,味微咸,易溶于水。硝酸盐和亚硝酸盐广泛存在于人类环境中,是自然界中最普遍的含氮化合物。人体内硝酸盐在微生物的作用下可还原为亚硝酸盐、N-亚硝基化合物的前体物质。近几十年来随着工农业生产的发展,农村、城市的地下水都存在着不同程度的氮污染问题,农业化肥的过量使用,尤其是氮肥的过量使用和动物排泄物的处置不当,使许多地方地表水和地下水中硝酸盐的含量在不断升高,硝酸盐污染日趋严重,已经危及土壤和地下水质量安全。农作物种植在受硝酸盐污染的土壤中,硝酸盐会被农作物吸收,继而进入食物链。尤其是叶菜类等蔬菜极易吸收和富集硝酸盐。亚硝胺具有强烈的致癌作用,主要引起食管癌、胃癌、肝癌和大肠癌等。食入 0.3～0.5g 的亚硝酸盐即可引起人体中毒,3g 导致死亡 。

(三)致病性微生物

致病性微生物(pathogenic microorganism),是指能够引起人类和动物生病的病原物。植物性农产品生产是一个时间长、环节多的复杂过程,在整个过程中存在着被致病性微生物污染的可能性。农产品或食品中常见的导致人类致病的致病性微生物主要有大肠杆菌、李斯特菌、沙门菌、金黄色葡萄球菌、耶尔森菌等。

1. 大肠杆菌

大肠杆菌(*Escherichia coli*)属于革兰氏阴性菌,可引起婴儿和幼畜(禽)严重腹泻和败血症,它是一种普通的原核生物,根据不同的生物学特性将致病性大肠杆菌分为 6 类:肠致病性大肠杆菌、肠产毒性大肠杆菌、肠侵袭性大肠杆菌、肠出血性大肠杆菌、肠黏附性大肠杆菌和弥散黏附性大肠杆菌。大肠杆菌群是用来反映食品是否受到粪便污染的指标。人、畜粪便对外界环境的污染是大肠菌群在自然界存在的主要原因。大肠菌群数的高低,表明了粪便污染的程度,也间接反映了对人体健康危害性的大小。

2. 李斯特菌

李斯特菌(*Listeria*)是革兰氏阳性菌,在环境中无处不在,在绝大多数食品中都能找到李斯特菌。蔬菜、肉类、蛋类、禽类、海产品、乳制品等都已被证实是李斯特菌的感染源。李斯特菌中毒严重的可引起血液和脑组织感染,很多国家都已经采取措施来控制食品中的李斯特菌,并制定了相应的标准。

3. 沙门氏菌

沙门氏菌(*Salmonella*)为革兰氏阴性菌,是土壤细菌,环境中无处不在,沙门氏菌是导致食物中毒的主要病原菌之一。据统计在世界各国的细菌性食物中毒中,沙门氏菌引起的食物中毒常列榜首。沙门氏菌生长温度可塑性大，2～42℃都能生存。

4. 金黄色葡萄球菌

金黄色葡萄球菌（*Staphylococcus aureus*）为革兰氏阳性菌，在自然界中无处不在，农产品受其污染的机会很多。在人体主要寄殖于鼻前庭黏膜、腹股沟、会阴部和新生儿脐带残端等部位，偶尔也寄生于口咽部、皮肤、肠道及阴道口等，是医院感染常见的病原体之一。金黄色葡萄球菌除了引起感染外，其产生的肠毒素可污染食物而致食物中毒，毒素越多致病力越强，为人类带来非常严重的公共卫生负担。目前只有 30%～50%的金黄色葡萄球菌可产生肠毒素，而且肠毒素的产生与温度、水活性、菌含量密切相关，因此不是含有金黄色葡萄球菌就一定会引起食物中毒。但肠毒素加热不易破坏，煮沸 30min 仍保持部分活性，如果食物中已经存在大量金黄色葡萄球菌并产生大量肠毒素，即使充分蒸煮依然可能造成食物中毒。

5. 耶尔森菌

耶尔森菌（*Yersinia*）属于革兰氏阴性菌，为动物肠道寄生菌，广泛存在于动物体内。本菌在外界环境（河水、井水、蒸馏水）中不仅可长期生存，而且可以繁殖。本菌有嗜冷性，农产品或食品一旦被污染，在冷藏中仍能继续繁殖，故该病冬春季多发，多为散发。由于本菌在低温中能生长，所以保存在 4℃冰箱中的食品更具传染性。耶尔森菌病是由小肠结肠炎耶尔森菌引起的一种人畜共患感染病。病人、健康带菌者以及患病和带菌的家畜携带的病原体，主要通过污染的饮水和食品经消化道传播。

三、有害物污染途径

植物性农产品在生产、加工至销售过程中均有可能受到有害物污染，有害物的污染途径可分为以下几种：

（1）投放污染　指农业种植过程中由于不合理施用化肥、农药、植物催熟剂、增长剂造成的有害物质残留污染。

（2）环境污染　指部分地区农业生态环境遭到污染，植物生长的土壤、水、大气等受到来自其他途径的污染，继而对农产品造成的污染。

（3）加工污染　指在加工过程中人为操作不当导致的农产品污染。

（4）储运污染　指农产品在储藏运输过程中人为或存放环境条件不当引起的污染。

第二节　植物性农产品有害物检测与控制

随着现代科技的快速发展，许多常见的植物性农产品有害物已被大众所熟知，针对性的检测方法也日渐成熟，这为农产品质量安全提供了技术支撑。而对于某些不常见的有害物的认识会随着科学技术手段发展和研究的不断深入而提高。大多存在于植物性农产品中的有害物不易被观察到，即肉眼不可见的、少量的就已能对人畜身体造成损害，这使得有害物检测与控制环节具有必要性。植物性农产品有害物常见检测技术包括色谱法、光谱法、质谱法。色谱法主要有气相色谱法、液相色谱法；光谱法主要包括傅里叶红外光谱法、原子吸收光谱法、原子荧光光谱法、紫外-可见分光光度法等；质谱法主要包含气质联用法和液质联用法。

一、常用检测技术

（一）气相色谱技术

气相色谱法（gas chromatography，GC）是一种经典的分析方法。具有效能高、灵敏度高、选择性强、分析速度快、应用广泛、操作简便等特点。适用于易挥发有机化合物的定性、定量分析。对非挥发性的液体和固体物质，可在高温裂解、气化后进行分析。可与红外光吸收光谱法或质谱法配合使用，以色谱法作为分离复杂样品的手段，达到较高的准确度，这是有机化合物的重要分析手段。

（二）液相色谱技术

液相色谱（liquid chromatography，LC）检测技术原理和气相色谱相似，但液相色谱技术的流动相为液体，且所用仪器和操作流程也与气相色谱法有所差别。液相色谱法的分离机理是基于混合物中各组分对两相亲和力的差别。液相色谱检测技术可以用于分析分子量大、极性强的有机物，对农药的残留检测具有显著的效果。随着当下检测设备和相关技术的发展，液相色谱技术也在检测效果和灵敏度方面有着明显的提高。

（三）红外光谱学技术

红外光谱学（infrared spectroscopy，IRS）技术是通过测定在特定波长范围内（4000～200cm^{-1}）样品吸收红外光的强度来对样品进行分析的。红外吸收谱带的波长具有非常明显的特征，每个分子均具有独特的红外光谱。通过红外光谱可以解析分子结构的特征峰，从而检测出未知的有毒有害物质。

（四）原子吸收光谱法

原子吸收光谱（atomic absorption spectroscopy，AAS），又称原子分光光度法，是基于待测元素的基态原子蒸气对其特征谱线的吸收，由特征谱线的特征性和谱线被减弱的程度对待测元素进行定性定量分析的一种仪器分析的方法。AAS 现已成为无机元素定量分析应用最广泛的一种分析方法。该法主要适用于样品中微量及痕量组分分析。

（五）原子荧光光谱法

原子荧光光谱法（atomic fluorescence spectrometry，AFS）因化学蒸气分离、非色散光学系统等特性，是测定微量砷、锑、铋、汞、硒、碲、锗等元素最成功的分析方法之一。原子荧光光谱法（AFS）是介于原子发射光谱（AES）和原子吸收光谱（AAS）之间的光谱分析技术。主要用于金属元素的测定，在环境科学、高纯物质、矿物、水质监控、生物制品和医学分析等方面有广泛的应用。

（六）紫外-可见分光光度法

紫外-可见分光光度法（ultraviolet and visible spectrophotometry）是在190～800nm波长范围内测定物质的吸光度，用于鉴别、检查杂质和定量测定的方法。用于定量时，在最大吸收波长处测量一定浓度样品溶液的吸光度，并与一定浓度的对照溶液的吸光度进行比较或采用吸收系数法求算出样品溶液的浓度。

（七）气质联用与液质联用

气质联用（gas chromatography-tandem mass spectrometry，GC-MS/MS）是指将气相色谱仪和质谱仪联合起来使用的仪器。质谱法可以进行有效的定性分析，但对复杂有机化合物的分析就显得无能为力；而色谱法对有机化合物是一种有效的分离分析方法，特别适合进行有机化合物的定量分析，但定性分析则比较困难。因此，这两者的有效结合必将为有害物检测提供一个高效的进行复杂有机化合物定性、定量分析的工具。

液质联用（liquid chromatography-tandem mass spectrometry，LC-MS/MS）即液相色谱-质谱联用技术，它以液相色谱作为分离系统，质谱为检测系统。样品在质谱部分和流动相分离，被离子化后，经质谱的质量分析器将离子碎片按质量数分开，经检测器得到质谱图。液质联用体现了色谱和质谱优势的互补，将色谱对复杂样品的高分离能力，与MS具有高选择性、高灵敏度及能够提供分子量和结构信息的优点结合起来，在药物分析、食品分析和环境分析等许多领域得到了广泛的应用。

二、检测方法的质量控制

1. 实验室的质量控制

质量控制是保证分析检测数据可靠性的全部活动。实验室质量控制是其中的一个重要环节，是保证检测数据准确可靠的实验室控制方法。其目的是要把检测分析误差控制在容许限度内，保证检测结果有一定的精密度和准确度，使分析数据在给定的置信水平内，有把握达到所要求的质量。实验室质量控制主要包括实验室内质量控制和实验室间质量控制。

2. 实验材料的质量控制

实验材料的质量控制主要是指仪器设备、试剂和标准物质的质量控制。仪器设备包括标识、检定/校准、期间检查等；试剂包括试剂的采购验收、试剂的储存使用、实验室用水等；标准物质包括标准物质的分级和分类、标准物质的用途、标准物质的控制与管理等，具体的管控还细化到采购、验收、保管、配制及使用等。

3. 检测方法的质量控制

检测方法直接决定分析结果的真实程度。所以应尽可能采用国际或国家认可的标准方法，但在很多情况下，有机和无机污染物检测实验使用非标准方法也可以保证方法的可靠性（credibility）。无论何种方法，其可靠性一般有以下要素：灵敏度、准确度、精密度、专一性等。

4. 检测过程的质量控制

检测过程的质量控制对于保证分析结果的准确性、精确性和可重复性都非常重要。检测过程的质量控制包括样品运输及储存、防止实验室污染和干扰、减少提取物和浓缩过程中检测物的损失以及回收率测定与校准。

三、控制途径与措施

1. 农药污染控制

农药对环境的污染主要来自两方面，即田间喷施农药及农药厂"三废"排放。农药对于农业十分重要，但由于长期滥用，环境和植物性农产品中有害物质大大增加，危害到生态和人类健康，形成农药污染。施入农田农药，由于地表水流动、降雨或灌溉，流入沟渠、江河、污染水域，危害水生生物，进而威胁植物性农产品质量与安全。农药污染控制技术主要包括产前的作物品种选择、种植基地选择、土壤污染修复，产中的科学用药、合理灌溉，产后的物理、化学和生物消减法。

2. 多环芳烃污染控制

PAHs 广泛存在并累积于环境中，成为大气、土壤、沉积物和水体等各种环境介质中长期存在的污染物。植物能够从环境中累积 PAHs，导致农作物遭受 PAHs 的污染。PAHs 作为最早发现且为数最多的一类化学致癌物，一旦进入包含粮食、蔬菜、水果等与人类生活饮食密切相关的农作物后便通过食物链累积于生物体内，并对其健康造成一定威胁。PAHs 污染控制技术主要包括产前的作物品种选择、种植基地选择、土壤污染修复。

3. 邻苯二甲酸酯污染控制

PAEs 能通过各种途径进入环境，污染粮食、蔬菜等农产品等，且有明显富集作用，它们进入食物链后会影响人体健康。从某种意义上说 PAEs 污染已成为农产品质量安全的重要威胁，因此控制 PAEs 污染农产品至关重要。PAEs 污染控制技术主要包括产前的作物品种选择、种植基地选择、土壤污染修复，产中的减少农膜使用、加强农膜回收管理、使用可降解农膜，产后的使用合格包装材料、避免与污染源接触。

4. 抗生素污染控制

抗生素总消耗量中一半以上被用于畜禽养殖业，畜禽养殖业带来的抗生素污染已引起了人们广泛关注。抗生素在畜禽生产中的大量使用及其大部分可残留于畜禽粪便中并以有机肥形式进入农田，增加了其对生态环境及农作物生产的危害，加速了抗生素抗性基因的迁移与传播，对人类和生态系统健康产生深远的影响。目前，抗生素污染控制技术主要包括产前的作物品种选择、种植基地选择、土壤污染修复，产中的合理灌溉、粪肥科学施用等。

5. 生物毒素污染控制

生物毒素污染广泛发生在植物性农产品种植、收获、储藏、运输、加工等过程和环节。生物毒素除能使人类直接中毒以外，还可以造成农业、畜牧业、水产业的损失和环境危害。由于生物毒素的多样性和复杂性，许多生物毒素还没有被发现或被认识，时至今日，生物毒素中毒的救治与危害防治仍然是世界性的难题。目前，生物毒素污染控制技术主要包括产前的作物品种选择、种植基地选择，产中的种植环节和收获污染防控，产后的物理消减、化学脱毒和生物降解等。

6. 重金属污染控制

重金属进入到农业环境中，可以通过植物吸收、积累而富集在可食部分，再通过食物链进入到人体，威胁人类健康。重金属对人体危害极大，可在人体器官中积累诱发病变，其中砷、铅、镉、汞、铬对人体健康危害最为突出。目前，重金属污染控制技术主要包括产前的作物品种选择、种植基地选择，产中的调控土壤肥力、添加土壤改良剂、调整耕作制度等。

7. 硝酸盐和亚硝酸盐污染控制

由于不合理施肥，特别是施用含氮化肥过多，会导致植物性农产品和土壤中硝酸盐含量过高，尤其是大量、单一地施用氮肥，或是在采收前施用氮肥，都会导致收获后的新鲜植物性农产品中硝酸盐含量过高。硝酸盐本身无毒，但在农产品中贮藏一段时间后，由于酶和细菌作用，硝酸盐会被还原成亚硝酸盐，而亚硝酸盐是一种有毒物质，能引起人体高铁血红蛋白症，导致组织缺氧，还可使血管扩张、血压降低，亚硝酸盐在胃肠道酸性环境中还原转化为亚硝胺，而亚硝胺是一种致癌物质，还具有致畸和致突变作用。目前，硝酸盐和亚硝酸盐污染控制技术主要包括产前的作物品种选择，产中的合理施肥，产后的物理、化学、微生物及酶去除等方法。

8. 致病性微生物污染控制

在植物性农产品生产加工及储运过程中要完全避免致病性微生物污染几乎不可能。但农产品质量安全关乎重大，必须采取应有的手段减少农产品与致病性微生物的污染机会，尽可能将致病性微生物的数量控制到最低。目前，致病性微生物污染控制技术主要包括产前的合理选择作物、选择适合田块，产中的合理灌溉、合理施肥、清洁田园，产后的低温保藏、干燥保藏、可食涂膜保藏、微波处理等。

第三节　植物性农产品有害物检测与控制的发展和任务

一、植物性农产品有害物检测与控制技术的发展

我国农产品有害物检测起始于 20 世纪末期，随着科学技术的不断进步，形成了农产品质量安全检测体系，检测技术得到了相应发展。近年来，我国经常出现农产品安全问题，可以说农产品安全问题对社会发展造成了危害。为了维护社会和谐稳定，保护人们权益和生命健康，政府增加了在农产品有害物检测与控制技术方面的投入，并联合地方和行业来建立相关检测与监管系统，随着各种检测控制技术逐渐发展和成熟，检测与监管工作者们的数量和专业能力不断提升，从而提升了农产品有害物检测与控制成效。

常用农产品有害物检测内容及其技术主要包括 4 个方面。首先是农产品中毒素残留检测，

农产品中天然毒素残留检测主要是针对黄曲霉毒素检测，以往检测方式过于繁琐，会花费人们大量时间和精力，并且在具体的检测中会受到多方面因素限制。近些年来我国引进了酶联免疫吸附剂测试技术，这种技术不但容易操作，成本较低，能够获得较好效果，所以得到了广泛应用和普及，同时也推动了酶联免疫吸附剂测试技术试剂盒发展，使我国在毒素真菌检验方面获得了重要进步和发展。其次是对农产品生长环境进行监测。农产品生长环境有害物检测内容包括农产品生长环境指标，如土地质量、大气环境和灌溉水质等指标，检测目的在于通过对这些指标的控制来控制农产品的生长环境，从而提升农产品质量和安全性。再次是关于农产品农药残留、多环芳烃等有机污染物检测，使用农药的目的在于避免农产品在生长期间发生病虫害，从而促进农产品生长，但一些人为了获得更多利益，会滥用农药以及其他化学药剂，从而对人们生命安全造成威胁，同时也不利于市场交易发展。随着科学技术的发展，我国当前已经建立了高效便捷的农药、多环芳烃等有机污染物检测技术，提升了有机污染物检测的准确度，同时也对滥用农药等不良行为进行了有效规范。最后，是关于农产品中重金属、硝酸盐和亚硝酸盐检测。重金属也会对人们生命健康造成严重危害，原子吸收法、电感耦合等离子体质谱法解决了这一问题，成为了重金属检测中的重要措施。

农产品在生产过程中可能受到有害物污染，引起食物中毒，危害人体健康。对植物性农产品造成污染的有害物主要包括有机污染物（农药、多环芳烃、邻苯二甲酸酯、生物毒素等）、无机污染物（重金属、硝酸盐与亚硝酸盐）和致病性微生物（大肠杆菌、李斯特菌、沙门氏菌、金黄色葡萄球菌等）。污染控制技术包括产前、产中和产后方法。在众多污染物中，农药、重金属和致病性微生物对植物性农产品的污染较为普遍，它们的控制技术也最值得关注。在农业生产过程中，随着气候的不断变化，病虫害发生危害逐年加重，农药用量也逐年增加，加上不合理使用，农药已成为农业环境重要污染源。因此，在生产中减少农药使用量，控制农药对植物性农产品污染，对保证农产品安全具有重要意义。重金属污染具有隐蔽性、滞后性、积累性、不可逆性、难治理性等特点，要解决种植业产品重金属污染问题，需要找到标本兼治、兼顾发展的方法，既保证产量和品质又保障安全，生产放心农产品，让消费者放心，农民安心。自然界中致病性微生物分布广泛，对各类植物性农产品污染机会很多，可以说所有植物性农产品上都可能存在致病性微生物。如在粮食加工及制作成品过程中，油料作物种子、水果、干果中等均存在致病性微生物毒素。因此，控制致病性微生物对控制植物性农产品污染，具有重要意义。

二、当前发展存在的不足

（一）农产品有害物检测存在的问题

1. 体系不够完善

对农产品进行有害物检测，需要以有害物检测体系为基础，当前我国农产品有害物检测标准主要以国家标准、地方标准、企业标准为框架，且地方检测和企业检测并未得到重视，所以检测体系与实际情况并不相符，导致有害物检测过程中无法顺利执行操作流程和运行机制，甚至一些企业完全照搬国家检测体系，从而导致检测机制不完善和体系不健全，进而对人们的生命健康造成影响。

2. 检测方法落后

农产品有害物检测足够先进，是保障农产品质量安全的基础，只有保证了检测技术的先进性，才能确保检测的准确性和可靠性，当前很多企业所使用的检测技术过于落后，无论是检测机制还是所使用仪器设备都十分陈旧，与发达国家所使用的检测技术和设备有着很大差距，这些陈旧设备所能够开展的检测项目十分有限，无法准确检测出有害物，从而降低了检测结果的可靠性。

3. 检测人员数量不足

在农产品有害物检测工作中，主要由检测人员来负责具体操作，但当前从事这项工作的人员数量严重不足。例如某负责农产品质量安全检测的机构，主要设置了两个检测室和一个综合监测科三个部门，其中一个检测室负责检测农产品中的微生物和重金属，另一个检测室主要负责检测农产品中的药物残留，综合监测科的业务覆盖面较为广泛，具体包括了项目对接和报告输出等，三个部门的检测人员数量总共 15 人，其中属于相关专业的人员总共为 6 人，因为专业人员不足导致该机构的检测水平有限，这对于该检测结构的发展是非常不利的。

4. 检测标准缺失

所谓检测标准就是检测机构进行农产品有害物检测时参考的标准，当前我国的农产品有害物检测标准虽然已经成立，但是因为检测方式较为落后，且检测内容和标准没有能够实现及时更新，一些新问题没能够在当前的检测标准和内容中有所体现，从而导致了检测可靠性缺失。

5. 缺乏先进的检测设备

我国目前的农产品有害物检测工作，普遍存在检测设备、仪器老旧等问题。这样的现状不仅增加了检测过程中故障的发生概率，同时还对检测效率与质量都有严重的影响。因此，相关部门应当及时引进农产品质量安全检测设备，保障农产品有害物检验检测工作的专业性与规范性。

（二）农产品有害物控制存在的问题

1. 农产品生产者素质偏低

近年来，由于外出务工人员较多，现在从事农业生产的人群年龄偏大，文化水平不高，对高新科技接受程度不高，也不了解怎么规范运用标准化的生产技术，没有积极主动对农产品的质量进行绿色食品、有机食品及地理标志农产品认证和创建农产品品牌宣传推广的意识，造成了农产品质量安全被忽视的局面。

2. 农产品生产规模偏小

我国是农业大国，在农业生产上基本仍然是以家庭为单位，很难形成规模化生产，严重影响农产品质量。这种分散的生产模式不仅不利于实现规模化生产以降低生产成本，而且也不利于质量安全的控制，还会导致监管工作难以开展。

3. 农产品生产科技含量较低

随着科技发展的日新月异，农业领域也有着众多先进的机器与设备，我国在农业技术上也有着长足的进步，但农业的机械化水平仍然较低，再加上我国从事农业生产的人员受教育程度不高，他们只是把农业看作谋生的手段之一，不愿意也没有能力去改变规模小、科技含量不足的问题。

4. 农产品质量安全问题监管难度大

首先是有害物追溯来源较困难，我国投入农业生产的经营企业、个人非常多，生产规模小，而且较为分散，容易造成不合格的农产品在一定区域内的广泛流通，因此对于有害物源头的追溯非常困难。其次是有害物监管难度非常大，农产品售卖的方式非常灵活，而监管部门经费不足，无法将农药等有害物的监管常态化，这就会导致出现大量不合格的农产品被售卖。最后是有害物监控能力不足，如对于农产品农药残留，难以实现有效的地方监管，而且监测体系并不是十分健全，地方监测的数量十分少，基层监管能力薄弱。

三、植物性农产品有害物检测与控制技术的任务与发展方向

植物性农产品安全问题是社会关注热点，也是政府监管的难点，关系到人们身体健康和农产品出口竞争力。有害物检测与控制是确保植物性农产品安全的检验关卡，要不断细化标准，保证经过检验的农产品具有安全性、可靠性，检测过程与技术应力求环保、高效与经济。我国政府对于植物性农产品安全问题提出了要求，强调要以人为本，做到党政同责、统筹协调和标本兼治，对监管体制进行完善和统一，保护人们的饮食安全，对植物性农产品的检测与控制技术要大力发展，让人们切身利益得到良好保障。植物性农产品有害物检测与控制是保障消费者合法权益的重要措施，为了确保农产品安全，我国农产品的安全质量检测工作应不断科学化、系统化、先进化，植物性农产品质量安全检测部门应加强检测技术的研究与应用水平，在以后检测工作中，要继续对农产品检测严格把关，引进科学高效的检测与监管技术，确保农产品市场健康运行，为消费者身体健康构建绿色屏障，促进我国农业可持续发展。

（一）植物性农产品有害物检测技术的任务与发展方向

1. 加强开发有害物检测技术

目前，国内外对植物性农产品有害物检测技术研发，主要有两个发展方向：一是现场有特定针对性的快速筛查，这种方法简易、快速、费用低；二是实验室灵敏度高、特异性强的筛查及确证检测，要求精准，能够作为最终裁决的依据。同时，各种检测的适用范围越来越宽，覆盖面越来越广，检测速度和检测费用不断降低，日益呈现出快速、适用性强、广谱筛查、精准的趋势。目前在这方面的检测技术却比较缺乏，特别是大范围和未知污染物筛查技术，无法和当今的植物性农产品安全形势相适应，急需加强对植物性农产品中多种有害物质检测和未知污染物筛查的研究开发，使之能够在实际风险监测工作中实用化。

2. 加强监测潜在有害物质

发挥现有各专业检测机构以及相关部门的研究人员和设备的优势，加强对农业生产基地

农用化学品、环境污染的监测和预警以及流通市场植物性农产品中污染物的监测和预警。在日常例行风险监测中，应分配部分资源，授权技术能力强的检测部门，对有害物质甚至未知化合物进行较大范围的筛查检测，努力实现对风险因子的早期发现和预警处置。

3. 及时调整更新有害物信息和名单

由于检测技术方面的限制，目前植物性农产品安全风险监测工作一般仍是进行已知（法规名单）物质的检测，依据标准方法开展的常见项目较多，发现风险的比例较低，更难以发现潜在的未知风险物质。所以应加强植物性农产品安全风险监测的信息收集和情报交流，对国内外的相关信息进行分析筛选，提高风险监测的针对性。

4. 统一检测标准

对于植物性农产品有害物检测标准的制定，首先需要对国际上先进的检测技术、检测方法和检测内容进行学习，这样才能够对当前的安全检测标准进行有效的补充。在检测项目开展过程中，管理者应结合农产品检测中的实际问题来进行分析，对于农产品安全标准和质量框架进行综合性管控，从而提升检测项目和标准之间的符合度。

5. 完善检测安全体系

检测机构应结合自身的具体情况和检测目标，参考行业或者国家的质量安全检测体系来建设适合自身的体系。同时，要对国家、行业、企业和地方的检测单位进行充分利用，实现多个检测业务之间的有机整合，提升检测单位之间的协作能力，从而实现资源配置的优化，建设一个更加高效的农产品质量安全检测体系。

6. 加强检测人员的专业性

当前负责植物性农产品有害物检测的工作人员所具备的专业能力水平和综合素养都有待提升，要求检测机构积极提升检测工作人员的专业水平，具体可通过培训或者授课等方式来达到这个效果，并结合相应的实践过程来让检测工作人员积累工作经验。同时，检测机构要重视培养检测工作人员的农产品安全意识，让他们能够充分意识到农产品安全检测工作的重要意义和价值，增强他们的工作使命感，进而提升农产品质量安全检测的可靠性。

7. 重视引进先进的设备仪器

我国在农产品有害物检测技术上，要积极和国际上的先进机构进行交流，引进先进的检测设备仪器是对技术有效应用的重要保障。另外，检测技术要根据国家标准来进行选择，对于不同的农产品采用与之相对应的检测指标，例如对于水果来说，主要的检测指标是农药残留和添加剂，对于大米来说，主要的检测指标则是真菌霉素和重金属污染等，确保农产品有害物检测的有效性和可靠性。

（二）植物性农产品有害物控制技术的任务与发展方向

1. 增强农民安全生产意识

农产品安全生产宣传工作要适应新的形势，应将提高农民农产品安全生产意识作为今后宣传工作重点，面向乡镇和农村，运用技术培训、广播、报纸、黑板报等形式加大对农村居民农产品安全生产知识的宣传工作，让居民了解农产品安全生产的重要性，唤起农民的生态意识和可持续发展意识，增强全民农产品安全生产的责任感和使命感。

2. 加强开发有害物控制技术

以农产品有害物污染问题为着眼点，开展农产品有害物污染风险分析及源解析技术、污染预测预警及评价技术、污染控制技术研究，明确农产品主产区的有害物污染特性及食用风险，提出科学合理的安全生产预测预警技术及有害物产前、产中、产后污染控制技术，构建农产品有害物污染预测预警和安全生产咨询平台，为针对性开展农产品安全生产和有害物污染控制提供技术支持，为我国农业安全、生态和可持续发展提供技术支撑。

3. 提高农产品标准化生产水平

加强农业标准化人才队伍建设，加大宣传培训力度，加强农业标准化体系建设，提升农产品安全标准实施水平。一是从源头和制度两个方面切实抓好农业环境治理和生态保护工作，依法惩罚各类违规、违法生产行为，努力为消费者营造安全、规范的农产品市场氛围。二是积极推行农业标准化生产经营模式，引导当地农产品企业与农户合作，共建农产品标准化生产经营联盟，保障自身农产品质量水平的先进性。三是强化当地农业企业和农户的诚信意识，建立生产经营档案，同时树立诚信生产、规范经营的典型，从而实现区域农产品质量安全的长效监管。

4. 加强农产品质量安全问题监管力度

持续加强农产品质量安全监管，尤其是乡（镇）农产品质量安全监管队伍建设，加大对监管人员的培训力度，配齐配强监管检测设备，落实监管工作经费，为农产品质量安全监管工作有序开展提供基础保障。进一步加强农产品质量安全执法监管，积极协调行业管理、综合执法和检查机构的行动，突出源头治理，将执法监管常态化，切实做好"检打联动"工作，保障农产品质量安全。大力推行网格化、痕迹化监管模式，落实各项保障措施，全面推进县、乡两级农产品质量安全追溯信息平台运行，将田间生产档案、检测结果、企业内检等数据与省、市追溯信息平台共享。

 思考题

1. 什么是植物性农产品有害物和有害物毒性？有害物有哪些来源？
2. 植物性农产品有害物检测与控制的任务和目的是什么？
3. 选择有害物检测方法时要特别考虑哪些问题？
4. 有害物检测与控制的复杂性体现在哪些方面？

第二章

有害物样品制备

··

样品制备（sample preparation）又称为样品预处理（sample pretreatment），主要指采样后至化学分析前试样的准备工作，包括样品匀化、缩分、过筛、离心、过滤、防腐和抑制降解等过程。样品制备的目的是提供化学分析所要求的精细均匀试样，制备好的试样要求能代表检验员送到实验室的试样，使样品经处理后更适合分析仪器测定要求，以提高分析速度、效率、准确度和灵敏度。确定用于化学分析的试样合格后，将试样（包括所有的液体、脂肪、明胶和其他部分）捣碎和混合。样品制备必须十分迅速、仔细，使蒸发失去的水分减至最低程度，制备好的试样应该立即进行分析或冷冻。分析结束后按照试样废弃准则处理试样。

第一节　样品种类

农产品（farm product）是农业中生产的物品，如高粱、稻子、花生、玉米、小麦以及各个地区土特产等。国家规定初级农产品是指农业活动中获得的植物、动物及其产品，不包括经过加工的各类产品。植物性农产品主要包括粮油、瓜果、蔬菜、中药材以及其他。

一、粮油类

粮油是对谷类、豆类等粮食和油料及其加工成品和半成品的统称，是人类主要食物的统称。粮食作物的种子、果实以及块根、块茎及其加工产品统称为粮食。粮食按是否经过加工分为原粮、成品粮。原粮分为谷类、麦类、杂粮类和豆类。

（1）谷类　粳米、糯米、籼米、黑米、小米、玉米、高粱等。

（2）麦类　小麦、大麦、莜麦、燕麦、黑麦、青稞等。

（3）杂粮类　粟、薏仁米、荞麦、藜麦、穇子等。

（4）豆类　花豆、泥豆、鹰嘴豆、饭豆、小扁豆、羽扇豆、瓜尔豆、利马豆、木豆、红豆、绿豆、青豆、黑豆、褐红豆、油莎豆、芸豆等。

成品粮包括油料类、油脂及其粮油制品。

（1）油料类　棉籽、菜籽、油菜籽、芝麻、花生、茶籽、葵花籽、红花籽、油棕果、亚麻籽、南瓜籽、月见草籽、大麻籽、玫瑰果、琉璃苣籽、紫苏籽等。

（2）粮油制品　生切面、杂面茶、挂面、龙须面、荞麦挂面、通心面、凉面、面饼、方便面、米粉、豆腐、豆奶、包子、面包、饼干、烧饼、汤圆、面筋、可可粉、色拉调料、芝麻酱、花生酱等。

（3）油脂　花生油、菜油、香油、葵花籽油、蓖麻籽油、大豆油、玉米胚油、棕榈油、橄榄油、色拉油、调和油、调味油、起酥油等。

二、瓜果类

瓜果类即瓜与果，亦泛指果品，主要包括仁果类、核果类、浆果类、坚果类、柑橘类、复果类、瓜类等果品。

（1）仁果类　如刺梨、伏苹果、秋苹果、白梨、秋梨、砂梨、西洋梨、山楂、枇杷等。

（2）核果类　如桃、枣、李子、杏子、樱桃等。

（3）浆果类　如葡萄、猕猴桃、树莓、醋栗、越橘、果桑、无花果、石榴、杨桃、人心果、番木瓜、番石榴、蒲桃、蓝莓、西番莲等。

（4）坚果类　如核桃、霹雳果、松仁、杏仁、葵花籽、榛子、板栗等。

（5）柑橘类　柑橘、橙橘、蜜橘、金橘、柳丁、庐柑、文旦、枸橼、柠檬、来檬、脐橙、酸橙、甜橙（见橙）、柚、葡萄柚等。

（6）复果类　如桑葚、菠萝、菠萝蜜、无花果、面包果等。

（7）瓜类　主要指西瓜、南瓜、冬瓜、香瓜、丝瓜、苦瓜、黄瓜、甜瓜、角瓜（西葫芦）、木瓜、癞瓜、太阳瓜、金丝瓜、吊瓜、烧瓜、大瓜、小瓜、蒲瓜、炮弹瓜、蛇瓜、毛瓜、茄瓜等。

三、蔬菜类

蔬菜是指可以做菜、烹饪成为食品的一类植物，是人们日常饮食中必不可少的食物之一，可提供人体所必需的多种维生素和矿物质等营养物质。其主要包括根菜类、茎菜类、叶菜类、果菜类、花菜类等。

（1）根菜类　如萝卜、芜菁甘蓝、芜菁、胡萝卜、美洲防风、根甜菜、牛蒡、菊牛蒡、婆罗门参等。

（2）茎菜类　如韭菜、百合、洋葱、芹菜、菜薹、莴笋、茭白、芦笋、竹笋、香椿、茎蓝、蒜苗、山药、荸荠、毛薯、菊芋、马铃薯、银条菜、香芋、狗爪芋、莲藕、姜、茨荠、慈姑等。

（3）叶菜类　如芹菜、卷心菜、青菜、紫甘蓝、结球甘蓝、小白菜、大白菜、大蒜、大葱、油麦菜、菠菜、芫荽和茴香等。

（4）果菜类　茄子、番茄、辣椒、灯笼椒、黄瓜、菜豆、豇豆、刀豆、毛豆、豌豆、蚕豆、眉豆、扁豆、四棱豆、四季豆、秋葵、芸豆、柿子椒、葫芦、菱角、节瓜、菜瓜、青尖椒、粉瓠瓜、豌豆、红尖椒、干葫芦条、杭椒、冬瓜、荷兰豆、小米椒等。

（5）花菜类　主要有花椰菜、西兰花、绿叶甘蓝、羽衣甘蓝、金针菜、朝鲜蓟、黄花菜、卷心菜、菜花等。

四、中药材

一般传统中药材讲究地道药材，是指在一特定自然条件、生态环境的地域内所产的药材，因生产较为集中，栽培技术、采收、加工也都有一定的讲究，以致较同种药材在其他地区品质佳、疗效好。

常见的中药材包括人参、龙葵、黄连、当归、贝母、天麻、金银花、丹参、元胡、番红花、西洋参、黄芩、甘草、北沙参、枸杞、桔梗、红花、芍药、牡丹、山茱萸、地黄、金莲花、杜仲、薏苡、山药、银杏、五倍子、猪苓、黄芪、金荞麦、肉苁蓉、十大功劳、王不留行、冬虫夏草、五指毛桃、罗布麻叶、臭梧桐叶、紫花杜鹃、紫背天葵、鹅不食草、八角茴香、紫花地丁、海金沙草、金银花露、白花蛇舌草、打破碗花花、雪上一枝蒿、金钱白花蛇等。

五、其他

其他类植物性农产品主要包括竹笋类、食用菌类、棉麻类、林业产品以及烟叶。

（1）竹笋类　毛竹笋、淡竹笋、斑竹笋、刚竹笋、早竹笋、石竹笋、乌哺鸡竹笋、白哺鸡竹笋、水竹笋、麻竹笋、绿竹笋、甜竹笋、慈竹笋、刺竹笋、车筒竹笋、慧竹笋等。

（2）食用菌类　香菇、草菇、蘑菇、木耳、银耳、猴头、竹荪、松口蘑（松茸）、口蘑、红菇、灵芝、虫草、松露、白灵菇和牛肝菌等。

（3）棉麻类　棉花、红麻、苎麻、黄麻、鸡麻、万年麻、苘麻、青麻、大麻（汉麻）、冰麻、剑麻、亚麻、罗布麻和槿麻等。

（4）林业产品　茶叶、毛竹、咖啡等。

（5）烟叶。

第二节　样品采集

样品采集（sampling）也称抽样或取样，是从原料或产品整体（通常是从批货物）中抽取一部分作为其整体的代表性样品，通过分析一个或数个样品，对整体的质量作出估计。因此，对任何整体物质的质量分析，都离不开样品的采集这一环节。这一环节的突出特点是，若采取不正确的抽样，事后很难察觉和检查，有时甚至无法补救。在某些情况下（如农药污染调查），样品可能不具备代表性，而是由其可获得性决定的。样品采集的目的是通过对样本的分析推断总体。

一、样品采集的基本要求

在每次采样前需明确采样的最终目的，确定实验室的分析能力、分析方法、所需样品量等要求，并考虑取样方法和技术。采样应遵循的基本原则是：保证样品的代表性；采样方法必须与分析目的保持一致，并且采集到符合要求的样品；分析样品制备过程中应尽可能防止和避免待测组分发生化学变化或者损失；在样品制备过程中要防止和避免待测组分的污染，尽可能减少无关化学物引入制备过程。

（一）样品的代表性

抽样应该具有代表性。这一原则看似简单，但在实施中也会有很多困难，特别是涉及定量与重复性。例如，与一般品质检验的抽样比较，农药残留检验的抽样更为复杂。主要是因为农药残留在食品产品中分布均匀性差。由于气候、土壤、河流、施药情况、采集时间、采集部位等条件的不同，残留量的多少也不相同。此外，还应了解农产品的来源、批次组成和运输储存条件，并调查可能存在的污染情况，然后由抽样人按照规定的方法抽取有代表性的样品。

（二）抽样量应满足测定的要求

采集的样品应分成 2 等份，装入适当容器中（如瓶或袋中），并保证每份样品数量都能满足分析要求。取样后应在完善保存条件下立即送至检验实验室，并保证样品在运输过程中其待测组分含量不变。样品量一般不得少于 0.5kg。

（三）认真填写采样记录

采样应详细记录样品来源和性状，如生产日期、批号、货主、抽样日期、地点以及其他相关信息。必须记录任何与抽样方法不相符合的抽样步骤。样品容器上应有唯一的、清晰的标签或标记编码，而且标签标记编码应当牢固、不易去掉，标示于容器主体，并与采样单填写的信息有适当联系。

二、采样前的准备

（1）采样区域和采样点的确定　样品必须能够反映有害物的真实情况，采样前应根据有害物检测的目的确定合理采样区域和采样点。

（2）样品类型　样品的类型主要包括水样、土壤样、植物样。由于样品类型不同，采样之前要根据分析检测要求和目标分析物来确定取样的类型。

（3）样品中的大致浓度范围　如农药在各种样品中残留量的分布差异很大，采样前，应大致了解所测样品的浓度范围或残留限量要求，采集合适量的样品。

（4）基体的种类及其均匀程度　对于非均匀样品的采集，首先要选择合适的具有代表性的地点或货物部位采集样品；同时根据测定工作的需要，确定典型代表物的样品数量和单个样品的体积、数量大小以及采样频度。

（5）所用分析方法的特殊要求　根据测定任务的要求和实际需要选择分析仪器和方法。由于任何分析方法都有其局限性和特殊要求，因此采样前要充分考虑所用分析方法特点来选择采样方法和采样量。

（6）采样器皿类型　采样时应根据不同样品选择采样器皿。

三、采样类型

（1）随机抽样　按照随机原则的特定方法来抽取样本。具体可用抽签的办法，在取得总体的个数及分布图前先给每一个体编号，然后使用随机号码表，查出抽取个体号；如果没有随机号码表，可将总体各个号码写在卡片上，再从卡片中随机抽出所需个体。

（2）类型抽样　也称分层抽样。将总体中个体按其属性特征分成若干类型或若干层，然后在各类型或各层中随机抽取样本，而不是从总体中直接抽取样本。

（3）等距抽样　将总体各个体按存放位置顺序编号，然后以等距离或间隔抽取样本。

（4）整群抽样　从总体中成群成组地抽取样本，而不是一个一个地抽取样本。本法抽取样本只能集中在若干群或组中，而不能平均分布于总体中，故本法准确性要差一些。

（5）定比例抽样　按照产品批量定出抽样百分比，如抽取 0.1%、0.3%、0.5%等。

四、采样方法

从农产品指定批中抽取代表性样品所需的单位量必须具有统计学意义。每一批的组成和特性影响总样品均匀性和一致性，根据食品是否为固态、半固态、液态，按照统计学取样方案执行。

科学的采样方法是获得代表性样本的前提，采样方法应根据分析目的和总体样本实际情况而定，以随机采样为原则。根据不同条件和地点，采样一般分为田间、野外采样；加工过程采样；口岸、码头采样；商品取样等。

（一）田间、野外采样

田间、野外采集的分析样本主要包括水样、土壤样和植物样。

1. 水样采集与制备

水样的代表性首先取决于采样断面和采样点的代表性。为合理选择采样断面和采样点，应认真做好调研工作，收集水体的水文、气候、地质、地貌、城市分布、工业分布、污染源等有关资料，特别是应事先了解采样区域污染物的使用或可能受污染的情况，确定采样点。水样多点采集约 5000mL 混匀后，取 1000～2000mL。

盛水样的容器应使用无色硬质玻璃或聚乙烯塑料瓶。在取样前应先洗涤，采样前至少用水样洗涤样瓶和塞子 3 次，取样时水应缓缓注入瓶中，不要起泡，不要用力搅动水源；采取水样时，不能把瓶子完全装满，至少留有 2cm 空间。

采样和分析时间隔越短分析结果越可靠。采样与分析之间允许的间隔时间取决于水样的性质和保存条件，无明确规定。供物理化学检验用水样允许的存放时间一般为：洁净的水 72h，轻度污染的水 48h，严重污染的水 12h。

采集与分析间隔的时间应注明于检验报告中。

2. 土壤样本采集与制备

土壤样品采样时产生的误差往往比分析测定产生的误差更大，因此，必须严格控制采样，保证土壤样品的代表性，能正确真实反映原采样地块的土壤情况。土样采集的时间、地点、层次、方法、数量等都由土样分析的目的来决定。

采样前须了解采样地区的自然条件、土壤特征及农业生产特性，是否受到污染及污染的历史与现状等。由于土壤本身在空间分布上具有较大的不均匀性，需要在同一采样点作多点采样，再混合均匀。

土壤常用的采样方法有：对角线法、五点法、"Z"形法、"S"形法、棋盘式法、交叉法等。土壤样品应采集自0～15cm耕作层的土壤，每小区设5～10个采样点，土壤消解动态试验采0～10cm层的土样。通常初级样本采集1～5kg，不得少于1kg。由于土壤样品不均匀需多点采样而取的土量较大时，应反复用四分法缩分至所需量。

用于分析的土样样品不能风干，过1mm孔径筛，最后取250～500g样品保存待测，测试同时做水分含量，用于校正干土残留量。不能过筛土壤的样品去掉植物残枝和石砾后保存待测。对于容易发生残留量变化的农药残留项目，必须立即进行测定。筛子一般由细铜合金丝制成，其孔径通常用筛号（非法定计量单位）表示（表2-1）。

表2-1 标准筛的筛号与筛孔直径

筛号	3	6	10	20	40	60	100	120	140	200
筛孔直径/mm	6.72	3.36	2.00	0.83	0.42	0.25	0.149	0.125	0.105	0.074

采集土壤样本时，一定要保持每次采样操作规范及深度一致，并同时采集空白样本。

3. 植物样本采集与制备

（1）植物样本采集　植物样本采集时应选择能代表总体一定数量的植株为样品，采集作物或蔬菜时不能采集田埂池边及离田埂2cm以内的样品，若采集水生植物则应注意离开污染物排放口适当距离。采样部位应能反映所需了解情况，不能将植株部位随意混合。根据研究的需要，应在植株不同的生长发育阶段，定期采样。

植物样本主要包括植物的根、茎、叶、种子和果实等。植物的生长还受到季节和地域等条件的影响，因此要获得符合实际的分析结果，反映出污染的特点和本质，分析前应对污染情况及各种环境因素进行必要的调查，选择合理的采样区，注意样本的代表性、典型性和适时性。应避免采有病、过小或未成熟的样本。采果树样本时，需在植株各部位（上、下、内、外、向阳面和背阴面）采样，样品的采集量需考虑样品分部位处理后是否有代表性以及是否够分析之用，根据研究对象在选定区域内分别采集不同植株的根、茎、叶、果实等植物不同部位。对于农作物、蔬菜的采集，一般在各采样小区内采取一个代表样品，常以梅花形或以交叉间隔方式取样。样品的采集部位对于样品分析的结果影响很大，对于同一种农产品，不同的采样部位或处理方式，会导致分析结果产生差异。如进行农药残留分析时豆类品带豆荚与不带豆荚，杏带核与否所计算出的农药残留量有很大差异。植物分类和农残检测采样部位、推荐采样量见表2-2。

（2）植物样本制备　植物体内各种物质都处于不断的转移和代谢变化之中，不仅不同生育期的物质含量有很大变化，而且一日之间也有显著差别。因此分期采样时，取样时间应规定一致，通常以上午8～10时为宜。

表2-2 有害物检测植物分类及采样部位和推荐采样量

组名	商品分类	最高残留量应用的初级农产品部位及分析部位	每个样品的推荐采样量
稻谷类粮食	属禾本科的淀粉质种子。食用前脱壳,包括水稻、旱稻等	籽粒	采12点,至少采2kg
麦类粮食	多属禾本科各属的淀粉质种子。食用前脱壳,包括大麦、小麦、燕麦、黑麦、荞麦等	籽粒	采12点,至少采2kg
旱粮类粮食	属禾本科的淀粉质种子。食用前脱壳,包括甜玉米、玉米、高粱、谷子等	籽粒。鲜食玉米包括玉米粒和轴	采12点,至少采2kg
块根块茎类粮食	块根块茎类粮食多为含淀粉的食品,由膨大的块根、块茎等组成,大部分属于多个种的地下部分,整个部分可食用,包括:甘薯、木薯、山药、马铃薯等	块根、块茎	4~12个个体,不少于2kg
小杂粮类粮食	小杂粮类粮食包括豆科干种子。包括红小豆、绿豆、豌豆、蚕豆等	籽粒	干豆不少于1kg
白菜类蔬菜	整个商品可食用部分由叶、茎组成的食品,如大白菜、青菜、小白菜、小油菜	去掉明显腐坏和萎蔫部分的茎叶	4~12个个体,不少于1kg
甘蓝类蔬菜	包括十字花科的一类整个商品可食用的由茎、叶和花序形成的食品:结球甘蓝、青花菜、球茎甘蓝、芥蓝、孢子甘蓝、红球甘蓝、皱叶甘蓝、菜花、羽衣甘蓝等	去掉明显腐坏和萎蔫部分的茎叶。菜花和花椰菜分析花序和茎,孢子甘蓝只分析小甘蓝状芽	6~12个个体,不少于2kg
绿叶类蔬菜	绿叶类蔬菜是由许多可食用植物的叶形成的一类蔬菜。整个叶子可食用,不包括十字花科叶菜,包括:菠菜、苋菜、茴香、蕹菜、茼蒿、生菜、豌豆苗、萝卜叶、糖用甜菜叶、野苣、菊苣等	去掉明显腐坏和萎蔫的部分	至少12个个体,不少于2kg
根菜类蔬菜	根菜类蔬菜多由膨大的块根、块茎、球茎、根茎等组成,大部分属于多个种的地下部分。整个蔬菜部分可食用,包括萝卜、胡萝卜、芋头、芥菜、芜菁、榨菜头、甜菜、块根芹、欧洲防风等	去掉顶端的膨大部分。用流动的凉水冲洗,如有必要,用软刷子轻轻刷掉附着的泥土和残渣,然后用干净的吸水纸吸干	6~12个个体,不少于2kg
豆菜类蔬菜	豆菜类包括蔬菜中鲜的甚至带荚的种子,如常见的菜豆和豌豆,包括:蚕豆、甜豌豆、扁豆、豇豆、荷兰豆、菜豆、菜豆荚、利马豆、青豆等	豆荚或籽粒	鲜豆(荚)不少于2kg
茎菜类蔬菜	茎菜类是由多种植物的可食茎、嫩芽形成的食品,包括:芹菜、莴笋、菜薹、薹菜、洋蓟、菊苣、食用大黄等	去掉明显腐坏和萎蔫部分的可食茎、嫩芽。大黄:仅采茎用于分析	至少12个个体,不少于2kg
瓜菜类蔬菜	多种蔓生或灌木植物的成熟或未成熟果实。包括:南瓜、冬瓜、节瓜、丝瓜、西葫芦、苦瓜等	除去果梗后的整个果实	4~6个个体
茄果类蔬菜	多种蔓生或灌木植物的成熟或未成熟果实。整个果实可食用,包括:番茄、辣椒、青椒、茄子、秋葵等	除去果梗后的整个果实	6~12个个体,不少于2kg
鳞茎类蔬菜	鳞茎类蔬菜多为有浓辛辣味道的食品,一般由百合科葱属植株的肉类鳞茎或生长中的芽组成。去掉皮后的整个鳞茎都可食用,包括:韭菜、洋葱、蒜、姜、百合、大葱等	韭菜和大葱:去掉泥土和根后的整个部分。鳞茎、干洋葱头或大蒜:去掉根和可能的干外皮后的整个部分	12~24个个体,不少于2kg
芽菜类蔬菜	豆类发芽长成的蔬菜:绿豆芽、黄豆芽等	整个豆芽	不少于1kg
食用菌类蔬菜	食用真菌整个子实体可食用。包括:双孢蘑菇、大肥菇、香菇、草菇、口蘑、木耳等	整个子实体	至少12个个体,不少于1kg
其他蔬菜	黄瓜、芦笋各为一类	整个果实或食用部分。芦笋:仅采茎用于分析	6~12个个体,不少于2kg

组名	商品分类	最高残留量应用的初级农产品部位及分析部位	每个样品的推荐采样量
梨果类水果	又称仁果，属蔷科梨属，果实除核外可直接食用。包括刺梨、苹果、梨	除去果梗后的整个果实	至少 12 个个体，不少于 2kg
核果类水果	都属蔷薇科，果实除核外可直接食用。包括：桃、李、杏、樱桃、酸樱桃、油桃	分析除去果梗和核后的整个果实，但残留计算包括果核	至少 24 个个体，不少于 2kg
浆果类水果	浆果类果实包括种子在内的整个果实可食用。包括：葡萄、猕猴桃、杨梅、黑梅、越橘、博伊森树莓、酸果蔓、穗醋栗、露莓、醋栗、树莓等	去掉果柄和果托的整个水果。穗醋栗样品包括果柄	不少于 1kg
柑橘类水果	芸香科的各种柑橘类水果，一般具有富含香精油的果皮，内部由多汁的果瓣组成。果肉可直接食用或制饮料。包括：橘子、柚子、柑子、橙子、柠檬等	整个果实	6～12 个个体，不少于 2kg
坚果类水果	树生坚果是一些木本或灌木树的种子，外被坚硬不可食，内着油质不可食种子。核桃、板栗、榛子、澳大利亚坚果、美洲山核桃、甜杏仁等	去壳后的整个可食部分。板栗：去皮	多点采，不少于 1kg
瓜果类水果	多种蔓生或灌木植物的成熟果实。包括：甜瓜、香瓜、白兰瓜等	除去果梗后的整个果实	4～8 个个体
皮可食类水果	不同种热带、亚热带木本、灌木植物的成熟或未成熟果实。一般整个果实可鲜食。包括椰枣、无花果、橄榄、红枣、柿子、枇杷	椰枣、橄榄：分析除去果梗和核后的整个果实，但残留计算包括果核 无花果：整个果实	不少于 1kg
其他各种水果	不同种热带、亚热带木本、灌木植物的成熟或未成熟果实。果实可食用部分被果皮或外壳包被，一般整个果实可鲜食。西瓜、香蕉、菠萝、芒果、荔枝、龙眼、杨桃、榴莲、木瓜等各为一类	除个别指明外整个果实。菠萝：去掉果冠	4～12 个个体，不少于 2kg
经济作物	棉花、花生、茶、大豆、烟草、甘蔗、甜菜、油菜籽、向日葵、芝麻、亚麻籽、可可、咖啡、草莓等各为一类	整个籽实或食用部分	多点采 0.1～0.5kg（干）或 1kg（鲜）
中草药	中草药多为植物的种子、根、茎、叶、果实和果仁。一般干制后多味药配合使用。各种中草药各一类	整个药用部分	多点采不少于 0.5kg（干）或 1kg（鲜）
豆科饲料作物	豆科饲料作物是由不同的豆科作物（含种子或不含种子）制成的干鲜饲料。包括：蚕豆、花生、苜蓿、三叶草、豌豆、大豆等	整个植株	多点采 1～2kg，干草 0.5kg
禾本科饲草作物	多属禾本科各种植物，鲜饲、青贮或干草用于动物饲料。包括：稻草、大麦秸、干草、玉米秸、高粱秸等	整个植株	至少 5 个个体。不少于 2kg
香草类	香草类来自许多草本植物的叶、茎和根，用量小，为食品增加味道。一般新鲜或干制后添加到其他食品中使用	整个食用部分	多点采不少于 0.1kg（干）或 0.2kg（鲜）
调味品类	调味品由有香味的种子、根、果实和果仁组成，用量小，为其他食品增加味道。一般干制后添加到其他食品中使用	整个食用部分	多点采不少于 0.2kg（干）或 0.5kg（鲜）

新鲜样品的制备：按照检测目的，如需分不同器官（例如叶片、叶鞘或叶柄、茎、果实等部分）进行测定，需将采回的植物样品立即剪开，以免待测组分运转。植物在分析前应洗涤，然后将洗净、擦干的鲜样放高速组织捣碎机中，加入 1～2 倍的蒸馏水（或去离子水）捣碎，制成

匀浆；含水量高的样品，可不加水捣碎。含纤维多或较硬的样品，可先切碎成小碎片或小块，用研钵研磨。鲜样如需短期保存，需在冰箱中（−5℃）冷藏，以抑制微生物的活动和防止挥发。

干燥样品的制备：干燥样品的分析结果如需换算为鲜样的含量时，鲜样经洗净、擦干后应立即称其鲜重，干燥后再称其干重。新鲜样品必须尽快干燥，以减少其化学和生物的变化。干燥的样品去掉灰尘、杂物，切碎，用研钵或磨样机进行粉碎，并全部通过 1mm 的筛网，储存于磨口瓶中备用。

（3）籽粒样品制备　将采集的籽粒样品风干，去杂和挑去不完善粒，用磨样机磨碎，使之全部通过 0.5～1mm 筛。

油料作物中的大粒种子，如花生、向日葵、棉籽等，应去掉厚果壳或种皮，只分析种仁。棉籽种皮因不易剥掉，可先用水浸 4～6h，再用锋利的小刀将种子切成两半，取出种仁。用研钵或磨样机进行粉碎。

（4）瓜果样品制备　对采集样品应刷洗、擦干。大的瓜果或数量多时，均匀地切取其中部分，但要使所取部分中各种组织的比例与全部样品相当。将样品切成小块用高速组织捣碎机打成匀浆，多点匀取称样。多汁的样品可以直接捣碎。

（二）加工过程采样

加工过程中抽样，主要在生产车间内进行。

1. 原材料采样

当原材料由某处运往工厂加工时，可在运送前后采取分样。抽样量和次数视具体品种而定。通常，一个作业班最多不超过 15 个分样。

2. 大堆农产品采样

如果农产品是存放在巨大的容器中或包装箱内，可在整堆农产品不同平面和位置，随机抽取 n 个分样。

3. 生产线上采样

在生产线上，按一定时间或数量抽取分样。罐头食品可在生产线上未封盖前抽取分样。抽取分样的数量视有害物分布是否均匀而定。分布不均匀的样品，应当适当增加分样数。

（三）口岸、码头采样

口岸、码头的采样对象，主要是进出口的和运往其他地方的农副产品。这类货物一种是有完整包装的，如箱装或袋装；另一种是散装的，如粮食、饲料等。有完整包装的货物，按堆放的上、中、下和四周的位置，随机抽取样品。散装货品的抽样在输送带上用抓斗进行，按一定时间抽取分样。定量试验用抽样量一般可按表 2-3～表 2-5 进行。

表 2-3　批次质量明确的农产品最少采取样品量

批次的质量/kg	样品的最少个数/个	批次的质量/kg	样品的最少个数/个
50 以下	3	>500～2000	10
50～500	5	2000 以上	15

表 2-4　罐装、瓶装等批次质量不明食品最少采取样品量

罐装、瓶装等个数/个	样品的最少个数/个	罐装、瓶装等个数/个	样品的最少个数/个
1～25	1	101～250	10
26～100	5	251 以上	15

表 2-5　试验用样品的多少（量）

农产品样品	农产品举例	最少取样量
25g 以下的小型农产品	草莓、豌豆、橄榄、荷兰芹	1kg
25～250g 的中型农产品	苹果、橘子、胡萝卜、马铃薯	1kg（至少抽取 10 个）
250g 以上的大型农产品	卷心菜、甜瓜、黄瓜	2kg（至少抽取 5 个）
油脂	棉籽油、黄油	0.5kg
麦芽、麦芽加工品		1kg

（四）商品取样

很多情况下，用于有害物分析的样品直接取自零售商或批发商的销售食品。这类取样有两种：一种是监测调查取样，目的是了解有害物在农产品中的发生概率、分布趋势和存在水平，或者对进出口农产品的农药残留进行抽检，所以监测取样必须是完全随机的。取样数和取样点的选择根据其所代表的生产量，不带任何倾向，样品采集点尽可能接近消费实际。这类取样如果是生产流水线的动态样品，可按一定的时间间隔或数量间隔抽取分样，有害物分布不均匀的样应适当增加取样数。另一种是执法取样。其目的是强制性检查取样对象中的残留量水平是否符合或超过最大残留限量。出于经济考虑，商品取样量不可能太大。对这类样品取样量的最低要求如表 2-6。

表 2-6　执法取样的取样量最低要求

取样类型	取样量最低要求
小的或轻的产品（豌豆，草莓，香芹）	1.0～1.5kg
中等大小产品（苹果，黄瓜，马铃薯等）	2.0～2.5kg
大的产品（甘蓝，西瓜）	4.0～5.0kg
油和脂肪	0.5～1.0kg
谷物和谷物制品	0.5～1.0kg

五、样品制备

在样品分析之前或样品贮存之前，往往要对采集的样品进行缩分和预处理，制备实验室检测样品及备份，以满足进一步处理和分析需要。样品预处理中需要遵循的原则是：在样品预处理过程中避免样品表面残留农药损失；遇光降解的农药，要避免暴露；样品中黏附的土壤等杂物可用软刷子刷掉或干布擦掉，同时要避免交叉污染。根据样品个体不同，采用合适的方法进行缩分，将送达的实验室样品预处理成检测样品。根据不同样品采用不

同的预处理方法。

（一）粉状物

首先在包装袋内混合，然后用四分法取样。即将样品堆积成圆锥形，从顶部向下将锥体等分为四份，除去某对角两部分，剩余部分再次混匀成圆锥形，再等分，除去对角部分，剩余部分再混合，如此重复直至剩余合适样品量为止。再将样品粉碎、过 40 目筛（筛孔直径 0.40mm）或匀浆，最后取 250～500g 样品待测。

个体较小样品：对个体较小的样品（如麦粒、小粒水果等），用四分法将田间样品缩分成实际需要的实验室样品，谷物等样品先粉碎，过 40 目筛，最后取 250～500g 样品待测。

个体较大的样品：个体较大的样品（如甘蓝、西瓜、大白菜等），由于样品体积较大，不能采用或没有合适试验设备进行处理，就要采用人工切碎的方法。此时就要注意，有害物并不是均匀分布在样品中，尤其是在切碎大样品制备分析样品时更要注意有害物残留分布的不均匀性。在处理时，必须保证分析样品的代表性。如采集甘蓝样品时，不能除去外层叶片，也不能只采集外层叶片做样品，应从甘蓝球体顶部对角线切开，取其中对角部分，操作方法类似于四分法。最终取 300～500g 样品待测。

（二）水和其他液体样品

对水和其他液体样品，充分混合，过滤除去漂浮物、沉淀物和泥土。在分析过程中，如果存在固体成分，会导致乳化现象，因此应过滤除去固体粒子，除去部分可单独进行分析。在过滤时应该注意在存放期间，固体粒子会沉淀，所以应先过滤大半的样品，然后在每次转移部分液体进行过滤前剧烈摇动容器，从而除去大部分固体粒子。容器应该用过滤后的样品洗涤几次，再过滤。肉眼观察瓶内壁无附着物后，用提取滤液时的溶剂洗涤贮液瓶，如果使用固相萃取法进行样品净化，就要考虑过滤时滤纸孔径的大小。研究表明，当粒子在 0.063～2μm 时，与之结合的污染物浓度最高。在报告结果时，应该指明水样是否包含漂浮物和沉淀物。具体样品体积依照分析方法和待检物浓度的不同进行。如对环境水样进行农药污染监测时，一般水样体积为 1000mL。

（三）土壤样品

土壤样品去除土样中石块、动植物残体等杂物，需过 2～4mm 孔径筛，充分混匀后，以四分法缩分，最后按需要留取 200～500g 检测样品保存待测。不能过筛的土壤样品去掉植物残枝后保存待测。样品测定时同时测定水分含量，用于校正干土污染物残留量。

六、样品的传递与保存

采集的样本要用干净、惰性材料包装好，写好标签，样本（如有要求应在冷冻条件下）及有关样本资料（样本名称、采样时间、地点及注意事项）尽快送实验室（一般在 24～36h 以内），不得使样本变质、受损、污染、残留物含量发生变化和水分损失。运到实验室的样本应在 1～5℃（最佳为 3～5℃）下储存并应尽快进行分析，如需要较长的储存时间，则样本必须在-20℃冷冻条件下储存，解冻后应立即测定。有些待测物质在存储时可能会发生降解，需要在相同条件下做试验进行验证。取冷冻样品进行解冻时，应不使水、冰晶与样本分离，必要时重新匀浆。

实验室在接受样品时必须检查样品状态和封识，并确认样品符合分析、复验和复查的要求，并核对送样单，保证二者相符合。特别关注那些在生物样品中易于降解的物质样品状态。

实验室对接受的样品必须进行缩分，其中一份应在合适的条件下保存半年，保存期自检验完毕开始计算。

要注意避免外来杂质混入样品，并防止样品在传递过程中损伤，确保送实验室的样品始终能代表抽取批的总样。抽取的样品需运往其他地方进行分析时，要考虑样品是否会变质，待测物质是否易挥发、分解或变化，水分是否会损失等。一般生鲜样品要冰冻运送。水分较多的样品，先装入塑料食品袋，再放入容器中，防止水分逸失。干燥样品可用牛皮纸袋盛装。此外，运送过程中应注意车辆清洁，不要用装过待测物质的车皮来装样品；运货时，注意车站、码头是否装运过待测物质，消除运送过程中可能造成的污染。

所采取的样品在分析之前应妥善保存，不使样品发生受潮、挥发、风干、变质等现象，保证其中成分不发生变化。尽可能以接近最初储存条件将样品送达实验室。不易腐败、室温下抽取的干态样品和罐头样品不必冷藏。冷冻或冷藏样品需在刚性结构的绝缘保温容器中运送，使其到达实验室时不会变化。

检验样品应装入具磨口玻璃瓶塞的瓶中。易于腐败的食品，应放在冰箱中保存，容易失去水分的样品，应首先取样测定水分。

应根据不同样品对象采取适当的储藏方法。干燥的农产品，只要残留农药比较稳定，没有挥发性，在避免高温和潮湿条件下，室温可保存1~2周。容易腐烂变质的样品，或者易挥发农药，应该将试样于0~5℃以下储藏。冷冻储藏时，使用厚塑料袋装样品，再把塑料袋放入有盖的塑料容器内，把容器密封起来，防止水分渗出或逸出。如果有一些挥发性成分的损失是不可避免的，则要精确地测定储藏前后的质量。冷冻保存时间不宜过长，否则会导致样品变质或待测物质分解。检验样品采集后应迅速检验。

七、采样时注意事项

（1）抽样后，对每件样品都要做好详细记录，贴上标签，注明：品名、批号抽样日期、地点、堆位、抽样人等。

（2）如果发现货物有污染迹象，应将污染的货物单独抽样，装入另外的瓶子内，分别检验。可能被污染的货物的堆位及数量要详细记录。

（3）不能用橡胶制品容器装盛样品，可以用聚乙烯食品袋包装并放在清洁的容器内装运，在容器盖下面衬一张铝箔，以防止各种可能的污染。

（4）在抽样及其以后的操作过程中，必须防止外来杂质混入样品内，并防止发生任何变化而使实验室试样不能代表这一批总样。

（5）暂时不能送实验室检验的生鲜易变质样品，须冷冻保存。

第三节　样品前处理技术

样本采集后，应尽快分析，以防止样本发生变化，使测定结果不能真实反映样本的代表性。在整个分析过程中，70%～80%甚至更多时间用在样品前处理上，而给实验带来的误差有60%以上出自样品前处理。因此，样品前处理是整体分析中的一个重要环节。样品前处理，首先可以起到浓缩被测痕量药物的作用，从而提高方法的灵敏度，降低最小检测限。因为样品中各种农药残留量是很低的，难以直接进行测定，样品前处理操作后，就能够使用各种仪器进行测定，并且降低了测定方法的最小检测限。其次可以消除基体对测定的干扰，也就是通常所说的除杂，这样可以提高方法的灵敏度。否则基体产生的信号可以大到部分或完全掩盖痕量被测药物的信号，不但对选择分析方法最佳操作条件的要求有所提高，而且增加了测定难度，容易带来较大测量误差。还有通过衍生化的前处理方法可以使一些在通常检测器上没有响应或响应值较低的化合物转化为具有很高响应值的化合物。此外，样品经前处理后也会变得容易保存或运输。最后，通过前处理可以除去对仪器或分析系统有害的物质，如强酸或强碱性物质、生物大分子等，从而延长仪器使用寿命，使分析测定能长期保持在稳定、可靠的状态下。

到目前为止，没有一种前处理方法能适合各种不同的样品或不同的被测对象，即使同一种被测物，由于所处样品基体与条件不同，可能也要采用不同的前处理步骤。所以对于不同样品中分析对象要进行具体分析，找出最佳方案。评价前处理方法选择是否合理，一般来说，应考虑以下几点：①是否能最大限度地除去影响测定的干扰物，这是衡量前处理方法是否有效的重要指标，否则即使方法简单、快速也无济于事；②被测组分的回收率是否高，回收率不高通常伴随着测定结果的重复性较差，会影响方法的灵敏度和精确度，最终使低浓度的样品无法测定，因为浓度越低，回收率往往也越差；③操作是否简便、省时，步骤越多的前处理方法，由于多次转移引起样品损失也越大，最终误差也越大；④成本是否低廉，尽量避免使用昂贵的仪器与试剂；⑤对人体及环境是否产生影响，应尽量少用或不用对环境产生污染或对人体健康有影响的试剂，即使不可避免必须应用时，也要循环使用，将其危害降至最低限度。

一、有机有害物质检测前处理技术

有机污染物检测前处理主要包括提取和净化两个步骤。提取（extraction）是指通过溶解、吸着或挥发的方式将样品中的待测样品分离出来的操作步骤，也常称为萃取。由于待测物含量甚微（痕量），提取效率的高低直接影响分析结果的准确性。提取方案主要是根据待测样品理化性质来选定，但也需要考虑试样类型、样品组分（如脂肪、水分含量）、待测物在样品中存在形式以及最终的测定方法因素等。用经典有机溶剂提取时，要求提取溶剂极性与分析物极性相近，即采用"相似相溶"原理；使分析物能进入溶液而样品中其他物质处于不溶状态。提取时要避免使用作用强烈的溶剂、强酸、强碱，避免高温及其他剧烈操作，以减少其后操作的难度和降低待测物损失。常用的提取法主要有以下几种。

（一）溶剂提取法

溶剂提取法（solvent extraction）是最常用、最经典的有机物提取方法。它具有操作简单、不需要特殊的或昂贵的仪器设备、适应范围广等优点。溶剂提取法是根据残留农药与样品组分在不同溶剂中的溶解性差异，选用对残留农药溶解度大的溶剂，通过振荡、捣碎、回流等适当方式，将分析物从样品基质中提取出来的一种方法。溶剂提取法的关键是选择合适的提取溶剂，选用溶剂要考虑溶剂极性、溶剂纯度和溶剂沸点 3 方面要求。

溶剂的极性，也即对待测物的溶解性，这是要考虑的首要因素。一般来说，溶剂的提取效果符合相似相溶原理，对极性弱的农药（如有机氯类）用弱极性的溶剂（如己烷）提取，而极性较强的有机磷农药和强极性的苯氧羧酸类除草剂等则用较强极性的溶剂（如二氯甲烷、丙酮、乙腈等）提取。有时为达到合适的溶剂极性也使用 2 种溶剂混合进行提取。农药残留分析中对所使用溶剂的纯度要求非常高，有时可能因为溶剂中存在杂质使得检测结果发生错误，因此一般应用分析纯级溶剂。使用前要经过重蒸馏等净化处理。一般溶剂的纯度要达到在气相色谱电子捕获检测器上不出现杂质峰（杂质含量在 ng/L 级以下）。溶剂的沸点以 45～80℃为宜。沸点太低，容易挥发；而沸点太高，不利于提取液的浓缩，可能导致一些易挥发或热稳定性差的农药损失。另外，如果使用电子捕获检测器时，则不能使用含氯的有机溶剂。

常用的提取溶剂有石油醚、正己烷、乙酸乙酯、二氯甲烷、丙酮、乙腈、甲醇等。但是，根据蒙特利尔公约，在分析化学实验中要逐步取消含氯溶剂的使用，如二氯甲烷、三氯甲烷、氯乙烷等可用等量的二元混合溶剂代替，如用甲苯甲醇、乙醚丙酮、石油醚丙酮、正己烷丙酮、正戊烷丙酮、环己烷、乙酸乙酯等代替也可达到一样的提取效果。

（二）固相萃取法

固相萃取法（solid phase extraction，SPE），又叫液固提取法（liquid solid extraction），是指液体样品中的分析物通过吸着作用（吸附和吸收），被保留在吸附剂上，然后用一定溶剂洗脱的方法。固相萃取技术最早由 Breiter 等提出，用于人体体液中的药物提取，称为柱提取，后用于水中农药的萃取和净化，并称为固相萃取。固相萃取技术是取代液液提取的新技术，具有萃取、浓缩、净化同步进行的作用，目前主要用于水样中分析物的萃取，但也开始越来越多地应用于食品中农药残留分析的样品制备。这一技术具有重复性好、省溶剂、快速、适用性广、可自动化、用于现场等优点。在农药残留分析中，尤其是对较强极性农药（如氨基甲酸酯类农药）的萃取能发挥很好的作用。

（三）强制挥发提取法

强制挥发提取法（forced volatile extraction）是对于易挥发物质，特别是蒸气压或亨利常数高的化合物，利用其挥发性进行提取的方法。这样可以不使用溶剂，在挥发提取的同时去除挥发性低的杂质。吹扫捕集法（purge and trap）和顶空提取法（headspace extraction）常用于这类化合物的提取。

（四）固相微萃取

固相微萃取（solid phase micro-extraction，SPME）是在固相萃取基础上发展起来的，1989年由加拿大 Waterloo 大学的 Pawliszyn 等首次提出。它实际是利用固相萃取的方式实现对样品的分离和净化，但所用的固相材料及其分离机制不同。固相微萃取法不是将待测物全部分离出来，而是通过残留农药在样品与固相涂层之间的平衡来达到分离目的。将涂渍有吸着剂的玻璃纤维浸入样品中，样品中的残留农药通过扩散原理被吸附在吸着剂上，当吸着作用达到平衡后将玻璃纤维取出，通过加热或溶剂洗脱使农药解吸，然后用气相色谱仪（GC）或高效液相色谱仪（HPLC）进行分析测定。农药吸着量与样品中残留农药的原始浓度呈正比关系，因此，可以进行定量分析。固相微萃取发展非常迅速，固相微萃取装置已进入很多农药残留分析实验室。固相微萃取应用于水、土壤、食品、生物体液等样品中有机氯、有机磷、硫代氨基甲酸酯、取代脲、三嗪类、二硝基苯胺等残留农药的提取分析。

固相微萃取过程的优化主要考虑提取用的纤维（吸着剂）类型、提取时间、离子强度、基体有机质及溶剂含量、解吸温度、解吸时间等因素。最早的涂渍纤维是用聚二甲基硅氧烷（polydimethyl siloxane，PDMS）和聚丙烯酸酯（polyacrylate，PA）作吸着剂。现在又有聚乙二醇-二乙烯基苯（CW-DVB）、聚二甲基硅氧烷-二乙烯基苯（PDMS-DVB）、聚乙二醇-聚二甲基硅氧烷（CW-PDMS）等涂渍纤维面市，适合于更强极性农药的提取和固相微萃取-高效液相色谱（SPME-HPLC）联用，但它们存在稳定性问题，使用条件要求较高。涂层厚度根据需要调节，涂层越厚固相吸附量越大，检测灵敏度也高，但涂层太厚则挥发性有机物进入固相层达到平衡的时间过长，分析速度慢。提取时间短的几分钟，长的则数小时。样品中加一价无机盐或二价无机盐（如 NaCl、Na_2SO_4）有利于提高提取效率，但高浓度盐对纤维涂层的稳定性有影响，一般认为低于 20%的浓度最合适。固相微萃取多是在室温下操作，但为提高有机氯、有机磷和三嗪类农药的萃取效率，将温度升至 60℃左右较好。样品 pH 一般认为对中性农药的提取没有影响，但对离子化农药则要调整 pH 后再萃取。另外，为增强农药的扩散，进行搅拌或振荡有利于萃取。解吸温度应在 200～300℃范围，时间数分钟至 1h，具体依农药性质和基质组成确定。

固相微萃取有两种操作方法：直接固相微萃取法（D-SPME）和顶空固相微萃取法（HS-SPME）。直接固相微萃取法是将涂渍纤维直接插入样品中，对残留农药进行萃取，适用于气体、液体样品分析。顶空固相微萃取法是将表面涂渍纤维置于样品顶端空间萃取，不与样品直接接触，是根据气相中残留农药与涂层平衡分配而开发的一种顶空固相萃取技术，适合于各种基体样品，包括大气、水、土壤、动植物组织中挥发和半挥发性的农药分析，甚至在较低温度时也能得到检测限低于 10^{-9}g 的满意结果。

固相微萃取是一种简便无溶剂的样品萃取和浓缩技术，与气相色谱或高效液相色谱配合，大量用于分析水样中残留农药，现在也开始用于土壤、食品等样品分析。

（五）快速溶剂提取

快速溶剂提取（accelerate solvent extraction，ASE）是由 Bruce E. Richter 于 1999 年提出一种新的全自动提取技术。该法适用于固体和半固体样品制备，仅用极少的溶剂，利用升高温度加快解析动力达到加速提取的目的。在高温和高压下提取时间从传统的溶剂提取数小时降低到以分钟计，快速溶剂提取极大地减少了样品制备的繁琐操作，在快速溶剂提取自动提取样品的同时，实验人员还可做其他样品准备工作，快速溶剂提取使得样品制备变成自动化流程，已被美国环境保护署接受为环境、食品和其他固体、半固体样品的标准提取方法。

快速溶剂提取步骤是，将样品置于不锈钢提取池内，提取池由加热炉加热至 50～200℃，通过泵入溶剂使池内工作压强达到 10132.5kPa 以上。样品接收池与提取池相连，通过静压阀定期地将提取池内溶剂释放到接收池内，提取池内压力同时得到缓解。经过静态提取 5～15min 以后，打开静压阀，用脉冲氮气将新鲜溶剂导入提取池冲洗残余提取物。取每 10g 样品约需 15mL 溶剂，每个样品提取时间一般少于 20min。如对小麦中马拉硫磷和甲基毒死蜱残留比较分析发现，快速溶剂提取方法与溶剂振荡提取法相比，具有溶剂用量少、提取时间短、净化简单和回收率提高等优点。

（六）微波辅助提取

微波能最早于 20 世纪 70 年代被试用于分析化学的样品处理。1986 年，匈牙利科学者报道将微波能应用于分析试样制备新方法——微波辅助提取法（microwave-assisted extraction，MAE）。此法原理是利用微波能强化溶剂提取效率，使被分析物从固体或半固体的样品基体中被分离出来。它的特点是快速、节省溶剂，适用于易挥发物质（如农药等）的提取，可同时进行多个样品的提取。微波辅助提取是在一个不吸收微波的封闭容器内进行，样品内部温度（高出周围提取溶剂沸点几倍）和体系压力都较高（一般 1.0～2.0MPa）。由于在密闭容器中，被提取样品与溶剂直接接触，只要容器能承受得了压力，就可以通过改变溶剂的混合比而在高压下将温度升得很高，使农药溶解度增大，从而获得高提取率。该方法是由密闭容器中酸消解样品和固液提取两种技术组合演变而来的，能在短时间内完成多种组分的提取，溶剂用量少，结果重现性好。微波辅助提取装置已自动化，可自动控制提取温度、压力、时间等。但提取完成后，需等待提取溶剂冷却，然后倒出溶剂，进行离心或过滤等手工操作。微波辅助提取目前主要用于固体样品的处理。

（七）超临界流体提取

物质处于其临界温度和临界压力以上状态时，向该状态气体加压，气体不会液化，只是密度增大，具有类似液态性质，同时还保留气体性能，这种状态的流体称为超临界流体（supercritical fluid）。因此超临界流体既具有液体对溶质有比较大的溶解度的特性，又具有气体易于扩散和运动的特性，传质速率高于液相过程。更重要的是在临界点附近，压力和温度的微小变化都可以引起流体密度很大变化。因此可以利用压力、温度变化来实现提取和分离过程。

自从 Zosel 首次报道应用超临界流体提取（supercritical fluid extraction，SFE）方法提取咖啡因以来，这一方法已在食品、香料、药物、环境、化工、农业等领域的分离提取上得到迅速广泛应用。超临界流体提取法利用超临界流体在临界压力和临界温度以上，具有特异增加溶解性能的能力，从液体或固体基体中提取出特定成分，以达到提取分离目的。超临界流体对有机化合物溶解度的增加非常惊人，一般能增加几个数量级。虽然超临界流体的溶剂效应普遍存在，但实际上由于要考虑溶解度、选择性、临界点数据、化学反应的可能性等一系列因素，适于作为超临界流体提取的溶剂并不很多。常用的超临界流体有：二氧化碳（CO_2）、氨（NH_3）、乙烯、乙烷、丙烯、丙烷、水等。

在各超临界流体中以二氧化碳最受关注，由于超临界二氧化碳密度大，溶解能力强，传质速率高，同时二氧化碳具有临界压力适中、临界温度为31℃、分离过程可在接近于室温条件下进行、便宜易得、无毒、惰性、极易从提取产物中分离出来等一系列优点，当前绝大部分超临界流体提取都是以二氧化碳为溶剂。其他值得注意的超临界流体溶剂有轻质烷烃（$C_3 \sim C_5$）和水。采用二氧化碳提取，特别适于处理烃类及非极性酯类化合物，如醚、酯和酮等。但是如果样品分子中含有极性基团，则需要在体系中添加调节剂（或称为助溶剂），以增加对极性物质的溶解能力。

（八）基质固相分散

基质固相分散（matrix solid-phase dispersion，MSPD）是在常规固相萃取（SPE）基础上发展起来的一种提取、净化、富集技术。最初是1989年由美国路易斯安那州立大学的Steven Barker教授等首次提出，用于动物组织样品中抗生素等药物的提取和净化。将样品（固态或者液态）直接与适合的反相键合硅胶（如 C_{18}、C_8 等）一起混合和研磨，使样品均匀分散于固体相颗粒表面制成半固体装柱，然后采用类似固相萃取的操作进行洗涤和洗脱。淋洗液过滤之后或者进一步净化后可进行色谱分析。

基质固相分散的基本原理是固相载体在研磨过程中提供剪切力，破坏样品组织结构，将样品研磨成更小的部分，键合的有机相将样品组分溶解并更好地分散在载体表面。样品在载体表面的分散状态取决于其组分的极性大小。极性分子与载体表面未被键合的硅烷醇结合或形成氢键，弱极性分子则分散在键合相与组织基质形成的两相物质表面。基质固相分散将样品分散到整个柱中，并与固定相、担体、淋洗剂都发生动态反应。因此，影响基质固相分散的因素有基质种类、固定相性质、担体性质、洗脱剂性质等。基质固相分散的优点是样品处理速度快，它浓缩了传统的样品前处理中所需样品匀化、组织细胞裂解、提取、净化等过程，使现场监测成为可能，也更适用于自动化分析；回收效率高，避免了样品均化、沉淀、离心、转溶、乳化、浓缩等造成的被测物损失；样品和溶剂用量少，适用于农药多残留分析，特别适合于进行一类化合物或单个化合物分离；样品的状态可以是固态、半固态和液体。然而，基质固相分散要求检测方法或者仪器具有较高灵敏度，在一定程度上限制了其发展。

（九）单滴微提取

单滴微提取（single drop microextraction，SDME）是根据液液提取的基本原理建立的一种新的液相微提取方法，由加拿大学者Jeannot等于1996年首次提出。单滴微提取属于微型化的液液提取技术之一，是基于目标分析物在样品溶液和小体积提取剂之间平衡分配的过程。

单滴微提取有两种基本类型：直接单滴微提取（direct SDME，DI-SDME）和顶空单滴微提取（headspace SDME，HS-SDME）。直接单滴微提取是将与水不互溶的有机液滴悬挂在微量注射器针头上，然后直接浸入到水样中，经充分搅拌，样品中的分析物进入受体溶液中，分析物在两相中进行分配。顶空单滴微提取是将提取剂液滴置于样品上方进行单滴液液微提取，适用于挥发性和半挥发性化合物，在气相内扩散系数较大，达到平衡速度较快，且可以消除样品基质干扰。

（十）凝胶渗透色谱

凝胶渗透色谱（gel permeation chromatography，GPC）也称作体积排阻色谱（size exclusion chromatography，SEC），是色谱中较新的分离技术之一。它是基于体积排阻的分离机理，通过具有分子筛性质的固定相，用来分离分子质量较小的物质，并且还可以分析分子体积不同、具有相同化学性质的高分子同系物。1967 年，Ruzicka 等首先采用 SephadexUH-20（羟丙基化交联葡聚糖）分离净化了蔬菜中的有机磷农药；1997 年，Stalling 等将凝胶渗透色谱用于农药残留分析中脂类提取物与农药的分离，并使该技术初步自动化。随后，由于凝胶渗透色谱净化可以有效去除高脂肪基质中的脂肪、色素等高分子质量的杂质而提高检测效率，因而受到重视，成为农药残留分析前处理的主要净化手段之一，并不断得到改进和发展。

目前关于凝胶渗透色谱的分离机理存在着以下几种基本理论：立体排斥理论、有限扩散理论和流动分离理论。除上述理论外，尚有分子热力学理论、二次排斥理论等。由于应用立体排斥理论解释凝胶渗透色谱中的各种分离现象与事实比较一致，因此立体排斥理论已为人们普遍采用。立体排斥理论认为，凝胶渗透色谱的分离基础为依据溶液中分子体积（流体力学体积）的大小来进行分离。

凝胶渗透色谱的柱填料为凝胶，它是一种表面惰性物质，含有许多不同尺寸的孔穴，不具有吸附、分配和离子交换作用。凝胶的孔径与被分离组分分子大小相应，当试样中大小不同组分分子随流动相经过凝胶颗粒时，它们渗入凝胶微孔的程度不同，大分子受排阻不能进入微孔，分子越小则进入微孔越深，因而滞留时间不同，试样中的各组分按照分子大小顺序洗脱，大分子的油脂、色素（叶绿素、叶黄素）、生物碱、聚合物等先淋洗出来，农药等分子质量较小的而后淋洗出。通过收集经分离的含有农药成分的洗脱液，再与色谱（GC）、气相色谱质谱（GC/MS）、高效液相色谱（HPLC）等仪器联用进行检测分析。

凝胶渗透色谱净化方法是一种分离大分子类干扰杂质的方法，能把农药残留从各种复杂基质中分离出来，分离效果的好坏取决于其分子的大小、形状以及凝胶阻滞作用的差异，因此也存在两方面显著不足：①不完全分离，因为小分子的干扰物可能被夹带洗脱到农药中，而较大分子的农药可能会随着油脂等干扰物先流出等，所以有时需再增加柱色谱进一步净化；②溶剂用量大，当采用凝胶渗透色谱柱内径较大时，连续处理样品能力相对较慢，试剂耗费也较多。为了解决凝胶渗透色谱技术存在的不足，商品化的全自动凝胶渗透色谱净化仪所使用的净化柱朝着小内径、大载荷量以及小体积进样的方向发展，从而提高凝胶渗透色谱净化技术的分离度，扩展了凝胶渗透色谱技术的应用范围。

一些农药残留样品制备的新方法与传统提取方法相比，最大的优点就是不需要使用大量有机溶剂，缩短了处理时间，降低了分析成本，减少了有毒溶剂对人体的危害，受到广大农药残留分析者重视。进一步研究这些技术与其他分析仪器的联用，对减少误差、提高方法精度、实现分析自动化等有着重要作用。

二、无机有害物质前处理技术

无机有害物质前处理主要是样品净化，样品净化技术主要包括以下几种。

（一）干灰化法

干灰化法（dry ashing）又称干式消解法或高温分解法，是通过马弗炉高温灼烧破坏分解样品中有机物，剩余灰分即为无机盐，用酸溶解后可作为待测溶液用于后续测定。该前处理方法常加入 HNO_3、H_2SO_4、$Mg(NO_3)_2$ 等"灰助剂"，以加快灰化速度，提高灰化程度。干灰化法操作简单，但高温加热方式易造成某些元素挥发，回收率降低。此方法可用于分析铜、铁、锰、锌、铬等多数金属元素的含量，能够处理较大样品量，操作比较简单。缺点是不适用于汞、铅、镉等易挥发损失的元素，且所需灰化时间长，高温会造成坩埚损失而引入杂质。

干灰化法其操作方法容易，需要使用的试剂也较小，不会形成太大样品污染。同时，干灰化法要实现分析样品准确度提高，还可以通过称样量增加来实现。但是干灰化法也有需要优化的问题，通常，灰化需要持续六小时以上，如果最终灰化效果不理想还可能需要及时进行降温，然后将混酸加入继续灰化。

（二）湿消解法

湿消解法（wet digestion）是指用强酸或强氧化剂溶液将样品中有机物质完全分解氧化，使待测组分转化为可测定形态，常用的强酸和氧化剂包括浓硝酸、浓硫酸、高锰酸钾等，日常测定中经常选择 2 种或 2 种以上强酸和氧化剂联合使用的酸体系，以实现快速平稳消解样品。湿消解法具有设备简单、应用范围广、可大批量处理样品的优点，但使用强酸和氧化剂容易产生危险且污染环境，消解过程耗时长。

湿法消解是一种操作简单的技术，几乎所有实验室都能通过其进行样品前处理，但其中还是存在一些需要优化的问题。湿法消解主要是一种氧化反应，其在过程中需要消耗大量时间，通常需要五到十小时，主要根据检测样品的成分来决定。湿法消解所常用的四种酸实际都属于相对危险的物质，其中的高氯酸更有可能产生爆炸，氢氟酸的缺陷在于会腐蚀玻璃，如果操作不当会对仪器造成损害。电热板加热消解，石墨消解仪加热时间为十个小时左右，时间长、消解不彻底、消解后的溶液常有残渣，用仪器进行分析测试时容易堵塞进样毛细管。全自动石墨消解，自动设定升降温、加酸、定容、摇匀等程序，消解时间在五六个小时，时间短，消解也彻底，消解后的溶液澄清明亮，解放了人力，适合批量样品的消解，一批最多可消解 60 个样品。

（三）微波消解

微波消解法（microwave digestion）是指用酸溶解样品，微波穿透被加热液体，利用极性分子在微波场内的变换产生能量，是一种内部加热方式。微波消解作为一种新型的、成熟的样品消解技术，已广泛应用于各个领域，如水质、粮油、药材等。

微波消解操作技术在实践操作中具有如下几个特点：第一，消解能力强；第二，样品污染少；第三，分析结果准确。这些独特优势使其成为土壤中重金属检测样品前处理的一种常用方法。微波消解技术和传统加热有一定区别，其属于内加热，通过微波能达到快速的深层加热，微波的变交磁场会随机产生并极化介质分子，高频磁场促使极性分子交替进行排列，最终分子高速震荡。同时，震荡因为分子间热运动受到影响，以此获取很高的能量。这种相互作用导致样品表面层产生破裂，形成酸反应和新表面层，以达到快速溶解样品的效果。

（四）萃取法

萃取法（extraction）是一个复杂的物理溶解过程，由萃取、洗涤、反萃取三个基本步骤构成，选择性强，不需要发生化学反应。在土壤重金属检测中，萃取作为分离和提纯物质的重要单元过程，对有效成分进一步精制影响很大。当有机相和水相充分接触时，水相中某些金属便会选择性转移到有机相，金属的这种转移过程称作萃取，提高重金属萃取率，将是土壤中重金属检测的重点和难点。

目前，食品安全检测中使用萃取技术进行前处理，可实现快速检测。其中固相萃取技术最为常见，在分离、纯化以及浓缩样品中常用，样品与固体吸附剂、化合物和吸附剂发生反应，分离目标化合物和干扰化合物。处理实验中最常使用 C_{18} 键合硅胶，前处理检测样品时可达到大容量、快速吸附、无溶胀的效果。如测定 Ni 含量时，使用固相萃取技术进行前处理，通过 C_{18} 键合硅胶中化合物和 Ni 的反应，形成复合物，再借助可见分光光度法和紫外分光光度法测定 Ni 含量，精确度可达到 $0.01\mu g/mL$。另外液相微萃取也常用于前处理，主要分为单滴微萃取和分散液液微萃取两种。利用进样器针端悬挂的有机相液滴，对样品目标物进行萃取。

三、致病性微生物检测前处理技术

致病性微生物检测前处理技术主要是免疫磁珠分离技术。

免疫磁珠（immunomagnetic bead，IMB）简称磁珠，是近年来发展起来的一项新的免疫学技术，它将固化试剂特有的优点与免疫学反应的高度特异性结合于一体，以免疫学为基础，渗透到病理、生理、药理、微生物、生化以及分子遗传学等各个领域，其在免疫检测、细胞分离、生物大分子纯化和分子生物学等方面得到了越来越广泛的应用。

微生物检测时的干扰通常包括样品复杂成分造成的非生物杂质干扰和其他生物物种干扰。食品样品成分复杂，对微生物分离和干扰物质去除造成极大困难，甚至会使检测结果出现假阴性。因此，筛选目标菌是微生物检测过程中必不可少且至关重要的前处理环节。免疫磁珠分离技术可以选择性地富集样品溶液或增加菌液中目标致病菌，通过洗脱可以除去检样中的各种杂菌和干扰物质，以显著提高目标菌的检出率及灵敏度。将免疫磁珠用于微生物检测前处理环节，利用免疫磁珠的高特异性分离目标病菌，有效地避免或减少漏检的发生。

思考题

1. 样品采集应该注意哪些事项？
2. 植物性农产品如何进行分类？
3. 有机有害物质有哪些前处理技术？

第三章

有害物检测方法

第一节　色谱法

一、气相色谱法

气相色谱法（GC）是一种简易、快速、高效和灵敏的现代分离分析技术，广泛用于环境保护、医药卫生、化学化工、外贸、司法等系统的生产、科研和检验部门，也是农药残留量测定不可或缺的手段。

（一）气相色谱法的特点

1. 分析速度快

气相色谱法分析一个农药样品通常仅需数分钟，即使复杂的样品也只要几十分钟，并且分析所需样品量很少，通常只需 $1\sim2\mu L$ 甚至更少。

2. 分离效率高

高效色谱柱（特别是毛细管柱）可以分离非常复杂的多组分样品，为农药多残留分析提供了有效的途径。

3. 灵敏度高

高灵敏的检测器可以检出 $1\times10^{-12}\sim1\times10^{-10}g$ 的组分，适合于农药残留。

4. 选择性高

气相色谱对相对性质相似的组分具有较强的分辨能力。通过选用高选择性的固定液，使各组分间的分配系数有较大的差异而实现分离。此外，不同类型的检测器对某类农药有较高的响应，如电子捕获检测器适合有机氯农药的分析，火焰光度检测器适合有机磷和含硫农药的分析，碱焰离子化检测器适合氨基甲酸酯类农药的分析。

5. 适用范围广

大多数农药的分子质量在 400kDa 以内，其沸点在气相色谱工作温度范围内，大多数农药可用气相色谱法测定。

（二）气相色谱仪基本流程

气相色谱的流程如图 3-1 所示。载气由载气钢瓶供给，经减压阀降压后，净化干燥管净化后得到稳定流量的载气，由针形稳压阀调节到所需流速；载气流经汽化室，将汽化后的样品带入色谱柱进行分离；分离后的各组分先后进入检测器；检测器按物质的浓度或质量的变化转变为一定的电信号；经放大后在记录仪上记录下来，得到色谱流出曲线。根据色谱流出曲线上各峰出现的时间，可进行定性分析；根据峰面积或峰高的大小，可进行定量分析。

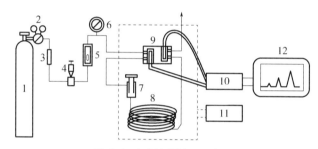

图 3-1　气相色谱流程示意图

1—载气钢瓶；2—减压阀；3—净化干燥管；4—针形稳压阀；5—流量计；6—压力表；
7—进样室；8—色谱柱；9—热导检测器；10—放大器；11—温度控制器；12—记录仪

（三）气相色谱法的基本原理

1. 气相色谱法基本术语

色谱柱流出的组分通过检测器所产生的响应信号对时间或载气流出体积的曲线图（图 3-2）称为色谱图。

（1）基线　正常操作条件下，仅有载气通过时检测器所产生的响应信号曲线称为基线。

（2）色谱峰　色谱柱流出组分通过检测器时所产生的响应信号曲线称为色谱峰。

（3）峰底　峰的起点与终点之间连接的直线称为峰底。

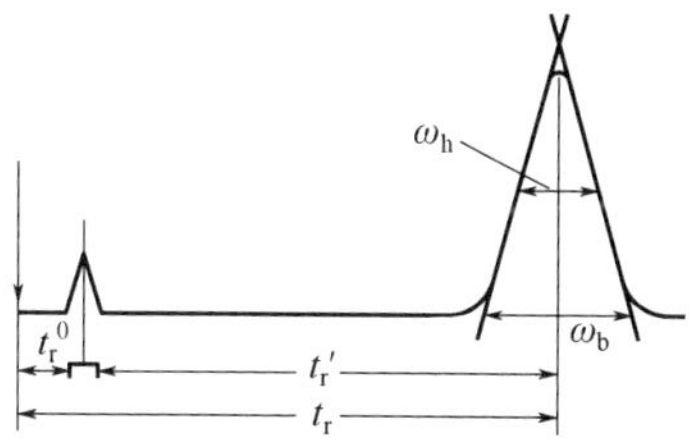

（4）峰高　色谱峰最高点到峰底的距离称为峰高。

图 3-2　色谱流出曲线图

（5）峰宽　在峰两侧拐点处所作切线与峰底相交两点间的距离称为峰宽（ω_b）。

（6）半高峰宽　峰高的中点作平行于峰底的直线，此直线与峰两侧相交两点之间的距离称为半高峰宽（ω_h）。

（7）峰面积　峰与峰底之间的面积称为峰面积（A）。

（8）死时间　不被固定相吸附或溶解的组分从进样到出现峰最大值之间的时间称为死时间（t_r^0）。

（9）保留时间　组分从进样到出现峰最大值时所经过的时间称为保留时间（t_r）。

（10）调整保留时间 某组分的保留时间扣除死时间称为调整保留时间（t_r'），即：

$$t_r' = t_r - t_r^0$$

（11）相对保留值 两组分调整保留时间的比值称为相对保留值（α），即：

$$\alpha = \frac{t_{r2}'}{t_{r1}'}$$

相对保留值通常作为衡量固定相选择性的指标，又称为选择因子。

2. 分配原理

气相色谱主要利用各组分在流动相（气相）和固定相之间的分配系数的不同以达到分离的目的，这与色谱过程的热力学性质有关。同时，两组分的分离效能还与其在色谱柱中传质和扩散行为（即色谱动力学）有关。

（1）分配系数 气液分配色谱分离是样品组分在固定相和流动相之间反复多次地进行分配的过程，可以用组分在两相间的分配来描述，分配系数（K）是在一定温度和压力下组分在固定相和流动相之间分配达到平衡时的浓度之比值，即：

$$K = \frac{组分在固定相中的浓度}{组分在流动相中的浓度} = \frac{c_s}{c_m}$$

分配系数是由组分和固定相的热力学性质决定的，它是每一组分的特征值，只随柱温和柱压变化，与气相和液相体积无关，分配系数是气液分配色谱中的重要参数，如果两个组分的分配系数相同，则它们的色谱峰重合；反之，分配系数差别越大，则相应色谱峰分离得越好。

（2）分配比 分配比（k）又称为容量因子，指在一定温度和压力下，组分在两相间分配达平衡时，固定相和流动相中的组分的质量比，即：

$$K = \frac{组分在固定相中的质量}{组分在流动相中的质量} = \frac{m_s}{m_m}$$

k 的大小取决于组分本身和固定相的热力学性质，它不仅随柱温和柱压变化，也与流动相及固定相的体积有关。k 是衡量色谱柱对被分离组分保留能力的重要参数，k 越大，组分在固定相中的量越多，柱的容量越大，保留时间越长；k 为零时，则表示该组分在固定液中不溶解。

（3）分配系数（K）及分配比（k）与相对保留值（α）的关系 两组分的相对保留值（α）取决于分配系数（K）或分配比（k），三者之间的关系为：

$$\alpha = \frac{t_{r2}'}{t_{r1}'} = \frac{k_2}{k_1} = \frac{K_2}{K_1}$$

上式表明，如果两组分的 K 或 k 值相等，则 $\alpha=1$，两个组分的色谱峰重合；两组分的 K 或 k 值相差越大，则分离得越好。

3. 塔板理论

（1）塔板理论（plate theory）的假设 塔板理论假设色谱柱由若干小段组成，在每一小段内，一部分空间为涂在载体上的液相占据，另一部分空间充满着载气，载气占据的空间称为板体积。组分随载气进入色谱柱后，流动相在不停移动，而固定相保持不动，组分在固定相和流动相之间反复进行分配。塔板理论假设：①在柱内一小段长度（H）内，组分可以在两相间迅速达到平衡，这一小段柱长称为理论塔板高度（H）；②载气进入色谱柱不是连续进行的，而是脉动式，每次进气为一个塔板体积；③所有组分开始时都集中于 0 号塔板上，而且组分的纵向扩散可忽略；④分配系数在所有塔板上是常数，与组分在某一塔板上的量无关。

假设色谱柱由 5 块塔板组成，以 r 表示塔板的编号（r=0、1、2、…、$n-1$），某组分的分配比 k=1。根据塔板理论假设，在色谱分离过程中，该组分的分布可计算如下。

开始时，若有单位质量，即 m=1（例如 1mg 或 1μg）的该组分加到 0 号塔板上，分配平衡后，由于 k=1，即 $m_s=m_m$，故 $m_s=m_m$=0.5，当一个板体积（$1V$）的载气以脉动形式进入 0 号板时，就将气相中含有 m_m 部分组分的载气顶到 1 号板上，此时 0 号板液相（或固相）中 m_s 部分组分及 1 号板气相中的 m_m 部分组分，将各自在两相间重新分配。故 0 号板上所含组分总量为 0.5，其中气液（或气固）两相各为 0.25；而 1 号板上所含总量同样为 0.5，气液（或气固）两相亦各为 0.25，以后每当一个新的板体积载气以脉动式进入色谱柱时，上述过程就重复一次（表 3-1）。

表 3-1 组分在色谱柱中的分配过程

塔板号		0	1	2	3
进样	$\dfrac{m_m}{m_s}$	$\dfrac{0.5}{0.5}$			
进气 1ΔV	$\dfrac{m_m}{m_s}$	$\dfrac{0.25}{0.25}$	$\dfrac{0.25}{0.25}$		
进气 2ΔV	$\dfrac{m_m}{m_s}$	$\dfrac{0.125}{0.125}$	$\dfrac{0.125}{0.125}+\dfrac{0.125}{0.125}$	$\dfrac{0.125}{0.125}$	
进气 3ΔV	$\dfrac{m_m}{m_s}$	$\dfrac{0.063}{0.063}$	$\dfrac{0.063}{0.125}+\dfrac{0.125}{0.063}$	$\dfrac{0.125}{0.063}+\dfrac{0.063}{0.125}$	$\dfrac{0.063}{0.063}$

按上述分配过程，对于 n=5、k=1、m=1 的体系，随着脉动进入柱中板体积载气的增加，组分分布在柱内任一板上的总量（气液两相中的总质量）见表 3-2。

表中数据说明，对于 5 个塔板组成的柱子 n=5 在时，即 5 个板体积载气进入柱子后，组分就开始在柱出口出现，进入检测器产生信号，见图 3-3。

表 3-2 组分 n=5、k=1、m=1 柱内任一板上分配表

载气板体积数	r=0	r=1	r=2	r=3	r=4	柱出口
0	1	0	0	0	0	0
1	0.5	0.5	0	0	0	0
2	0.25	0.5	0.25	0	0	0
3	0.125	0.375	0.375	0.125	0	0
4	0.063	0.25	0.375	0.25	0.063	0
5	0.032	0.157	0.313	0.313	0.157	0.032
6	0.016	0.095	0.235	0.313	0.235	0.079

载气板体积数	r=0	r=1	r=2	r=3	r=4	柱出口
7	0.008	0.056	0.165	0.274	0.274	0.118
8	0.004	0.032	0.111	0.220	0.274	0.138
9	0.002	0.018	0.072	0.166	0.274	0.138
10	0.001	0.010	0.045	0.094	0.207	0.124
11	0	0.005	0.028	0.070	0.150	0.104
12	0	0.002	0.016	0.049	0.110	0.076
13	0	0.001	0.010	0.033	0.080	0.056
14	0	0	0.005	0.022	0.057	0.040
15	0	0	0.002	0.014	0.040	0.028
16	0	0	0.001	0.008	0.027	0.020

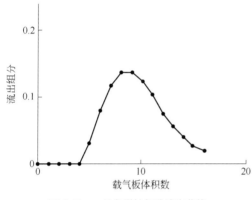

图 3-3　n=5 色谱柱组分流出曲线

由图 3-3 看出，组分从具有 5 块塔板的柱中冲洗出来的最大浓度是 n 为 8 和 9，流出曲线呈峰形，由于柱子的塔板数太少，峰形不对称。当 n>50 时，就可以得到对称的峰形曲线。在气相色谱中，一般 n 值很大，达 $10^3 \sim 10^6$，因而这时的流出曲线可趋于正态分布。

（2）理论塔板数　如上所述，进入色谱柱的组分在载气中呈正态分布，相应的色谱峰为高斯曲线。理论塔板数（n）可用下式计算。

$$n = 16\left(\frac{t_r}{\omega_b}\right)^2 = 5.54\left(\frac{t_r}{\omega_h}\right)^2$$

理论塔板数可以计算出理论塔板高度（H），即：

$$H = \frac{L}{n}$$

式中，L 为柱长。在实际工作中，常常是 n 很大，但分离效能却不理想。这是因为理论塔板数只能说明色谱带扩展的程度，不能完全说明分离情况，因而人们进一步提出有效塔板数（n_e）作为色谱柱分离效能的指标，其计算公式为：

$$n_e = 16\left(\frac{t_r'}{\omega_b}\right)^2 = 5.54\left(\frac{t_r'}{\omega_h}\right)^2$$

相应的有效塔板高度（H_e）为：

$$H_e = \frac{L}{n_e}$$

理论塔板数（n）和有效塔板数（n_e）之间的关系为：

$$n_e = n\left(\frac{t_r'}{t_r}\right)^2 = n\left(\frac{k}{1+k}\right)^2$$

（3）理论塔板数与选择因子、分离度的关系　理论塔板数（n）或理论塔板高度（H）可衡量柱效率，n 越大或 H 越小，则柱效率越高，因此 n 或 H 可作为评价柱效率的指标。但 n、H 只是根据单一组分的 t_r' 和 ω 计算出来的，以说明其柱效率，而对于一个多组分的混合物在柱中的分离情况，却不能加以判断。因为混合物中的各组分在同一柱上具有不同的 t_r' 和 ω，分离它们所需的 n 就不相同。在这种情况下，需选择适当的固定液与色谱条件，将各组分进行分离，为了测定所达到的分离程度，需引用选择因子与分离度两个概念。

选择因子（α）又称为相对保留值，是固定液对两个相邻组分的调整保留时间之比。α 越大，两组分越容易分离。α 也与柱温有关，柱温升高，α 变小；柱温降低，α 增大，则有利于分离和柱效率提高。

分离度（R）定义为两个相邻组分的保留时间之差与其平均峰宽值之比，即：

$$R = \frac{2(t_{r2} - t_{r1})}{\omega_{b1} + \omega_{b2}}$$

计算表明，R 小于 0.8 时，两组分不能完全分离；$R=1$ 时，两峰重叠约 2%；$R=1.5$ 时可完全分离。因此 R 越大，分离越好。通常可降低柱温，增加柱长，使（$t_{r2}-t_{r1}$）增大，R 提高。但降低柱温、增加柱长又会使峰加宽，因此需进行最优化选择。理论塔板数（n）、有效塔板数（n_e）与选择因子（α）、分离度有如下的关系。

$$n_e = 16R^2\left(\frac{\alpha}{\alpha-1}\right)^2$$

$$n = 16R^2\left(\frac{\alpha}{\alpha-1}\right)^2\left(\frac{1+k}{k}\right)^2$$

4. 速率理论及影响柱效率的因素

塔板理论的某些假设与实际的色谱过程不完全相符，如组分的纵向扩散可以忽略（实际上不能忽略）、分配系数与浓度无关（实际上只在一定范围内无关）等，因此它无法很好地解释色谱峰扩展而使理论塔板数降低等现象。

范第姆特（van Deemter）等的速率理论认为，色谱峰扩展受涡流扩散、分子扩散、气液两相间传质阻力的影响，它们的关系为：

$$H = A + B/u + Cu$$

式中，A 为涡流扩散项；B/u 为分子扩散项；Cu 为传质阻力项；u 为载气线速度。

涡流扩散项与载气流速无关，与色谱柱内填充物颗粒大小及其均匀性有关，填充不均匀，颗粒直径大，则峰扩展严重（图 3-4），柱效率降低。

分子扩散项是由于组分在气相中的浓度差扩散所引起的，它与组分的性质、柱温、柱压和载气性质有关。载气线速较大时，分子扩散项变化很小，色谱峰扩展与载气线速呈负相关。

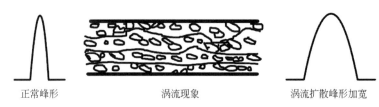

正常峰形   涡流现象   涡流扩散峰形加宽

图 3-4 色谱中的涡流扩散对柱效率的影响

传质阻力项包括液相传质阻力和气相传质阻力。气相传质阻力就是组分分子从气相到两相界面间进行交换时的传质阻力，这个阻力会使柱子的横断面上的浓度分配不均匀。这种传质阻力越大，所需的时间就越长，浓度分配就越不均匀，峰扩展就越严重。液相传质阻力是组分从气液界面扩散到液相内部发生质量交换，达平衡后又返回气液界面的传质阻力，在整个传质过程期间受到的阻力越大，需要的时间就越长，与未进入液相的分子间的距离就越远，色谱峰扩展就越严重。

（四）操作条件的选择

1. 固定相及其选择

在选择固定液时，一般按"相似相溶"的规律选择，在操作中，应根据实际情况考虑，一般来说，有以下选择供参考。

（1）非极性试样一般选用非极性固定液，非极性固定液对样品的保留作用，主要靠色散力。分离时，试样中各组分基本上按沸点从低到高的顺序流出色谱柱。若样品中含有同沸点的极性和非极性化合物，则极性化合物先流出。

（2）中等极性的试样应首先选用中等极性固定液，在这种情况下，组分与固定液分子之间的作用力主要为诱导力和色散力。分离时组分基本上按沸点从低到高的顺序流出色谱柱，但对于同沸点的极性和非极性物，由于此时诱导力起主要作用，使极性化合物与固定液的作用加强，所以非极性组分先流出。

（3）强极性的试样应选用强极性固定液，此时，组分与固定液分子之间的作用主要靠静电力，组分一般按极性从小到大的顺序流出；对含有极性和非极性的样品，非极性组分先流出。

（4）具有酸性或碱性的极性试样，可选用带有酸性或碱性基团的高分子多孔微球，组分一般按分子量大小顺序分离。此外，还可选用极性强的固定液，并加入少量的酸性或碱性添加剂，以减小谱峰的拖尾现象。

（5）能形成氢键的试样，应选用氢键型固定液，如腈醚和多元醇固定液等。各组分将按形成氢键的能力大小顺序流出色谱柱。

（6）对于复杂组分，可选用两种或两种以上的混合液，配合使用，提高分离效果。

2. 固定液配比（涂渍量）的选择

固定液配比是固定液在载体上的涂渍量，一般指的是固定液与载体的配比，配比通常在5%～25%之间。配比越低，载体上形成的液膜越薄，传质阻力越小，柱效能越高，分析速度也越快。配比较低时，固定相的负载量低，允许的进样量较小。分析工作中通常倾向于使用较低的配比。

3. 柱长和柱内径的选择

增加柱长对提高分离度有利（分离度 R 正比于柱长的平方 L^2），但组分的保留时间 t_r 将延长，且柱阻力也将增大，不便操作。柱长的选用原则是在能满足分离目的的前提下，尽可能选用较短的柱，有利于缩短分析时间。填充色谱柱的柱长通常为 $1\sim3m$。可根据要求的分离度通过计算确定合适的柱长或通过实验确定合适的柱长。柱内径一般为 $3\sim4cm$。

4. 柱温的确定

首先应使柱温控制在固定液的最高使用温度（超过该温度固定液易流失）和最低使用温度（低于此温度固定液以固体形式存在）范围之内。

柱温升高，分离度减小，色谱峰变窄变高。柱温升高，被测组分的挥发度增大，即被测组分在气相中的浓度增大，K 减小，保留时间缩短，低沸点组分峰易产生重叠。

柱温降低，分离度增大，分析时间延长。对于难分离物质对，降低柱温虽然可在一定程度内使分离得到改善，但是不可能使之完全分离，这是由于两组分的相对保留值增大的同时，两组分的峰宽也在增加，当后者的增加速度大于前者时，两峰的交叠更为严重。

柱温一般选择接近或略低于组分平均沸点时的温度。

对于组分复杂，沸程宽的试样，通常采用程序升温。

5. 载气种类和流速的选择

（1）载气种类的选择　载气种类的选择应考虑三个方面：载气对柱效能的影响、检测器要求及载气性质。

载气分子量大，可抑制试样的纵向扩散，提高柱效能。载气流速较大时，传质阻力项将起主要作用，此时采用较小分子量的载气（如 H_2、He），可减小传质阻力，提高柱效能。

热导池检测器使用导热系数较大的 H_2，有利于提高检测灵敏度。而在氢焰检测器中，氮气仍是首选目标。

在选择载气时，还应综合考虑载气的安全性、经济性及来源是否广泛等因素。

（2）载气流速的选择　由图 3-5 可知存在最佳流速（u_{opt}）。实际流速通常稍大于最佳流速，以缩短分析时间。u_{opt} 的计算可由速率理论式导出：

$$H = A + \frac{B}{u} + Cu$$

$$\frac{\mathrm{d}H}{\mathrm{d}u} = -\frac{B}{u^2} + C = 0$$

$$u_{opt} = \sqrt{\frac{B}{C}}$$

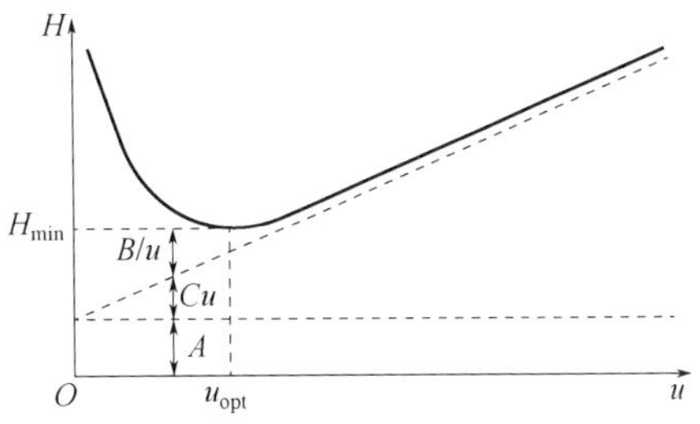

图 3-5　H-u 关系曲线

6. 其他操作条件的选择

（1）进样方式和进样量的选择　液体试样采用色谱微量进样器进样，规格有 $1\mu L$、$5\mu L$、$10\mu L$ 等。进样量应控制在柱容量允许范围及检测器线性检测范围之内。进样时要求动作快、时间短。气体试样应采用气体进样阀进样。

（2）汽化室温度的选择　色谱仪进样口下端有一汽化室，液体试样进样后，在此瞬间被汽化。因此，汽化温度一般较柱温高 30～70℃，同时应防止汽化温度太高造成试样分解。

（五）色谱柱

气相色谱柱（chromatographic column）分为填充柱（packed column）和毛细管柱（capillary column）两类。色谱柱内填充的固体物质称为固定相，根据固定相的不同，可把气相色谱法分为气固色谱和气液色谱。农药残留分析常用的是气液色谱柱，以下简要介绍农药残留分析常用的气液色谱柱。

1. 填充柱

（1）色谱柱的材料和形状　色谱柱可用玻璃管、不锈钢管等材料制成。常用的色谱柱形状有 U 形和螺旋形两种，内径一般为 2～4mm，柱长为 0.5～2m。

（2）气液色谱固定液　气液色谱填充柱内是惰性固体载体上涂渍一薄层固定液的固定相，固定液的不同直接影响待测组分的分离效能，固定液的选择是气相色谱分析的关键环节。

（3）固定液应具备的条件　固定液在操作温度下必须是液态物质，且应具备以下条件。

① 对组分的选择性好　固定液对组分应有不同的溶解性（良好的选择性），在操作条件下，固定液能使欲分离的两组分有较大的相对保留值。

② 蒸气压低　蒸气压低，固定液不易流失，可以保持柱效，也不影响高灵敏度检测器的使用。

③ 热稳定好　在操作温度（柱温）下，固定液不发生分解或聚合反应，保持原有特性。

④ 化学惰性好　固定液不与待测组分、载体、载气发生化学反应。

⑤ 凝固点低、黏度适当　凝固点低则在低温可以使用，黏度适当则可减少因柱温下降黏度变大而造成柱效降低的弊端。

⑥ 溶解力好　对样品组分有足够的溶解力。

气液色谱固定液很多，它们具有不同的组成、性质、用途，通常按固定液的极性和化学类型分类（表 3-3），化学类型分类是将有相同官能团的固定液排列在一起，然后按官能团的类型分类。这样就便于按组分与固定液结构相似原则选择固定液（表 3-4）。

（4）固定液的选择　总的来说，固定液选择的基本原则是相似相溶原理。

① 非极性物质　对非极性物质，一般选用非极性固定液，这时试样中各组分按沸点次序流出，沸点低的先流出，沸点高的后流出。

② 极性物质　对极性物质，选用极性固定液，试样中各组分按极性次序分离，极性小的先流出，极性大的后流出。

③ 非极性和极性混合物　对非极性和极性混合物，一般选用极性固定液，这时非极性组分先流出，极性组分后流出。

④ 能形成氢键的样品　对能形成氢键的样品，一般选用极性或氢键型固定液，试样中各组分按与固定液分子间形成氢键能力大小先后流出，不易形成氢键的先流出，最易形成氢键的最后流出。

⑤ 复杂的难分离物质　对复杂的难分离物质，可选用两种或两种以上混合固定液。

表 3-3　常用固定液的化学结构分类

固定液	极性	固定液举例	分离对象
烃类	最弱极性	角鲨烷、石蜡油、真空脂	非极性化合物
硅氧烷类	从弱极性到强极性	甲基硅氧烷、苯基硅氧烷、氟烷基硅氧烷、氰基硅氧烷	不同极性化合物
醇类和醚类	强极性	聚乙二醇	强极性化合物
酯类和聚酯	中极性	苯甲酸二壬酯	应用较广
蜡和酯醚	强极性	氧二丙腈、苯乙腈	极性化合物
有机皂土			芳香异构体

表 3-4　农药残留测定常用固定液的性质

国外商品名称或缩写	化学名称 中文名	化学名称 英文名	极性	最高使用温度/℃	常用溶剂
apiezon L	饱和烃润滑脂		非	250～300	①②⑤
carbowax 20M	聚乙二醇 20000	polyethylene glycol 20000	极	225～250	①②
DEGA	己二酸二乙二醇聚酯	diethylene glycol adipate	中	190～200	③①②
DEGS	丁二酸二乙二醇聚酯	diethylene glycol succinate	极	190～200	③①②
DC-11	甲基硅酮	methyl silicone	非	300	⑤④
DC-200	甲基硅酮	methyl silicone	非	250	⑥①②
DC-710	苯基甲基硅酮	phenyl (50%) methyl silicone	中	225～240	③①②
epon 1001	环氧树脂	epoxy resin	极	225	①②
QF-1	三氟丙基甲基硅酮	trifluoropropyl (50%) methyl silicone	中	250	①②③
NPGA	己二酸新戊二醇聚酯	neopentyl glycol adipate	中	225～240	③①②
NPGS	丁二酸新戊二醇聚酯	neopentyl glycol succinate	中	225～240	①②
reoplex 400	己二酸丙二醇聚酯	polypropylene glycol adipate	中	190～200	③①②
OV-1	甲基硅酮	methyl silicone	非	350	①
OV-17	苯基甲基硅酮	phenyl (50%) methyl silicone	中	300～375	①⑥
OV-101	甲基硅酮	methyl silicone	非	300～350	①
OV-210	三氟丙基甲基硅酮	trifluoropropyl (50%) methyl silicone	中	275	①
OV-225	氰丙基苯基甲基硅酮	cyanopropyl phenyl methyl silicone	中	275	①
SF-96	甲基硅酮	methyl silicone	非	250～300	①②
SE-30	甲基硅酮	methyl silicone	非	300～375	⑥①②
SE-52	苯基甲基硅酮	phenyl (50%) methyl silicone	中	300	⑥①②
XE-60	氰乙基甲基硅酮	cyanoethyl (25%) methyl silicone	中	250～275	①②③
tween 80	聚氧亚乙基山梨糖	polyoxyethylene sorbitan monooleate	极	150	⑤①②
versamid 900	聚酰胺树脂	polyamide resin	极	250～275	①/⑦（1∶1）⑦/⑧（1∶1）⑧/⑨（87∶13）

注："极性"：非代表非极性，极代表强极性，中代表中等极性。

"常用溶剂"：①代表三氯甲烷，②代表二氯甲烷，③代表丙酮，④代表乙酸乙酯，⑤代表苯，⑥代表甲苯，⑦代表丁醇，⑧代表酚，⑨代表甲醇。

⑥ 极性未知样品 对于样品极性情况未知的，一般用最常用的几种固定液做试验。

此外，固定液的选择还需要考虑固定液的使用温度，每一种固定液都有一最高使用温度极限，超过这一温度，固定液会流失或发生化学变化，使色谱柱寿命缩短、沾污检测器。部分高温固定液在较低温度下会结晶或变得特别黏稠，使柱效大幅下降，因此有些固定液有最低使用温度。

（5）担体 担体也称为载体，为固定液提供一个大的惰性表面，以支撑固定液并使其能在表面均匀铺展形成液膜。

① 对担体的要求 对担体的要求为：比表面积大、孔径分布均匀；表面对溶质无吸附或吸附性很弱；化学惰性、热稳定性好；具有足够的机械强度。

② 担体种类 色谱担体分为硅藻土担体和非硅藻土担体两大类。硅藻土担体是气相色谱中常用的担体，它由硅藻的单细胞海藻骨架组成，主要成分是二氧化硅和少量无机盐，根据制造方法不同，又分为红色载体和白色载体。表 3-5 为农药残留分析中常用的担体。

表 3-5 国内外常见的硅藻土担体

名称	性质
6201 担体	红色
6201 釉化担体	6201 担体以釉化处理
405 担体	白色
405 硅烷化担体	405 担体经硅烷化处理
101 担体	白色，与 celite545 相近
101 硅烷化担体	101 担体经 HMDS 处理
102 担体	白色，与 chromosorb W 及 gas chrom P 相近
102 硅烷化担体	102 担体经 HMDS 处理
201 担体	红色
201 硅烷化担体	201 担体经 HMDS 处理
202 担体	浅红色
gas chrom R	红色，Sil-O-Cel C-22 保温砖担体
gas chrom RA	红色，酸洗的 gas chrom R
gas chrom RP	红色，酸碱洗的 gas chrom R
gas chrom RZ	红色，酸洗后 DMCS 处理的 gas chrom R
gas chrom S	白色，未处理，原料为 celatom
gas chrom CL	白色，未处理，原料为 celite
gas chrom CLS	白色，酸洗后 DMCS 处理的 celite
gas chrom CLA	白色，酸洗的 celite
gas chrom P	白色，酸碱洗的 celatom
gas chrom CLP	白色，酸碱洗的 celite
gas chrom Z	白色，酸洗后 DMCS 处理的 celatom
gas chrom Q	白色，酸碱洗后 DMCS 处理的 celatom
shimalite W	白色
gas chrom A	白色，酸洗的 celatom
anakrom P	红色，未处理硅藻土

续表

名称	性质
anakrom PA	红色，酸洗的 anakrom P
anakrom U	白色，未处理硅藻土
anakrom AB	白色，酸碱洗的 anakrom U
anakrom AS	白色，酸洗后 DMCS 处理的 anakrom U
anakrom Q	白色，改进的 anakrom AS
anakrom ABS	白色，酸洗后 DMCS 处理的 anakrom U
anakrom SD	白色，酸洗及 DMCS 处理
chromosorb P N AW	红色，未经酸洗
chromosorb P AW-DMCS	红色，酸洗后 DMCS 处理
chromosorb P AW	红色，酸洗
chromosorb P AW-HMDS	红色，酸洗后 HMDS 处理
chromosorb G	白色，高密度
chromosorb G AW	白色，酸洗的 chromosorb G
chromosorb G AW-DMCS	白色，酸洗后 DMCS 处理的 chromosorb G
chromosorb W	白色，低密度
chromosorb W AW	白色，酸洗的
chromosorb W AW-DMCS	白色
chromosorb W AW-DMCS-HP	白色
chromosorb W HMDS	白色
gas chrom CLH	白色
celite 545	白色
aeropak	白色
C-22（Sil-O-Cel）	红色，保温砖
diatomite C	白色，酸碱洗
diatomite（pink）	红色
diatomite（white）	白色
diatoport P	红色
diatoport S	红色，酸洗及 DMCS 处理
diatoport W	白色
embacel	白色

③ 担体表面的预处理　载体表面并非完全惰性，具有一定的活性中心如硅醇基（—Si—OH）或含有矿物杂质（如氧化铝、铁等），这些催化活性和吸附活性中心，使色谱峰产生拖尾。为消除这些现象，担体应进行预处理，预处理方法有酸洗、碱洗、硅烷化、化学键合等。

a．酸洗法：用 3～6mol/L 的盐酸浸煮载体，过滤，水洗至中性，甲醇淋洗，脱水烘干。酸洗担体适用于酸类、酯类的分析。

b．碱洗法：用 5%～10% NaOH-甲醇溶液浸泡，然后依次用水、甲醇洗至中性，除去氧化铝等酸性作用点，用于分析碱性物质。

c．硅烷化：用硅烷化试剂与载体表面硅醇基反应，使生成硅烷醚，以除去表面氢键作用力。常用硅烷化试剂有二甲基二氯硅烷（DMCS）、六甲基二硅烷胺（HMDS）等。

d. 化学键合：白色（未硅烷化）的担体以盐酸回流酸洗后，用蒸馏水洗至中性、烘干，涂 6%～8% PEG 20M，在 260～280℃通氮处理，用甲醇洗去未结合的 PEG 20M。

2. 毛细管色谱柱

（1）毛细管色谱柱的分类 毛细管色谱柱的内径一般小于 1mm，它可分为填充型和开管型两大类。目前使用的大多是开管型毛细管色谱柱。开管型毛细管色谱柱按其固定液的涂渍方法不同，可分以下几种：

① 涂壁开管色谱柱，内壁预处理后再把固定液直接涂在毛细管内壁上，目前使用的毛细管色谱柱大部分属于这种类型；

② 多孔层开管色谱柱，在管壁上涂一层多孔性吸附剂固体微粒，不再涂固定液，属于气固色谱开管色谱柱；

③ 载体涂渍开管色谱柱，毛细管内壁涂一层载体，载体上再涂固定液，这种毛细管柱液膜较厚，色谱柱容量较涂壁开管色谱柱大；

④ 交联型开管色谱柱，采用交联引发剂，在高温处理下，把固定液交联到毛细管内壁，热稳定性和耐溶剂性能均优于涂壁开管色谱柱和载体涂渍开管色谱柱；

⑤ 键合型开管色谱柱，将固定液用化学键合的方式键合到涂敷硅胶的色谱柱表面或经表面处理的毛细管内壁上，由于固定液是化学键合上去的，大大提高了热稳定性。

毛细管色谱柱显著的特点是效能高、渗透率大、容量小，分辨能力、灵敏度、分析速度以及色谱柱的相对惰性都优于填充色谱柱。弹性石英毛细管色谱柱使得操作更方便易行，进样系统的不断完善，提高了毛细管气相色谱分析的精密度和准确性，而且大大增加了进样量，进一步提高了灵敏度。农药残留分析已由过去以填充色谱柱为主转变成目前（尤其是对多残留分析）以毛细管色谱柱为主，对多类型多残留或同一类型多残留农药分析，毛细管气相色谱是最有力的工具。

（2）毛细管色谱柱的选择 毛细管色谱柱的选择主要考虑的因素包括固定相、内径、固定液膜厚度和柱长。

① 固定相 待测组分的极性是决定样品与固定液相互作用的主要因子，根据样品待测组分的性质，按相似相溶规律选择固定液，即非极性样品选用非极性固定液，极性样品用极性固定液。由于毛细管色谱柱效能高，在考虑样品分离度的同时，应更多考虑样品兼容性、使用温度、稳定性、色谱柱流失情况等，尽可能选用具有较高的色谱柱效能、抗氧化能力强、使用温度高和流失少的较低极性固定液。农药残留分析中常用的毛细管色谱柱如表 3-6 所示。

② 内径 毛细管色谱柱的理论塔板高度与内径呈正比，同样长度的毛细管色谱柱内径越小柱效能越高。在色谱柱内径的选择上要考虑待测组分分离度和检测器灵敏度，细口径色谱柱容量小、柱效能高，适于分离度要求高的多组分农药残留分析；粗口径色谱柱容量大、柱效能相对低，适于待测组分量低、检测要求高的分析；对于分离度、检测器灵敏度均能满足的样品分析，可考虑选择细口径毛细管色谱柱以缩短柱长、缩短分析时间。

③ 固定液膜厚度 固定液膜厚度影响样品分析的分离度和色谱柱容量，恰当的膜厚可以使目的组分得到更好的分离。液膜厚，色谱柱容量大，待测组分在色谱柱内滞留时间长，适

合挥发性较强组分的分离、分析。挥发性较弱的组分则考虑选择液膜相对薄的毛细管色谱柱。

④ 柱长　色谱柱越长，色谱柱总效能越高，分析时间也长。分析样品复杂、待测组分多时，需要考虑长度。

表 3-6　常用毛细管及其相应固定液

固定液		毛细管	填充柱
基本结构	取代基		
聚硅氧烷	100%甲基	DB-1（ht）、HP-1、HP-101、007-1（MS）、SPB-1、BP-1、CP-Sil 5CB、Ultra 1、RSL-150、RSL-160、Rtx-1、SP-2100、CB-1、OV-1、PE-1、SE-30、AT-1	OV-101、OV-1、SP-2100、DC 200、CP-Sil 5、SE-30
聚硅氧烷	50%甲基，50%苯基	DB-17（ht）、HP-17、PE-17、007-17（MPS-50）、AT-50、SP-2250、Rtx-50、RSL-300	OV-17、OV-11、SP-2250、OV-22、DC-710
聚硅氧烷	50%甲基，50%氰丙基苯基	DB-225、HP-225、OV-225、SP-2330、CP-Sil 43CB、RSL-500、Rtx-225、BP-225、CB-225、PE-225、007-225、AT-225	OV-225
聚硅氧烷	86%甲基，14%氰丙基苯基	DB-1701、SPB-7、CP-Sil 19CB、Rtx-1701、BP-10、CB-1701、OV-1701、PE-1701、007-1701	OV-1701
聚硅氧烷	95%甲基，5%苯基	DB-5（ht）、HP-5、Ultra-2、OV-5、SPB-5、Rtx-5、CP-Sil 8CB、RSL-200、BP-5、CB-5、PE-5、SE-52、007-2（MPS-5）、SE-54	OV-3、OV-73、CP-Sil 8
聚硅氧烷	50%甲基，50%三氟丙基	DB-210、RSL-400、SP-2401	OV-210、SP-2401、OV-202、OV-215
聚乙二醇		DB-WAX、HP-20M、carbowax、supelcowax 10、CP-WAX 52CB、SUPEROX Ⅱ、stabilwax、BP-20、CB-WAX、PE-CW	carbowax 20M、supelcowax 10

（六）检测器

检测器（detector）是测量色谱柱后流出物质成分和浓度变化的装置，通过化学作用和物理作用，将流出物质成分和浓度的变化转换为电信号。检测器可分为积分型和微分型两大类。积分型检测器测量的是色谱柱后流出组分的总量，其响应值与组分总量呈正比，所记录的是台阶形曲线，每一台阶的高度正比于某组分的含量。微分型检测器检测的是流出组分及其浓度的瞬间变化，记录的是近似于高斯曲线的峰，峰面积与组分含量呈正比。

微分型检测器又分为浓度型和质量型两类。浓度型检测器响应信号的大小取决于组分在载气中的浓度，这类检测器有热导检测器、电子捕获检测器等。质量型检测器响应信号的大小取决于组分在单位时间内进入检测器的量，这类型的检测器有氢火焰离子化检测器、火焰光度检测器和氮磷检测器。

1. 检测器的性能指标

（1）噪声（noise）　在没有样品进入检测器的情况下，检测器或放大器本身以及其他操作条件（如色谱柱内固定液流失、气化室硅橡胶隔垫漏气、载气波动、温度波动、电压波动、气路漏气等）引起基线在短时间内的起伏称为噪声。基线在一定时间对原点产生的偏离称为漂移。

（2）灵敏度（sensitivity）　单位时间或单位体积载气内一定量的物质通过检测器时所产

生的信号的大小，就是检测器对该组分的灵敏度。浓度型检测器的灵敏度（$S_{浓度型}$）和质量型检测器的灵敏度（$S_{质量型}$）计算公式分别为：

$$S_{浓度型} = \frac{\mu_2 F A_i}{m_i \mu_1}$$

$$S_{质量型} = \frac{60 \mu_2 A_i}{m_i \mu_1}$$

式中，A_i 为色谱峰的面积，cm^2；μ_1 为记录纸移动的速度，cm/min；μ_2 为记录器的灵敏度，mV/cm；F 为载气流速，mL/min；m_i 为进入检测器的组分 i 的量。

（3）检测限（limit of detection，LOD）　检测器能产生 3 倍于噪声（N）的信号（S_i）时，组分随载气进入检测器的量为检测器的检测限（D_i 亦称敏感度）（图3-6），其定义表达式为：

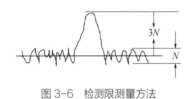

图3-6　检测限测量方法

$$D_i = \frac{3N}{S_i}$$

（4）最小检出量和最低检测浓度　产生 3 倍于噪声信号的组分的量称为检测器的最小检出量（m），其计算公式为：

$$m_{浓度型} = \frac{1.065 \times \omega_h \times F}{\mu_1}$$

$$m_{质量型} = \frac{1.065 \times \omega_h \times 60}{\mu_1}$$

最小检出量与检测限是两个不同的概念，检测限只用来衡量检测器的性能，而最小检出量不仅与检测器性能有关，还与色谱柱效能及操作条件有关。

根据最小检出量和进样体积可以计算最低检测浓度。

（5）线性范围　线性范围指被测组分的量与检测器响应信号呈线性关系的范围，通常用保持线性的最大进样量与最小检出量的比值表示。

（6）响应时间　进入检测器的组分输出信号达到其真值的63%所需的时间称为响应时间。检测器的死体积小，电路系统的滞后现象小，响应速度就快，响应时间短。

2. 常用检测器

（1）火焰离子化检测器　火焰离子化检测器（flame ionization detector，FID）是使含碳有机物在火焰中燃烧产生离子，在外加电场作用下，形成离子流，根据离子流产生的电信号强度检测组分（图3-7）。火焰离子化检测器能检测大多数含碳有机化合物，其结构简单、性能稳定、灵敏度高、响应快、线性范围宽，是目前应用广泛的色谱检测器。

① 结构　火焰离子化检测器的主体是离子室，内有石英喷嘴，喷嘴上方有一加高压直流电压的极化极（或称发

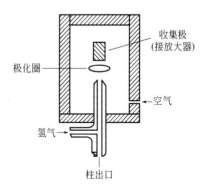

图3-7　火焰离子化检测结构示意图

射极）、收集极等部件。组分随载气进入火焰，发生离子化反应，燃烧生成的电子、正离子，在电场作用下向收集电极和发射电极做定向移动从而形成电流，记录得色谱图。

② 工作原理　关于火焰离子化检测器离子生成的机理至今还不十分清楚。一般认为是一个化学电离过程，有机物在火焰中燃烧生成自由基，然后与氧产生正离子，再同水反应生成 H_3O^+。化学电离产生的正离子（H_3O^+）及电子在电场作用下形成微电流，经放大后记录下色谱峰。

③ 影响灵敏度的因素　火焰离子化检测器的结构（喷嘴、电极形状与距离、电极电压）对火焰离子化检测器的灵敏度产生直接影响，操作条件（氢气、载气、空气流速及其比例和检测室的温度）也影响灵敏度，其中气流流量是影响灵敏度的主要操作参数。以氮气等惰性气体作载气、氢气作燃气时，H_2/N_2 对灵敏度影响很大，氮气流量不变的情况下，氢气流量对灵敏度的影响如图 3-8 所示，氢气有一最佳流量，空气流量超过一定值后对灵敏度无影响（图 3-9），一般氢气为 20～30mL/min，载气与氢气的比大约为 1∶1，空气为氢气的 10～15 倍，检测器温度略高于柱温。

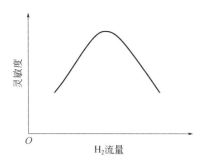

图 3-8　氢气流量对火焰离子化
检测器灵敏度的影响

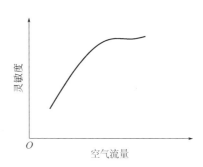

图 3-9　空气流量对火焰离子化
检测器灵敏度的影响

（2）火焰光度检测器　火焰光度检测器（flame photometric detector，FPD）也称硫、磷检测器，对含磷、硫化合物具有较高的选择性和灵敏度，检出限可达 10^{-12}g/s（对 P）或 10^{-11}g/s（对 S），广泛用于有机磷和有机硫农药残留量测定。

① 结构　常用的火焰光度检测器为单火焰，其构成主要包括氢火焰和光度测定两个部分。氢火焰与火焰离子化检测器类似，光学测定系统包括石英窗、滤光片和光电倍增管（photomultiplier，PMT）。石英窗作用是保护滤光片不受水气和燃烧产物的侵蚀（图 3-10）。

② 工作原理　从色谱柱进入检测器的含硫或含磷化合物在富氢火焰中燃烧时,生成化学发光物质，并能发射出特征波长的光，记录这些特征光谱，就能检测硫和磷，如：

$$RS+2O_2 \longrightarrow CO_2+SO_2$$
$$2SO_2+4H_2 \longrightarrow 4H_2O+2S$$
$$S+S \longrightarrow S_2^*（化学发光）$$
$$S_2^* \longrightarrow S_2+h\nu$$

激发态 S_2^* 分子回到基态时发射出 350～430nm 的特征光谱，λ_{max} 为 394nm，含磷化合物燃烧时生成磷的氧化物，在富氢火焰中被氢还原成化学发光的 HPO 碎片，HPO 碎片回到基态发射出 λ_{max} 为 526nm 的特征光谱。因此火焰光度检测器滤光片分硫型和磷型。

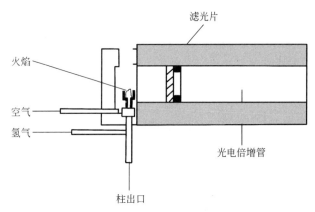

图 3-10　火焰光度检测器结构示意图

火焰光度检测器的最大进展是脉冲火焰光度检测器（pulsed flame photometric detector，PFPD）的发明与应用。脉冲火焰光度检测器在灵敏度和燃烧气消耗等方面都超过了火焰光度检测器的性能。脉冲火焰光度检测器对 S、P、N 化合物具有很高的灵敏度和选择性，并可用于其他 20 多种元素的检测。

图 3-11 是脉冲火焰光度检测器的示意图。脉冲火焰光度检测器包括点火室和燃烧室。脉冲火焰光度检测器以脉冲方式工作：点火室内点火器持续通电，一直处于灼烧状态，但无火焰。柱流出物富氢空气混合气进入燃烧室，并与从旁路进入的富氢空气混合气一道流入点火室点燃，接着又自动引燃燃烧室中的混合气使被测组分在富氢空气焰中燃烧、发光。燃烧后由于瞬间缺氧，火焰熄灭。

气流继续进入燃烧室，排掉燃烧产物，重复上述过程进行第二次点火；如此反复进行，1s 断续燃烧 1～10 次，即火焰脉冲频率为 1～10Hz。组分从柱后流入燃烧室，在脉冲氢焰中发光。

（3）电子捕获检测器　电子捕获检测器（electron capture detector，ECD）是一种选择性检测器，对具有电负性的物质（如含有卤素、硫、磷、氮、氧、氰的物质）具有很高的灵敏度。电负性越强，检测器的灵敏度越高；对电中性的物质（如烷烃等）则无信号。电子捕获检测器已广泛地用于农药残留分析。

① 结构　电子捕获检测器的结构见图 3-12。在电子捕获检测器池体内，装有一个圆筒状 β 放射源（^{3}H 或 ^{63}Ni）作为负极，一个不锈钢棒作为正极，两者之间以聚四氟乙烯或陶瓷绝缘。在检测室内，放射源的 β 射线，将载气 N_2 或 Ar 及其杂质电离，产生正离子和低能量的电子，这些电子在恒定或脉冲电场作用下，向正极运动，形成恒定的电流即基流。当有电负性组分进入检测器池时，就能捕获这些低能电子，从而使基流降低，产生负信号——倒峰（即色谱峰）。

② 捕获原理　电负性物质捕获电子的机理可以下列反应式表示（式中，E 代表能量）。

$$N_2 \longrightarrow N_2^+ + e$$
$$AB + e \longrightarrow AB + E$$
$$AB^- + N_2^+ \longrightarrow N_2 + AB$$

被测组分浓度愈大，捕获电子概率愈大，结果使基流下降越快，倒峰愈大。

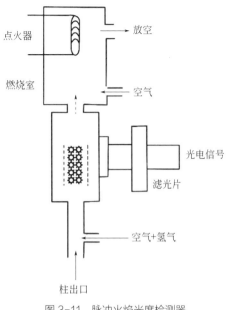

图 3-11 脉冲火焰光度检测器

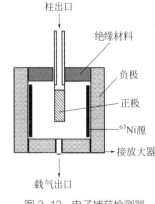

图 3-12 电子捕获检测器

传统的电子捕获检测器采用放射源且检测池体积大，近些年非放射性电子捕获检测器和缩小检测池体积等方面取得重要进展，下面举两个例子。

a．脉冲放电电子捕获检测器（pulsed discharge electron capture detector，PDECD）：脉冲放电电子捕获检测器内有放电区和反应区。在放电区通过氦气流中脉冲放电产生大量亚稳态He，它跃迁到基态，发射出波长为 60～110nm 的光，提供 11.3～20.7eV 的能量。当它遇到掺杂气中的甲烷时，即将其电离，产生大量自由电子。这些电子进而通过非弹性碰撞，动能下降成低能热电子，被收集即为电子捕获检测器的基流。当柱流出物的电负性组分进入检测池反应区，就捕获这些热电子，使基流下降产生信号。脉冲放电电子捕获检测器与放射性电子捕获检测器的差别在于生成电子方式的不同。脉冲放电电子捕获检测器的检测电路有恒电压方式（CP 型）和恒电流方式（CC 型），两种方式的性能（如相对响应、温度和掺杂气的影响等）均相似，但 CC 型的灵敏度和线性范围均优于 CP 型，另外，CC 型还有易操作、响应快速和电路简单等优点。脉冲放电电子捕获检测器较好地克服放射源表面易污染而使灵敏度下降、池体积大、不易与毛细管色谱柱连用等弊端。

b．池体积缩小：为使毛细管柱可直接与电子捕获检测器连接，电子捕获检测器池体积由早期的 800～1500μL 逐渐缩小，如某公司的 6890 Micro-ECD 池体积仅为 150μL，瓦里安 3500型气相色谱仪中的电子捕获检测器为 100μL。

（4）氮磷检测器 氮磷检测器（nitrogen phosphorus detector，NPD）是由热离子检测器发展而来的，而热离子检测器用氢火焰将样品离子化并加热碱源，碱源是可挥发性的碱金属（如钠盐），使用寿命短，检测器的灵敏度难以保持稳定。Kolb 与 Bischoff 于 1974 年首先研制出可测定氮或磷化合物的碱源（铷珠），由碳酸铷和二氧化硅按一定比例烧结而成，以白金丝作支架并与铷珠加热器相连，采用电流加热，使用寿命长。

① 结构 氮磷检测器的结构（图 3-13）与火焰离子化检测器类似，在火焰喷嘴与收集极之间，装有铷珠。

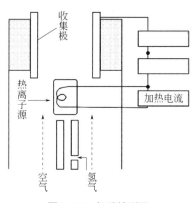

图 3-13 氮磷检测器

② 工作原理 氮磷检测器的机理尚未十分清楚，一般认为铷珠被加热后，铷珠的周围有挥发的铷原子，处于热激发状态。无样品时，气化的铷原子与火焰中的各种基团反应生成 Rb^+，被负极的铷珠吸引返回表面，中和后又再次挥发；而火焰中产生的各种基团获得电子成为负离子，负离子与电子被正极的收集极吸引和收集，形成本底基流。含氮和磷化合物进入铷珠周围完全燃烧成游离基团，这些游离基团从气化的铷原子获得电子，向收集极迁移形成电流。

（5）原子发射光谱检测器 原子发射光谱检测器（atomic emission detector）是 20 世纪 90 年代产生的一种新型检测器，其原理是使待测组分流出色谱柱而进入氦或氩等离子体，等离子区的高温使组分分子断裂化学键，微波等离子体是一种强有力的原子、分子激发源，其中存在的大量高能电子和亚稳态中性原子或分子能激发待测组分原子进入较高的电子激发状态。当被激发的原子转变到较低的电子能级时即发射出特征频率的光谱线，经分光后，含有光谱信息的全部波长聚焦到二极管阵列。用电子学方法及计算机技术对二极管阵列快速扫描，采集数据，最后可得三维色谱光谱图。

（七）气相色谱法的定性分析与定量分析

1. 气相色谱法的定性分析

气相色谱法是一种高效、快速的分离分析技术，可以在较短时间内分离多种甚至几十种上百种组分的混合物，这是其他方法无法比拟的。但是气相色谱本身不具备鉴定功能，定性分析的主要依据是保留值，这给定性分析带来一定难度。气相色谱与质谱、光谱等联用，既充分利用色谱的高效分离能力，又利用了质谱、光谱的高鉴别能力，加上运用计算机对数据的快速处理和检索，为未知物的定性分析开辟了一个广阔的前景。

（1）利用保留值的定性分析 利用保留值进行的定性分析包括以下几个方面：

① 利用已知纯物质对照定性分析 在一定操作条件下，任何组分都有一个确定的保留值，基于这一特征，样品和纯物质保留值的直接比对可以作为定性分析的依据。如果样品较复杂，可在未知混合物中加入已知纯物质，通过未知物中峰的变化，来确定未知物中成分。

② 利用保留值的经验规律定性分析 实验证明，在一定色谱柱温度下，同系物的保留值对数与分子中的碳原子数呈线性关系，即为碳数规律；在同一族的具有相同碳原子数的异构体的保留值对数与其沸点呈线性关系，即为沸点规律。

③ 利用相对保留值定性分析 利用保留值定性分析，样品和纯物质的分析条件必须一

致。只要保持色谱柱温度、固定液不变，即使载气流速等条件有所变化，也不会影响相对保留值。因此利用相对保留值定性分析比直接用保留值定性分析更为方便、可靠。

④ 利用保留指数定性分析　保留指数又称为 Kovats 指数，是一种重现性较其他保留数据都好的定性参数分析，可根据所用固定相和柱温直接与文献值对照，而不需标准样品。保留指数（I）的计算式为：

$$I = 100\left(n + \frac{\lg t_r'(x) - \lg t_r'(n)}{\lg t_r'(n+1) - \lg t_r'(n)} \right)$$

式中，$t_r'(x)$、$t_r'(n)$ 和 $t_r'(n+1)$ 分别为组分、n 碳原子和 $n+1$ 碳原子的正构烷烃的调整保留时间。

保留指数的一个重要特性是同一物质在同一色谱柱上保留指数的关系通常是线性的，利用这一规律可以用内插法求得不同温度下的指数，便于与文献值比较。

⑤ 双柱、多柱定性分析　不同物质在同一色谱柱上可能具有相同的保留值，用两根或多根不同极性的色谱柱进行分析，考察样品的纯物质保留值的变化作为定性分析依据。

（2）与其他方法结合的定性分析　气相色谱与质谱、光谱、核磁共振等仪器，以及利用化学方法配合进行未知组分定性分析，对确定未知化合物结构是非常有效的途径。

2. 气相色谱法的定量分析

气相色谱法的定量分析就是根据色谱峰的峰高或峰面积来计算样品中各组分的含量。常用的定量方法有外标法（external standard）、面积归一化法（area normalization）和内标法（internal standard）。

（1）外标法　已知浓度的标准样品与待测样品在完全相同的条件下进行色谱分析，以二者的峰高或峰面积的比较计算样品的含量，有直接对比法和标准曲线法。直接对比法是待测样品与标准样品的峰值直接比较计算样品含量；标准曲线法以标准样品作浓度与峰值关系图，然后根据测得的待测样品峰值从峰值浓度关系曲线图查浓度。

外标法较为简便，不需要校正因子，但进样量要求十分准确，操作条件也需严格控制。

（2）内标法　内标法是在试样中加入能与所有组分完全分离的已知量的内标物质，用相应的校正因子校正待测组分的峰值并与内标物质的峰值进行比较，求出待测组分含量的方法。先计算校正因子（f），其计算公式为：

$$f = \frac{m_{is} \times A_0}{m_0 \times A_{is}}$$

式中，m_{is} 为标准样品量；m_0 为内标物量；A_{is} 为标准样品峰面积（或峰高）；A_0 为内标物峰面积（或峰高）。然后依下式计算含量：

$$含量 = \frac{m_0' \times A_i \times f}{m_i \times A_0'} \times 100\%$$

式中，m_i 为样品质量；m_0' 为测定样品时内标物的质量；A_i 为样品峰面积（或峰高）；A_0' 为内标物峰面积（或峰高）。

内标法中内标物的选择：内标物色谱峰的位置在各待测组分之间或与之相近；稳定性

好、与样品不发生化学反应；在样品中具有很好的溶解性；内标物浓度适当、峰值与待测组分相近。

（3）面积归一化法　样品中所有组分全部流出色谱柱，并在色谱图上都出现色谱峰，可以通过各组分的校正因子和峰面积计算各组分的含量，即：

$$含量 = \frac{A_i \times f_i}{\sum A_i \times f_i} \times 100\%$$

二、高效液相色谱法

高效液相色谱法（high performance liquid chromatography，HPLC）是 20 世纪 60 年代末期，在经典液相柱色谱的基础上，引入了气相色谱的理论和技术，并加以改进而发展起来的新型高效分离分析技术。它是指流动相为液体的色谱技术，采用高压泵、小颗粒高效固定相和高灵敏度检测器，实现了分析速度快、分离效率高和操作自动化。高压是高效液相色谱法的突出特点，系统内压力可达 15～35MPa，由于流动相流经色谱柱时，柱内填料细密，受到阻力很大，为使流动相携带组分迅速通过色谱柱，进入检测室，就必须对流动相施以高压。由于化学键合固定相的出现，使高效液相色谱柱效能、分离效率大大提高。高效液相色谱法是农药残留分析不可缺少的手段。

高效液相色谱仪也是农药残留分析实验室必备的仪器设备之一。它解决了热稳定性差、难于气化、极性强的农药残留的分析问题，随着高灵敏、通用型检测器的成功开发及应用，能胜任绝大多数农药残留分析任务。

（一）高效液相色谱法的特点

1. 高效

由于使用了细粒度的高效填充柱和均匀填充技术，高效液相色谱法分离效率极高，柱效能一般可达每米 10^4 理论塔板数，商品化的还有微型填充柱（内径为 1mm）和毛细管液相色谱柱（内径为 0.05mm），柱效能超过了每米 10^5 理论塔板数，能够实现极为有效的分离。

2. 高速

由于使用高压泵输送流动相、采用梯度洗脱装置、用检测器在柱后直接检测洗出液成分等原因，高效液相色谱法完成分离分析的时间只需几分钟到几十分钟，比经典液相色谱法要快得多。

3. 高灵敏度

紫外线、荧光、电化学、质谱等高灵敏度检测器的使用，使其灵敏度与气相色谱相接近。

4. 高度自动化

先进的高效液相色谱仪配有计算机，不仅能够自动处理数据、打印分析结果，而且能够对仪器的全部操作包括流动相、流速、柱温、检测器波长的选择，以及进样、梯度洗脱方式等进行程序控制，成为全自动化的仪器设备。

5. 不受分析试样挥发性和分子量的限制

可用于分离高沸点、分子量大、热稳定性差的农药残留及其代谢物的检测。一般来讲，高效液相色谱法的不足是比气相色谱法分析成本高（流动相、光源灯、色谱柱的消耗）、故障率高，工效也稍低。

（二）高效液相色谱法的基本流程

高效液相色谱仪由输液系统、进样系统、分离系统、检测系统、计算机控制和数据处理系统（含工作站软件）组成，其流程如图 3-14 所示。

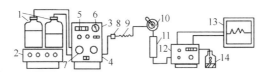

图 3-14 高效液相色谱仪工作流程图

1—储液器；2—搅拌装置；3—梯度洗脱装置；4—高压输液泵；5—流动相流量显示；6—柱前压力表；7—输液泵泵头；8—过滤器；9—阻尼器；10—六通进样阀；11—色谱柱；12—检测器；13—计算机（或数据处理装置）；14—回收废液罐

1. 输液系统

输液系统（transfusion system）一般由储液器及脱气装置、高压输液泵、梯度洗脱装置构成，其功能是给分离系统提供稳定的能将混合组分分离的高压液体。

（1）储液器 储液器一般是玻璃或聚四氟乙烯衬里的塑料容器，容积 0.5～2L，有时也用 500mL 溶剂瓶。流动相中会溶解空气（水更明显），含有微粒杂质，因此流动相在转入储液器前必须过滤和脱气。制备好的流动相一般是先过滤后脱气。对于拥有在线脱气装置的仪器只需要过滤就可以正常工作。过滤器采用全玻璃系统，依据色谱柱内径和填料颗粒细度选用 0.22μm 或 0.45μm 水系或有机系的微孔滤膜进行过滤。置于储液器底部的输液导管，需要安装孔径 10μm 的不锈钢质或铝质或聚四氟乙烯材料的过滤头，该过滤头要定期（不宜超过 7d）清洗，特别是在水相中的，使之保持通畅，避免输液管路内产生气泡。流动相脱气是非常重要的，若气泡吸入高压泵液缸，会导致压力不稳或停止输液。

（2）脱气装置 在高效液相色谱仪工作期间，每天或每时每刻都要对流动相进行脱气。脱气有 3 种处理方式。

① 超声波振荡脱气加真空脱气法（5min+5min） 将储液器置于清洗用超声波振荡 5min，然后再用微型真空泵或循环水式真空泵进行脱气 5min。有文献报道，将上述两种方法联合使用脱气效果最佳。在充装流动相的密闭容器中，抽真空使溶解气体从流动相中逸出的方法不适合按比例混合好的流动相脱气，因为长时间的抽真空会改变流动相的配比，可能会使组分的保留时间发生明显的变化。另外，使用该方法脱气的流动相只能满足高压梯度洗脱。

② 氦气鼓泡脱气法 向流动相中吹入氦气，把溶解在流动相中的空气携带出。该方法每年大约要消耗掉一瓶高纯氦气，成本偏高，但脱气效果好，可用于低压梯度洗脱。在 0.5MPa 的压力下，先以 100mL/min，鼓泡 15min，然后以 20～30mL/min 维持。

③ 高效液相色谱仪配备流动相在线脱气装置（图 3-15） 它属于合成树脂膜过滤器。溶解在流动相中的气体可以从膜中被真空脱出，而液体不会从膜中出来。脱气效果最好。

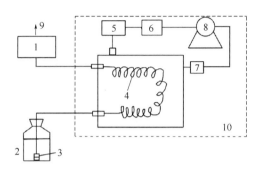

图 3-15　高效液相色谱仪在线脱气结构示意图

1—高压输液泵；2—储液器；3—膜过滤器；4—塑料膜管线；5—传感器；6—控制电路；
7—电磁阀；8—真空泵；9—脱气后流动相至过滤器；10—脱气单元

（3）高压输液泵　由于高效液相色谱柱中填料颗粒较细，通常为 $5\sim10\mu m$，而且致密。这样通过色谱柱的流动相会受到很大的阻力，为缩短分析时间，必须使用高压泵，向色谱柱提供流量稳定、重现性好的流动相。对高压输液泵的要求：一是流量稳定，输出的流动相脉冲小，流量精度和重复性优于 0.3%；二是流量范围宽，分析型为 $0.1\sim10mL/min$ 范围内连续可调且容易调节，适应微柱的高压泵最小体积流量为 0.01mL/min，制备型色谱仪所用高压输液泵最大流速可达 100mL/min；三是输出压力高，密封性能好，最高输出压力可达 $40\sim50MPa$；四是泵液缸体积小，方便更换流动相，减少系统平衡时间；五是耐腐蚀性好，多用不锈钢、聚四氟乙烯材料制造，也有用精密陶瓷的，泵的活塞多采用石英杆，单向阀通常是人造红宝石或蓝宝石；六是具有等度和梯度洗脱功能，噪声低且具有安全过压保护装置；七是易于维护和维修。

商品高压输液泵有恒流、恒压两种类型。恒流泵使输出的液体流量稳定，而恒压泵使输出的液体压力稳定。恒流泵有往复式柱塞泵和注射泵，恒压泵有气动放大泵。在色谱实际分析操作中，色谱柱系统的阻力由于某些原因可能有所变化，因此恒流泵比恒压泵更优越，组分的保留时间相对稳定。在目前高效液相色谱仪上采用最多的是并联双泵头往复式柱塞泵（图3-16）。工作时电动机带动偏心轮转动，偏心轮驱动活塞在液缸内往复运动。柱塞向后运动时，液缸内形成真空，这时溶液出口单向阀关闭，流动相在大气压力或正压下自溶剂进口单向阀进入液缸。柱塞向前运动时，单向阀动作反向，达到一定压力时，流动相自溶剂出口单向阀压出到色谱柱。如此循环往复，使流动相连续进入色谱柱。当柱塞往复运动加快时，提供的流速加大，反之就小。因为在泵处于吸液冲程时没有输出，流动相流量的脉动将使仪器无法

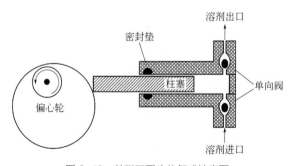

图 3-16　并联双泵头往复式柱塞泵

正常工作，所以多采用双柱塞和加脉动阻尼器来减少脉动。增加柱塞，脉动减小，流量更平稳，但泵成本高，故障率也高。若想让柱塞泵正常工作，一个很重要的条件就是液缸内不能进入气泡或进入后及时排出。柱塞密封垫（亦称泵封）是易损件，当泵漏液时必须更换。

压力表示单位比较多，我国目前法定采用的标准压力单位为Pa，与各种常见的其他压力单位换算见表3-7。

表3-7 压力换算表

MPa（兆帕）/(N/m²)	PSI（磅力/英寸²）/(lbf/in²)	标准大气压/atm	毫米汞柱（托，Torr）/(0℃，mmHg)	巴/bar	千克力/厘米²/(kgf/cm²)
1	145.038	9.869	7500.62	10	10.197

（4）梯度洗脱装置 在分析过程中，两种或以上的溶剂作为流动相的比例不发生变化的洗脱模式称为等度洗脱。等度洗脱的优点是色谱柱始终处于平衡状态，分析周期短，能连续进样，组分保留时间重现性好；其不足是可能存在有些组分短时间内无法洗脱出来，因此需要定期用100%乙腈或甲醇将色谱柱彻底冲洗干净。所谓梯度洗脱，就是将两种或两种以上不同极性的溶剂进行混合，作为流动相使用。进样后，连续不断地按拟定的程序改变流动相的配比，使洗脱能力逐渐变化。由于流动相极性发生变化，使得选择性得以改善，因而提高了分辨能力，缩短了分离时间。常用的梯度洗脱方式有低压梯度洗脱和高压梯度洗脱。高压梯度装置是用高压泵分别将两种或三种不同极性的溶剂输入混合器，充分混合后进入色谱柱。多元低压梯度洗脱是目前采用的主要控制模式。典型的反相梯度洗脱程序见表3-8。目前还有一种被称为亲水相互作用色谱法（hydrophilic interaction liquid chromatography，HILIC），是一种采用极性固定相、以高浓度极性有机溶剂和低浓度水溶液为流动相的色谱分离模式，能提高质谱检测的灵敏度。水是强洗脱剂，加大乙腈比例可使极性组分保留值加大，适于分析极性化合物或极性代谢物。亲水相互作用液相色谱法的梯度洗脱和反相模式相反，亦被称为反反相色谱技术，其保留机制与正相色谱类似；初始条件包括高比例有机相，典型的比例为95%乙腈，然后逐步提高水相的比例。

表3-8 典型的反相梯度洗脱程序

步骤	时间/min	流速/(mL/min)	A泵，乙腈/%	B泵，水/%	梯度曲线
0	0.00		20.0	80.0	
1	18.00		60.0	40.0	
2	20.00	0.5	80.0	20.0	6
3	20.01		20.0	80.0	
4	30.00		20.0	80.0	

从表3-8可以看出，低压梯度洗脱只需要一个高压泵，而高压梯度洗脱就需要多个高压泵。低压梯度洗脱时流动相的配比通过比例阀控制，硬件投入成本降低，但是提高了对流动相脱气的要求。高压梯度洗脱技术在高效液相色谱技术中已逐渐被淘汰。

在农药残留分析过程中，单残留分析多采用等度洗脱技术，多残留分析通常需要采用梯度洗脱技术。

2. 进样系统

高效液相色谱通常由手动六通进样阀或自动进样器组成。通过进样系统（injection system）可以实现取样和进样两个目的。进样就是将净化好的待分析样品溶液送入色谱柱的一种装置（图 3-17）。对进样系统的要求是：进样重复性好，进样时对分离系统的压力、流量影响小；样品在进样阀处不得因漏出、吸附、渗透而损失；取样时不能将气泡带入定量管。高效液相色谱法进样难度较大，主要原因是系统处于高压状态。在液相色谱法中，有 3 种进样技术：直接注射器进样、停流进样和阀进样。前两种技术由于压力过高或对分离有影响已经很少采用。目前把样品引入色谱柱中主要是通过六通进样阀。进样阀内装有定量管，样品溶液在常压下靠进样器注入定量管，并把管中的流动相顶出，再转动阀门，在保持高压不停状态下，将处于常压状态下的样品送入高压流路系统，进入分离系统的样品量控制有两种方式，一种是利用定量管切入（10μL、20μL、50μL、100μL），另一种是通过进样器。当采用定量管时，通常需要注入 5～10 倍定量管体积的样品量，保证阀体中的流动相被驱赶彻底。当采用进样器定量时，定量管的体积要比进样量大。通过更换大体积定量管获得较低定量限，要注意的是定量管的体积与分析色谱柱的内径呈正比。定量管的体积不宜过大，否则每次进样时系统压力波动较大，峰形很差。非全量注入方式定量的重现性一般较差。

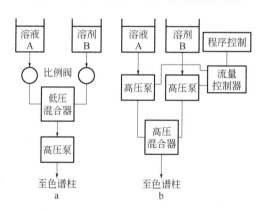

图 3-17　进样系统

手动进样阀通常有美国某公司生产的 7725 型、7725i 型、9725 型、9725i 型进样阀。7725 型的阀体为不锈钢材料制成，i 表示这种进样阀具有触发同步信号线。还有一种电动进样阀，由电动机控制装样状态，每次进样完毕，样品进入分析柱一定时间后，电动机自动将阀置于装样状态。在实际分析中，还可以使用十通阀，在线对两根色谱柱进样。

现在生产的高效液相色谱仪都可以选配自动进样器装置。自动进样器在程序控制器或计算机控制下可自动完成取样、进样、清洗等一系列操作，使用者只需预先编制程序，将处理好的样品按顺序装入储样装置即可。自动进样器的优点是可以提高工作效率，延长有效工时。这一点在梯度洗脱、多残留分析或方法建立时非常有用；缺点是价格较贵，故障率高，维修困难，样品瓶需要严格的清洗程序。

3. 分离系统

高效液相色谱法的分离系统（separation system）包括保护柱（图 3-18）、色谱柱（图 3-19）

及柱恒温箱，是高效液相色谱仪的核心部位。保护柱起到保护色谱柱的作用，固体微粒、污染物首先被保护柱阻挡。保护柱可以定期清洗或更新。当发现有鬼峰或分离度下降时，首先应考虑保护柱是否被污染。保护柱和色谱柱要配套使用，填料一致，才能真正起到保护作用，即 C_{18} 色谱柱就要用 C_{18} 保护柱。通用型的保护柱一般与色谱柱通过管路连接，也有一体式的保护柱套直接同色谱柱对接。色谱柱又是核心的核心，起到对进入色谱系统混合组分分离的作用，即混合组分从色谱柱进口刚进入时，各组分都站在同一条起跑线上，经分离后，从柱尾端洗脱出，逐一进入检测系统。

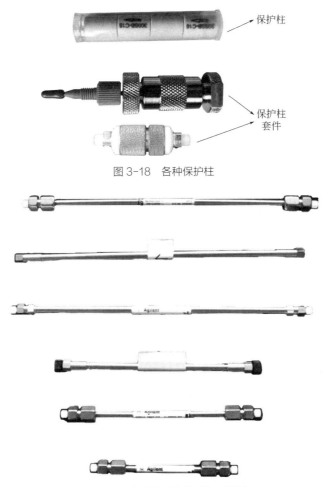

图 3-18　各种保护柱

图 3-19　各种类型高效液相色谱柱

4. 检测系统

检测系统（detecting system）一般由独立的检测器或附属部件构成，其功能是将物理或化学特性转变为可处理的电信号，如紫外检测器、荧光检测器、电化学检测器、质谱检测器。

5. 计算机控制和数据处理系统（含工作站）

该系统一般由控制硬件和软件、数据处理软件包及计算机组成，现代高效液相色谱仪都通过计算机来控制或进行数据处理。除标准化的要求以外，不同的生产厂家开发出各自的数据处理或工作站软件，通用性较差。数据处理软件一般只有数据采集和处理、编制并打印报告的功能，如国产软件 N2000，工作站软件除具备前者功能外，还有设置仪器分析参数、操纵控制仪器设备及复杂的后处理功能，如某公司的 Empower 3、Agilent HPLC 化学工作站软件等。现代大型工作站软件包都可以根据仪器不同配置进行安装设置，且具有远程控制功能。计算机与仪器的通讯已逐步采用了以太网卡连接，这样成本低，通用性更强。

（三）流动相和固定相

1. 液相色谱固定相

固定相又称为柱填料，高效液相色谱主要是采用了 3～10μm 的微粒固定相，以及相应的色谱柱工艺和各种先进的仪器设备。使用微粒填料有利于减小涡流扩散效应，缩短溶质在两相间的传质扩散过程，提高色谱柱的分离效能，故小粒径是保证高效能的关键，其中 5～10μm 填料是目前使用最广的高效填料。

在高效液相色谱中，流动相是有机溶剂或水溶液，在一定的线速度下，液体流动相对固定相表面有相当大的冲刷能力，另外，严格来讲，几乎没有一对完全互不溶解的液体存在，所以如果像气相色谱那样把固定相涂渍在载体表面，固定相的流失是相当严重的。广泛地、大量使用不被溶剂抽提的，以微粒硅胶为基质的化学键合固定相，即通过化学反应把某个适当的官能团引入硅胶表面，形成不可抽提的固定相，是近代高效液相填料的又一特点。

（1）按化学组成分类　填料可分为微粒硅胶、高分子微球和微粒多孔碳几种主要的类型。3～10μm 的微粒硅胶和以此为基质的各种化学键合相是目前高效液相色谱填料中占主导地位的类型。这是由于硅胶具有良好的机械强度、容易控制的孔结构和表面积、较好的化学稳定性和表面化学反应专一等优点。而硅胶基质固定相的一个主要缺点是只能在 pH 值为 2～7.5 的流动相条件下使用。碱度过大，硅胶易于粉碎熔解；酸度过大，连接有机基团的化学键容易断裂。

高分子微球是另一类重要的液相色谱填料，大部分基体的化学组成是聚苯乙烯和二乙烯基苯的共聚物，也有聚乙烯醇、聚酯类型。高分子填料的主要优点是能耐宽的 pH 值范围（1～14），化学惰性好。一般来说，柱效能比硅胶基质低得多。

微粒多孔炭填料是由聚四氟乙烯还原或石墨化碳黑制成的，优点在于完全非极性的均匀表面，是一种天然的"反相"填料，可在 pH>8.5 条件下使用，但机械强度较差，对强保留溶质柱效能较低，有待改进。

（2）按结构和形状分类　填料可分为薄壳型、全孔型和无定型。薄壳型填料是在 4μm 左右的玻璃球表面覆盖一层 1～2μm 厚的硅胶层，形成许多向外开放的孔隙。这样孔浅了，传质快，柱效能得以提高。但柱负荷太小，所以很快就被 5～10μm 全孔硅胶所代替。

在高效液相色谱中使用的全孔微球硅胶，孔径一般为 6～10nm，就形状来说，有球形的，也有非球形的。

（3）按填料表面改性（与否）分类　在无机吸附剂基质固定相的情况下，可分为吸附型和化学键合相两类。商品化学键合相填料主要有以下几种表面官能团：C_{18}、C_8、C_2、苯基、氰基、硝基、二醇基、醚基、离子交换以及不对称碳原子的光学活性键合相等。

（4）按液相色谱的方法分类　反相、正相、离子交换和凝胶渗透色谱固定相是经常遇到的固定相的类别。

在液相色谱中通常把使用极性固定相和非（或弱）极性流动相的操作称为"正相色谱"，把相应的固定相习惯称为"正相填料"（如硅胶、氰基、氨基或硝基等极性键合相属于此列），把非极性或弱极性的固定相称为"反相填料"（如烷基、苯基键合相，多孔炭填料等）。当然，在液相色谱中，同一色谱柱，原则上可以使用性质相差很大的流动相冲洗，因而正相填料和反相填料名称的概念具有一定的相对性。

离子交换固定相的颗粒表面都带有磺酸基、羧基、季铵基、氨基等强、弱离子交换基团。可以和流动相中样品离子之间发生离子交换作用，使样品中无机或有机离子或可解离化合物在固定相上有不同的保留。凝胶渗透色谱固定相都是具有一定孔径分布范围的系列产品，用以分离高分子样品或进行高聚物分子量分布的测定。后两类填料都是既有硅胶基质的，又有高分子微球基质的。

2. 液相色谱流动相

在气相色谱中，可供选择的载气只有三四种，它们的性质相差也不大，所以要提高柱的选择性，主要是改变固定相的性质。在液相色谱中，则与气相色谱不同，当固定相选定时，流动相的种类、配比能显著地影响分离效果，因此流动相的选择很重要。

对于液相色谱而言，流动相又称为冲洗剂、洗脱剂或载液。它有两个作用，一是携带样品前进，二是给样品提供一个分配相，进而调节选择性，以达到令人满意的混合物分离效果。对流动相的选择要考虑分离、检测、输液系统的承受能力及色谱分离目的等各个方面。高效液相色谱对于流动相主要有如下要求。

（1）黏度小　溶剂黏度大，一方面液相传质慢，柱效能低；另一方面柱压降增加。流动相黏度增加一倍，柱压降也相应增加一倍，过高的柱压降给设备和操作都带来麻烦。

（2）沸点低、固体残留物少　固体残留物有可能堵塞溶剂输送系统的过滤器和损坏泵体及阀件。

（3）与检测器相适应　紫外检测器是高效液相色谱中使用最广泛的一类检测器，因此，流动相应当在所使用波长下没有吸收或吸收很少；而当使用示差折光检测器时，应当选择折射率与样品差别较大的溶剂做流动相，以提高灵敏度。

（4）与色谱系统的适应性　仪器的输液部分大多是不锈钢材质，最好使用不含氯离子的流动相。

（5）溶剂的纯度　关键是要能满足检测器的要求和使用不同瓶（或批）溶剂时能获得重复的色谱保留值数据。实验中至少使用分析纯试剂，一般使用色谱纯试剂。另外，溶剂的毒性和可压缩性也是选择流动相时应考虑的因素。

在选用溶剂时，溶剂的极性为重要的依据。例如：在正相色谱中，可先选中等极性的溶剂为流动相，若组分保留时间太短，表示溶剂的极性太大，改用极性较弱的溶剂；若组分保留时间太长，则再选极性在上述两种溶剂之间的溶剂；如此多次实验，以选得最适宜的溶剂。

为获得合适的溶剂强度，常采用二元或多元组合的溶剂系统作为流动相。通常根据所起的作用，采用的溶剂可分成底剂及洗脱剂两种。底剂决定基本的色谱分离情况，而洗脱剂则起调节试样组分的滞留并对某几个组分具有选择性的分离作用。正相色谱中，底剂采用低极性的溶剂（如正己烷、苯、氯仿等），而洗脱剂则根据试样的性质选取极性较强的针对性溶剂（如醚、酯、酮、醇和酸等）。在反相色谱中，通常以水为流动相的主体，以加入不同配比的有机溶剂作调节剂，常用的有机溶剂有甲醇、乙腈、二氧六环、四氢呋喃等。

离子交换色谱分析主要在含水介质中进行，组分的保留值可用流动相中盐的浓度（或离子强度）和 pH 值来控制。空间排阻色谱法所用的溶剂必须与凝胶本身非常相似，这样才能湿润凝胶并防止吸附作用。

（四）色谱柱

高效液相色谱使用的色谱柱管通常为优质不锈钢制成，内径均匀，抛光，无轴向沟槽。不锈钢色谱柱可耐压 100MPa。常用分析型色谱柱内径为 3～4.6mm，长度为 100～250mm。内径 3mm 的柱子也被称为节省溶剂柱。依色谱柱内径尺寸还有窄径柱（2.1mm）、微径柱（1.0mm）之分，这类色谱柱适合于液相色谱质谱联用（LC-MS）分析。在建立分析方法时可先考虑使用短柱，如果需要特别高的分离度，再用长柱。填料粒度通常为 3～10μm。5μm 粒度色谱柱通常兼顾了柱效、重现性、可靠性和耐用性。3μm 粒度色谱柱通常可以实现快速分析，但粒度较细而易堵塞，对过滤要求较高，普通实验室难以制作高效液相色谱柱。

一些常用的高效液相色谱仪的色谱柱见表 3-9，在填料或色谱柱上常会发现一些英文字母，如 BDS、RP、CHS、ODS 等。一般认为 C_{18} 是键合了十八烷基碳链的反相固定相的总称。C_{18} 柱与 ODS（十八烷的英文缩写）柱实际是有区别的，只是由于大部分的 C_{18} 柱是硅胶载体，因此在很多场合下二者混为一谈。除了硅胶载体外，还可以包括其他载体的填料，比如高聚物小球、氧化铝、氧化锆、杂化颗粒为载体等键合 C_{18} 或 C_8 链形成的反相固定相。而 ODS 则是完全以超纯硅胶为载体键合的 C_{18} 填料。BDS 柱为碱钝化硅胶柱，特别适合于强极性含氮的碱性化合物分离。RP 柱是指内嵌了酰胺极性基团的可以在 100%的水相条件下对极性化合物有极高保留的 C_{18} 柱，适用于分离高极性化合物或进行离子对分析；用 100%水作流动相时可保持稳定，保证填料寿命长，不塌陷。CHS 柱是指表面带正电荷的杂化颗粒技术制造的色谱柱。据资料介绍，CHS 柱只使用 0.1%甲酸水溶液，不用离子对试剂就可以进行离子对色谱分析。HSS 柱是指高强度、耐高压的一类硅胶柱。XP 柱通常是指粒径为 2.5μm 的一类色谱柱，可兼容于高效液相色谱和超高效液相色谱系统的操作。HILIC 柱为亲水相互作用色谱柱，这类色谱柱在草甘膦、灭蝇胺等农药的残留分析中已有应用报道。

表 3-9　一些常用的高效液相色谱仪的色谱柱

类型	填料	规格（内径×柱长，mm×mm）
反相柱	hypersil ODS-2 (C_{18})，5μm	4.6×250
	hypersil C_{18}-BDS，3μm	4.6×150
	inertsil C_{18}，5μm	4.6×250
	kromasil C_{18}，5μm	4.6×250
	betasil C_{18}，5μm	4.6×150
	lichrospher C_{18}，5μm	4.6×250
	shim-Peck VP-ODS，5μm	4.6×150
	zorbax Extend C_{18}，5μm	4.6×150

续表

类型	填料	规格（内径×柱长，mm×mm）
反相柱	sun fire C$_{18}$，5μm	4.6×250
	symmetry shield RP 8，5μm	3.9×150
	xterra RP 18，5μm	3.9×150
	atlantis T3，5μm	4.6×250
	xbridge BEH C$_8$，3.5μm	4.6×250
	xselect CHS C$_{18}$，3.5μm	3.0×100
	xselect HSS fluoro-phenyl XP，2.5μm	4.6×75
正相柱	hypersil CN (CPS-1)，5μm	4.6×250
	hypersil NH$_2$(APS-1)，5μm	4.6×250
	zorbax NH$_2$，5μm	4.6×250
	zorbax Rx-SIL，5μm	4.6×250
	spherisorb amino (NH$_2$)，3μm	4.6×100
	spherisorb cyano (CN)，5μm	4.0×250
	μ-bondapak amino (NH$_2$)，10μm	3.9×250
	atlantis Silica HILIC，5μm	3.0×100
	nova-Pak Silica，4μm	3.9×150
	xbridge BEH HILIC，3.5μm	4.6×100

（五）检测器

液相色谱检测器是连续检测柱流出物中样品的浓度或量，完成色谱分析工作中定性、定量分析的重要部件。一个理想的检测器应具有灵敏度高、重现性好、响应快、线性范围宽、适用范围广、对流动相流量和温度波动不敏感、体积小等特性。截至目前，液相色谱还没有一种用途广泛、理想的检测器。为了满足不同分析对象的要求，往往需要多种类型的检测器。液相色谱检测器可分为通用型和选择型两大类。

通用型检测器对溶质和流动相的性质都有响应，如示差折光检测器、电导检测器等。这类检测器应用范围广，但因受外界环境（如温度、流速）变化影响大，因而灵敏度低，且通常不能进行梯度洗脱。选择型检测器，如紫外检测器、荧光检测器等，只要溶剂选择得当，仅对溶质响应灵敏，而对流动相没有响应，这类检测器对外界环境的波动不敏感，具有很高的灵敏度，但只对某些特定的物质有响应，因而应用范围窄，可通过采用柱前或柱后衍生化反应的方式，扩大其应用面。

1. 紫外检测器

紫外检测器（ultraviolet detector，UPD）是液相色谱法广泛使用的检测器，几乎所有的高效液相色谱仪都配有紫外检测器。它的作用原理是基于被分析试样组分对特定波长紫外光的选择性吸收，组分浓度与吸光度的关系符合朗伯-比尔定律。紫外检测器有固定波长和可变波长两类，为扩大应用范围和提高选择性并选择最佳检测波长，常采用可变波长检测器，实质上就是装有流通池的紫外分光光度计或紫外-可见分光光度计。其特点是灵敏度高（最小检测浓度可达 10^{-9}g/mL）、对温度和流速不敏感，可用于等度或梯度洗脱且结构简单。缺点是不适用于对紫外光完全不吸收的试样，同时溶剂的选用受限制。

图 3-20 是一种双光路结构的紫外检测器光路图，光源一般采用低压汞灯，透镜将光源射来的光束变成平行光，经过遮光板变成一对细小的平行光束，分别通过测量池与参比池，然后用紫外滤光片滤掉非单色光，用两个紫外光敏电阻接成惠斯通电桥，根据输出信号差（即代表被测试样的浓度）进行检测。

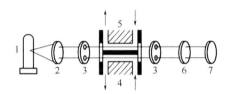

图 3-20　紫外检测器光路图

1—低压汞灯；2—透镜；3—遮光板；4—测量池；5—参比池；6—紫外滤光片；7—双紫外光敏电阻

为适应高效液相色谱分析的要求，测量池体积都很小，在 5~10μL 之间，光路长 5~10mm，其结构形式常采用 H 形（见图 3-20）或 Z 形。接收元件采用光电管、光电倍增管或光敏电阻。检测波长一般固定在 254nm（核酸）或 280nm（蛋白质）。

一般选择对欲分析物有最大吸收的波长进行工作，以获得最大的灵敏度和抗干扰能力。在选择测定波长时，必须考虑到所使用的流动相组成，因为各种溶剂都有一定的透过波长下限值，超过了这个波长，溶剂的吸收会变得很强，就不能很好地测出待测物质的吸收强度。

2. 示差折光检测器

示差折光检测器（differential refractive index detector，DRID）是除紫外检测器之外应用最多的液相色谱检测器，是一种通用型检测器。基于连续测定色谱柱流出物光折射率的变化而测定样品浓度。溶液的光折射率是溶剂（冲洗剂）和溶质（样品）各自的折射率乘以各自的物质的量浓度之和。溶有样品的流动相和流动相本身之间光折射率之差即表示样品在流动相中的浓度。原则上凡是与流动相光折射指数有差别的样品都可用它来测定，其检测限可达 10^{-7}~10^{-6}g/mL。示差折光检测器按其工作原理可分成偏转式和反射式两种类型，现以前者为例作一介绍。当介质中成分发生变化时，其折射随之发生变化，如入射角不变，则光束的偏转角是介质（如流动相）中成分变化（当有试样流出时）的函数。因此利用测量折射角变化值的大小，便可测定试样的浓度。

图 3-21 是一种偏转式示差折光检测器的光路图。光源射出的光线由透镜聚焦后，从遮光板的狭缝射出一条细窄光束，经反射镜反射以后，由透镜汇聚两次，穿过工作池和参比池，被平面反射镜反射出来，成像于棱镜的棱口上，然后光束均匀分为两束，到达左、右两个对称的光电管上。如果工作池和参比池均通过纯流动相，光束无偏转，左、右两个光电管的信号相等，此时输出平衡信号。如果工作池中有试样通过，由于折射率改变，造成了光束的偏移，从而使到达棱镜的光束偏离棱口，左、右两个光电管接受的光束能量不等，输出信号（光束的偏转角）的大小即为被测组分浓度。红外隔热滤光片可以阻止那些容易引起流通池发热的红外光通过，以保证系统工作的热稳定性。平面细调透镜用来消除光路系统的不平衡。

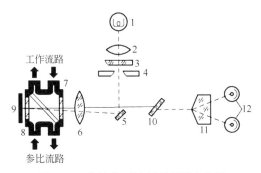

图 3-21　偏转式示差折光检测器光路图

1—钨丝灯光源；2—透镜；3—滤光片；4—遮光板；5—反射镜；6—透镜；7—工作池；8—参比池；
9—平面反射镜；10—平面细调透镜；11—棱镜；12—光电管

几乎每一种物质都有各自不同的折射率，因此都可用示差折光检测器来检测，如同气相色谱仪的热导检测器一样，它是一种通用型的浓度检测器。但由于高效液相色谱通常采用梯度洗脱，流动相的成分不定，从而导致在参比流路中无法选择合适的溶剂，因此从实际应用方面来看，示差折光检测器不能用于梯度洗脱，因而不是严格意义上的通用型检测器。由于折射率对温度的变化非常敏感，大多数溶剂折射率的温度系数约为 5×10^{-4}，因此检测器必须恒温，以便获得精确的结果。

3. 荧光检测器

荧光检测器（fluorescence detector，FD）属于高灵敏度、高选择性的检测器，仅对某些具有荧光特性的物质有响应。许多化合物，特别是芳香族的化合物、生化物质等被入射的紫外线照射后，能吸收一定波长的光，使原子中的某些电子从基态中的最低振动能级跃迁到较高电子能态的某些振动能级。之后，由于电子在分子中的碰撞，消耗一定的能量而下降到第一电子激发态的最低振动能级，再跃回到基态中的某些不同振动能级，同时发射出比原来所吸收的光频率较低、波长较长的光，即荧光。被这些物质吸收的光称为激发光（λ_{ex}），产生的荧光称为发射光（λ_{em}），荧光的强度与入射光强度、量子效率和样品浓度呈正比。图 3-22 是典型的直角型滤色片荧光检测器光路图。

由卤化钨灯产生 280nm 以上的连续波长的强激发光，经透镜和激发滤光片将光源发出的光聚焦，将其分为所要求的谱带宽度并聚焦在流通池上，另一个透镜将从流通池中欲测组分发射出来的与激发光成 90° 角的荧光聚焦，透过发射滤光片照射到光电倍增管上进行检测。

一般情况下，荧光检测器比紫外检测器灵敏度高 2 个数量级。对强荧光物质大约是 1ng/mL，典型的荧光物质有多核芳烃、甾族化合物、植物色素、维生素、生物碱、儿茶酚胺、酶等。对许多不发荧光的物质，可以通过化学衍生法转变成发荧光的物质，然后进行检测。

4. 电导检测器

电导检测器（electrical conductivity detector，ECD）属于电化学检测器，是离子色谱法中使用最广泛的检测器。其作用原理是根据物质在某些介质中电离后所产生电导值的变化来测定电离物质含量。图 3-23 是电导检测器的结构示意图。电导池内的检测探头由一对平行的铂电极组成，两电极构成电桥的一个测量臂。电导检测器的响应受温度影响较大，因此要求严格控制温度，一般在电导池内放置热敏电阻器进行监测。

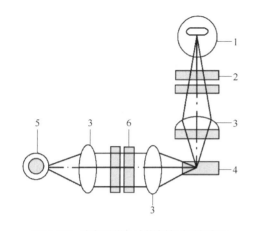

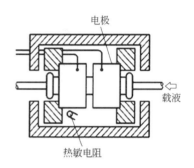

图 3-22　直角型滤色片荧光检测器光路图　　　　　　图 3-23　电导检测器结构示意图

1—光电倍增管；2—发射滤光片；3—透镜；4—流通池；
5—光源；6—激发滤光片

在化学抑制型离子色谱系统中，背景电导值极低，可采用上述两电极电导检测器。但在单柱型离子色谱系统中，洗脱液背景电导值高，极化效应严重，此时应采用五电极式电导检测器或经改进的两电极式电导检测器。

（六）超高效液相色谱法

液相色谱分析技术近些年来发展迅速，给分离科学带来了重大变革。除了高效液相色谱技术本身不断改进完善之外，还出现了高分离度快速液相色谱（rapid resolution liquid chromatography，RRLC）和全新设计的超高效液相色谱（ultra performance liquid chromatography，UPLC）。其中超高效液相色谱法在农药残留分析领域得到重视和应用。图 3-24 是某公司推出的 1290 Infinity Ⅱ UPLC 超高效液相色谱仪，高压泵在 1300bar 的压力下仍能精确输送流动相。从高效液相色谱和超高效液相色谱流出曲线对比图（图 3-25）可以看出，超高效液相色谱技术的进步可以类比气相色谱法的填充柱向毛细管柱的跨越。商品化的仪器有 WATERS ACQUITY UPLC I-Class 系统，适用于研究型用户；H-Class 四元系统，适用于常规用户。超高效液相色谱发展的方向是进一步减少系统及色谱柱体积，检测器的性能也有待于提高。

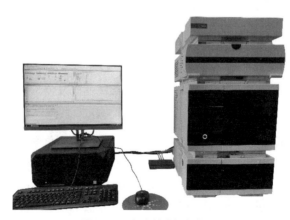

图 3-24　超高效液相色谱仪

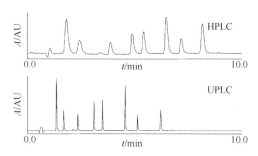

图 3-25 高效液相色谱（HPLC）与超高效液相色谱（UPLC）流出曲线比较图

超高效液相色谱采用能耐大于 100MPa 压力的亚 2μm 粒径的杂化颗粒技术，突出的特点是超高压、高速、高分离度、高灵敏度和高通量。低流速使其成为质谱检测器最佳接口。分析速度的提高意味着更高的样品通量，提高工作效率。对复杂样品用缓慢梯度分离，更高的峰容量提供更多的样品信息。目前的应用经验表明高速是其最主要的优势，不足是对流动相、样品处理要求严格，否则容易造成系统堵塞。固定相颗粒技术的进步主要表现在目前已经商品化的 100%高强度硅胶颗粒、亚乙基桥杂化颗粒和表面带有低水平电荷的颗粒。这些耐高压的固定相使得超高效液相色谱技术得以实现。这些颗粒不仅有亚 2μm 的，同时还生产 2.5μm、3.5μm、5μm 的填料。一些超高效液相色谱商品色谱柱见图 3-26 和表 3-10。

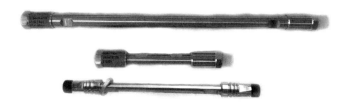

图 3-26 几种超高效液相色谱柱

表 3-10 一些常用的高效液相色谱柱

填料	规格（内径×柱长，mm×mm）
ACQUITY UPLC BEH C$_{18}$，1.7μm	2.1×150
ACQUITY UPLC BEH Amide，1.7μm	2.1×75
ACQUITY UPLC CSH Phenyl-Hexyl，1.7μm	1.0×100
ACQUITY UPLC HSS Cyano (CN)，1.8μm	2.1×150
ACQUITY UPLC HSS C$_{18}$，1.8μm	1.0×100
Eclipse Plus C$_{18}$ (RRHD)，1.8μm	2.1×50

除了色谱柱填料粒度直径为亚 2μm 外，还有采用的进样器与检测器与高效液相色谱的也有所不同。选择最高精度和最低扩散的固定环进样器（SM-FL）或者选择高回收率、高精度、宽线性动态范围的流通针式进样器（SM-FTN）。采用的双通道紫外检测器或二极管阵列检测器为高速检测器，采样速率高，能准确积分快速流出的组分。

（七）高效液相色谱法的定性分析与定量分析

高效液相色谱法的定性分析与定量分析同气相色谱法的内容。在定性分析方面，除采用与标准物质的相对保留时间比对外，还可以利用检测器的选择性、紫外检测器全波长扫描功能、改变流动相组成时农药的保留值变化规律进行定性分析。在农药残留分析上通常采用外标法进行定量分析，较少采用内标法。在农药原药和制剂定量分析上，当对分析准确度和精密度有较高要求时，可采用内标法分析。内标物通常选用农药残留标准中规定的内标物或邻苯二甲酸酯类同系物。除非是建立方法研究，日常依据标准的检测分析只采用单点校正或两个浓度标准溶液建标进行测定。

三、离子色谱法

（一）概述

离子色谱法是以离子型化合物为分析对象的液相色谱法，与普通液相色谱法的不同之处是它通常使用离子交换剂固定相和电导检测器。20 世纪 70 年代中期，在液相色谱高效化的带动下，为了解决无机阴离子和阳离子的快速分析问题，由 Small 等人发明了现代离子色谱法（或称高效离子色谱法）。即采用低交换容量的离子交换柱，以强电解质做流动相分离无机离子，然后用抑制柱将流动相中被测离子的反离子除去，使流动相电导降低，从而获得高的检测灵敏度。这就是所谓的双柱离子色谱法（或称抑制型离子色法），1979 年，Gierde 等用弱电解质做流动相，因流动相自身的电导较低，不必用抑制柱，因此称为单柱离子色谱法（或称非抑制型离子色谱法）。

离子色谱法因其灵敏度高，分析速度快，能实现多种离子的同时分离，而且还能将一些非离子型化合物转变成离子型化合物后再测定，所以在环境化学、食品化学、化工、电子、生物医药、新材料研究等科学领域都得到了广泛的应用。

可以用离子色谱的分离方式分析的物质除无机阴离子（包括阳离子的配阴离子）和无机阳离子（包括稀土元素）外，还有有机阴离子（有机酸、有机磺酸盐和有机磷酸盐等）和有机阳离子（胺、吡啶等），以及生物物质（糖、醇、酚、氨基酸和核酸等）。

（二）类型

离子色谱法按分离机理分类可分为离子交换色谱法（ion exchange chromatography，IEC）、离子排斥色谱法（ion exclusion chromatography，IEC）、离子抑制色谱法（ion suppression chromatography，ISC）和离子对色谱法（ion pair chromatography，IPC）。

1. 离子交换色谱法

（1）分离原理　离子交换色谱以离子交换树脂作为固定相，树脂上具有固定离子基团及可交换的离子基团。当流动相带着组分通过固定相时，组分离子与树脂上可交换离子基团进行可逆交换，根据组分离子对树脂亲和力的不同而得到分离。例如，强酸性阳离子交换树脂与阳离子的交换可用下式表示：

$$R^--SO_3^-H + M^+ \rightleftharpoons R-SO_3^-M^+H^+$$

凡是能在溶剂中进行电离的物质都可以用离子交换色谱法进行分离。组分离子对交换树脂亲和力越大，其保留时间也就越长。

（2）固定相　离子交换色谱法中常用的固定相是离子交换剂。离子交换剂一般可分为有机聚合物离子交换剂、硅胶基质键合型离子交换剂、乳胶附聚型离子交换剂以及螯合树脂和包覆型离子交换剂等，其中用得最广泛的是有机聚合物离子交换剂，也就是通常所说的离子交换树脂。

（3）流动相　离子交换色谱分析阴离子时，一般选用具有季铵基团的离子交换树脂，常用的流动相是弱酸的盐，如 $Na_2B_4O_7$、$NaHCO_3$、Na_2CO_3 等；也可以是氨基酸或本身具有低电导的物质，如苯甲酸、邻苯二甲酸、对羟甲基苯甲酸和邻磺基苯甲酸等。

离子交换分析阳离子时，一般使用表面磺化的薄壳型苯乙烯-二乙烯基苯阳离子交换树脂。对碱金属、铵和小分子脂肪酸胺的分离而言，常用的淋洗液是矿物酸，如 HCl 或 HNO_3；对二价碱土金属的分离而言，常用的淋洗液是二氨基丙酸、组氨酸、乙二酸、柠檬酸等，较好的选择是用 2,3-二氧基丙酸和 HCl 的混合液做淋洗液。

（4）应用　离子交换色谱的应用范围极广，不仅可用于各种类型的阴离子和阳离子的定性、定量分析，而且广泛用于有机物质和生物物质，如氨基酸、核酸、蛋白质等的分离。

2. 离子排斥色谱法

（1）方法原理　典型的离子排斥色谱柱是全磺化高交换容量的 H^+ 型阳离子交换剂，其功能基为磺酸根阴离子。树脂表面的这一负电荷层对负离子具有排斥作用，即所谓的 Donnan 排斥。实际分析过程中可以将树脂表面的电荷层假想成一种半透膜，此膜将固定相颗粒及其微孔中吸留的液体与流动相隔开。由于 Donnan 排斥，未离解的化合物能进入树脂的内微孔，从而在固定相中产生保留，而保留值的大小取决于非离子性化合物在树脂内溶液和树脂外溶液间的分配系数，这样，不同的物质（指未离解化合物）就得到了分离。

（2）固定相　排斥色谱中所用的固定相是总体磺化的苯乙烯-二乙烯基苯 H^+ 型阳离子交换树脂。二乙烯基苯的质量分数，即树脂的交联度对有机酸的保留是非常重要的参数。树脂的交联度决定有机酸扩散进入固定相的大小程度，因而导致保留强弱。一般来说高交联度（12%）的树脂适宜弱离解有机物的分离，而低交联度的树脂适宜较强离解酸的分离。表 3-11 列出了几种典型离子排斥柱的结构和性质。

表 3-11　几种典型离子排斥柱的结构和性质

色谱柱	基质	功能基	柱尺寸（内径×长度）/(mm×mm)	粒径/μm	应用
ionpac ICE-ASI	PS/DVB	—SO_3H	9×250	7	有机酸、无机酸、醇、醛
ionpac ICE-ASS	PS/DVB	—SO_3H	4×250	6	羧酸
shim-pack SCR-101H	PS/DVB	—SO_3H	7.9×300	10	硅酸、硼酸
sim-pack SCR-102H	PS/DVB	—SO_3H	8×300	7	羧酸
PRP-X300	PS/DVB	—SO_3H	4.1×250	10	各种有机酸
ORH-801	PS/DVB	—SO_3H	6.5×300	8	各种有机酸
ionpac KC-811	PS/DVB	—SO_3H	8×300	7	有机酸、砷酸、亚砷酸
aminex HPX87-H	PS/DVB	—SO_3H	7.8×300	9	有机酸
TSKgel SCX	PS/DVB	—SO_3H	7.8×300	5	脂肪羧酸、硼酸、糖、醇
develosil30-5	硅胶	—SiOH	7.8×300	5	脂肪羧酸、芳香羧酸
TSKgel OApak A	聚苯烯酸	—COOH	7.8×300	5	脂肪羧酸

（3）流动相　离子排斥色谱中流动相的主要作用是改变溶液的 pH，控制有机酸的离解。最简单的淋洗液是去离子水。由于在纯水中，有机酸的存在形态既有中性分子型也有阴离子型，因而半峰宽大而且拖尾，酸性的流动相能抑制有机酸的离解，明显地改进峰形。对碳酸盐的分离常用的淋洗液是去离子水；对有机酸的分析，常用的淋洗液是矿物酸，如 HCl、H_2SO_4 或 HNO_3 等；若用 Ag^+ 型阳离子交换剂作抑制柱填料，则 HCl 是唯一可选用的淋洗液；若直接用 UV 检测，H_2SO_4 则是最好的淋洗液。

（4）应用　离子排斥色谱法主要用于无机弱酸和有机酸的分离，也可用于醇类、醛类、氨基酸和糖类的分析。

3. 离子抑制色谱法和离子对色谱法

（1）原理　无机离子以及离解很强的有机离子通常可以采用离子交换色谱法或离子排斥色谱法进行分离。有很多大分子或离解较弱的有机离子需要采用通常用于中性有机化合物分离的反相（或正相）色谱来进行分离分析。然而，直接采用正相或反相色谱又存在困难，因为大多数可离解的有机化合物在正相色谱法的硅胶固定相上吸附太强，致使被测物质保留值太大，出现拖尾峰，有时甚至不能被洗脱；而在反相色谱法的非极性（或弱极性）固定相中的保留值又太小，致使分离度太差。在这种情况下，可以采用下列两种方法来解决这个问题。

第一种方法：由酸碱平衡理论可知，如果降低（或增加）流动相的 pH，可以使碱（或酸）性离子化合物尽量保持离子状态，然后可以利用离子色谱的一般体系来进行分析测定。这种方法便是离子抑制色谱法。

第二种方法：如果被分析的离子是较强的电解质，单靠改变流动相的酸碱性不能抑制离子性化合物的解离，这时可以在流动相中加入适当的具有与被测离子相反电荷的离子，即离子对试剂，使之与被测离子形成中性的离子对化合物，此离子对化合物在反相色谱柱上被保留，从而达到被分离的目的。这种方法便是离子对色谱法，离子对色谱法中保留值的大小主要取决于离子对化合物的离解平衡常数和离子对试剂的浓度。离子对色谱法也可采用正相色谱的模式，即可以用硅胶柱，但不如反相色谱模式应用广泛，所以离子对色谱法常称为反相离子对色谱。

（2）应用　离子抑制色谱法的一个主要应用是分离分析长链脂肪酸，采用有机聚合物为固定相，以低浓度盐酸为流动相；若在流动相中加入有机溶剂，则既可使脂肪酸全部溶解，还能减少色谱峰的拖尾。离子抑制色谱法的另一个典型应用是分离酚类物质，通常用含磷酸缓冲液的乙腈水溶液或甲醇水溶液作流动相。

离子对色谱法主要可用于表面活性剂离子、非表面活性剂离子、药物成分、手性对映体和生物分子的分析。在离子对色谱分析中，最重要的是离子对试剂的选择。一般来说，对阴离子的分离一般选用氢氧化铵、氢氧化四乙基铵等作为离子对试剂，对阳离子的分离一般选用盐酸、己烷磺酸等作为离子对试剂。

（三）离子色谱仪

1. 基本构造

与一般的 HPLC 仪器一样，现在的离子色谱仪一般也是先做成一个个单元组件，然后根据分析需要将各个单元组件组合起来。最基本的组件是流动相容器、高压输液泵、进样器、色谱柱、检测器和数据处理系统。此外，也可根据需要配置流动相在线脱气装置、梯度洗脱装置、自动进样系统、流动相抑制系统、柱后反应系统和全自动抑制系统等。图 3-27 是离子色谱仪最常见的两种配置的构造示意图。

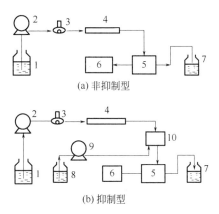

图 3-27　非抑制型与抑制型离子色谱仪的结构示意图

1—流动相容器；2—高压输液泵；3—进样器；4—色谱柱；5—电导检测器；6—色谱数据处理系统；
7—废液瓶；8—再生液容器；9—再生液输液泵；10—抑制器

离子色谱仪的基本构造及工作原理与高效液相色谱仪基本相同，所不同的是离子色谱仪通常配置的检测器不是紫外检测器，而是电导检测器；通常所用的分离柱不是高效液相色谱所用的吸附型硅胶柱或分配型 ODS 柱，而是离子交换剂填充柱。另外，在离子色谱中，特别是在抑制型离子色谱中往往用强酸性或强碱性物质作流动相。因此，仪器的流路系统耐酸耐碱的要求更高一些。

2. 仪器工作流程

离子色谱仪（ion chromatography，IC）的工作流程是：高压输液泵将流动相以稳定的流速（或压力）输送至分析体系，在色谱柱之前通过进样器将样品导入，流动相将样品带入色谱柱，在色谱柱中各组分被分离，并依次随流动相流至检测器。抑制型离子色谱则在电导检测器之前增加一个抑制系统，即用另一个高压输液泵将再生液输送到抑制器。在抑制器中，流动相背景电导被降低，然后将流出物导入电导池，检测到的信号送至数据处理系统记录、处理或保存。非抑制型离子色谱仪不用抑制器和输送再生液的高压泵，因此仪器结构相对比较简单，价格也相对较便宜。

3. 高压输液泵和进样器

离子色谱仪的高压输液泵和进样器与高效液相色谱仪中的完全类似，可参考高效液相色谱仪相关部分。

4. 色谱柱

色谱柱是实现分离的核心部件，要求较高，柱容量大且性能稳定。国产柱内径多为 5mm，国外柱最典型的内径是 4.6mm，另外，还有 4mm 和 8mm 的内径柱。柱长通常在 50～100mm，比普通液相色谱柱要短,管内填充 $5\sim10\mu m$ 粒径的球形颗粒填料。内径为 $1\sim2mm$ 的色谱柱通常称为微型柱。在微量离子色谱中也用到内径为数十纳米的毛细管柱(包括填充型和内壁修饰型),与高效液相色谱柱一样,离子色谱柱也是有方向的,安装和更换色谱柱时一定要注意这个问题。与液相色谱仪一样,离子色谱仪也需用一根保护柱,也有恒温装置。

5. 检测器

在离子色谱中应用最多的是电导检测技术,其次是紫外检测、衍生化光度检测、安培检测和荧光检测技术等。表 3-12 列出了几种常见检测技术和应用范围。

表 3-12 离子色谱中常见的检测技术和应用范围

检测方法	检测原理	应用范围
电导法	电导	pK_a 或 $pK_b<7$ 的阴、阳离子和有机酸
安培法	在 Ag/Pt/Au 和 GC 电极上发生氧化/还原反应	CN^-、S^{2-}、I^-、SO_3^{2-}、氨基酸、醇、醛、单糖、寡糖、酚、有机胺、硫醇
紫外/可见光检测(有或无柱后衍生)	紫外/可见光吸收	在紫外或可见光区域有吸收的阴、阳离子和在柱前或柱后衍生反应后具有紫外或可见光吸收的离子或化合物,如过渡金属、镧系元素、二氧化硅等离子
荧光(结合柱后衍生)	激发和发射	铵、氨基酸

(四)定量方法

离子色谱法的定量方法完全与高效液相色谱法类似,常用的方法也有归一化法、外标法和内标法。

<h1 align="center">第二节 光谱法</h1>

生活中人们可以看见各种不同的光,如红光、蓝光,还有太阳光透过眼镜镜片或三棱镜之后变成多种颜色的光,事实上还有很多人眼不能看见的光,如紫外光、红外光等。物质由不断运动着的分子和原子组成,物质的内部运动可以以辐射或吸收能量的形式表现出来,这种形式就是电磁辐射(electromagnetic radiation),实验证明,光是一种电磁辐射(或电磁波)。光学分析(optical analysis)就是根据物质发射和吸收电磁波以及物质与电磁波的相互作用来进行分析的,是在分子和原子的光谱学基础上建立起来的分析方法,是通过研究电磁波的不同辐射形式与物质间的相互作用来对物质进行分析的。

一、原子发射光谱法

原子发射光谱法(atomic emission spectrometry,AES)是通过物质和光的相互作用产生出特征光谱,并根据特征光谱的波长和强度来测定物质中元素组成和含量的分析方法。

（一）原子发射光谱法的特点

1. 灵敏度高

该方法适用于低含量元素的测定，对于电弧和火花光谱分析，大多数元素的检出限为 $0.1\sim1\mu g/g$；对于电感耦合高频等离子体（inductively coupled high frequency plasma，ICP）光谱分析，大多数元素的检出限为 $10^{-5}\sim10^{-3}\mu g/mL$。

2. 选择性好

由于每一种元素都有其特定的光谱谱线，总有可供选用的分析线，只要选择好合适的工作条件，便可进行光谱分析。

3. 分析效率高

该方法可以不经分离直接进行测定，试样用量少，可同时进行多元素分析。

4. 精密度好，线性范围宽

用电弧和电火花作光源，分析的精密度在±10%左右，线性范围约为 2 个数量级；而用 ICP 光电直读光谱法，精密度可达±1%左右，线性范围可达 6 个数量级，可有效地应用于高、中、低含量的元素分析。

（二）原子发射光谱法的基本原理

原子发射光谱法是根据待测物质的气态原子或离子受激发后所发射的特征光谱的波长及其强度来测定物质中元素组成和含量的分析方法。

原子发射光谱法是一种成分分析方法，可对约 70 种元素（金属元素及磷、硅、碳、硼等非金属元素）进行分析。这种方法常用于定性、半定量和定量分析。

1. 原子发射光谱法的一般分析步骤

（1）在激发光源中，将被测定物质蒸发、解离、电离、激发，产生光辐射。

（2）将被测定物质发射的复合光经分光装置色散成光谱。

（3）通过检测器检测被测定物质中元素光谱线的波长和强度，进行光谱定性和定量分析。

2. 原子发射光谱的产生

不同物质由不同元素的原子组成，而原子都包含着一个结构紧密的原子核，核外围绕着不断运动的电子。每个电子处在一定的能级上，具有一定的能量。在正常情况下，原子处于稳定的具有最低能量的基态。当受到外界能量（如热能、电能等）的作用时，原子由于与高速运动的气态粒子和电子相互碰撞而获得了能量，使原子中外层电子从基态跃迁到较高能级的激发态，同时还可能电离并进一步被激发，这种将原子中的一个外层电子从基态跃迁到激发态所需的能量称为激发电位，原子光谱中每一条谱线的产生各有其相应的激发电位。处于各种激发态的原子或离子是很不稳定的，在 10^{-8}s 时间内，按照光谱选定则，以光辐射形式释放出能量，又跃迁到较低能级或基态，就会产生原子发射光谱。

原子发射光谱线的波长反映的是单个光子的辐射能量，它取决于跃迁前、后两能级的能量差，即：

$$\lambda = \frac{hc}{E_2 - E_1} = \frac{hc}{\Delta E}$$

式中，E_2 为较高能级的能量；E_1 为较低能级的能量；h 为普朗克常数（6.626×10^{-34}J·s）；λ 为谱线的波长；c 为光速（2.997925×10^{10}cm/s）。

原子光谱是由原子外层电子在不同能级间的跃迁而产生的。不同的元素其原子结构不同，原子的能级状态不同，因此，原子发射谱线的波长也不同。每种元素都有其特征光谱，这是光谱定性分析的依据，光谱分析就是通过识别这些元素的特征光谱来鉴别元素的存在。一般所称的"光谱分析"，就是指原子发射光谱分析。根据国际纯粹与应用化学联合会（IUPAC）的规定，激发态与激发态之间的跃迁形成的光谱线称为非共振线，由激发态向基态跃迁所发射的谱线称为共振线。共振线具有最小的激发电位，因此最容易被激发，为该元素最强的谱线。离子也可能被激发，其外层电子跃迁也发射光谱，在光谱学中，原子发射的谱线称为原子线，离子发射的谱线称为离子线。由于离子和原子具有不同的能级，所以离子发射的光谱与原子发射的光谱不一样。每一条离子线都有其激发电位。这些离子线的激发电位大小与电离电位高低无关。

在原子谱线表中，罗马数 Ⅰ 表示中性原子发射光谱的谱线，Ⅱ 表示一次电离离子发射的谱线，Ⅲ 表示二次电离离子发射的谱线，以此类推。例如，Mg Ⅰ 285.21nm 为原子线，Mg Ⅱ 280.27nm 为一次电离离子线。

3. 谱线的强度

设 i、j 两能级之间的跃迁所产生的谱线强度以 I_{ij} 表示，则：

$$I_{ij} = N_i A_{ij} h \nu_{ij}$$

式中，N_i 为单位体积内处于高能级 i 的原子数；A_{ij} 为 i、j 两能级间的跃迁概率；h 为普朗克常数；ν_{ij} 为发射谱线的频率。

若激发是处于热力学平衡的状态下，分配在各激发态和基态的原子数目 N_i、N_0，应遵循统计力学中麦克斯韦-玻尔兹曼分布定律。

$$N_i = N_0 \frac{g_i}{g_0} \mathrm{e}^{\frac{-E_i}{kT}}$$

式中，N_i 为单位体积内处于激发态的原子数；N_0 为单位体积内处于基态的原子数；g_i、g_0 分别为激发态和基态的统计权重；E_i 为激发电位；k 为玻尔兹曼常数；T 为激发温度。

4. 影响线强度的因素

（1）统计权重　谱线强度与激发态和基态的统计权重之比呈正比。$g = 2J + 1$，J 为原子的总角动量量子数。在光谱分析中，g 常用来计算元素多重线的强度比。当只是由于 J 值不同的高能级向同一低能级跃迁形成多重线时，其谱线强度比就等于高能级的 g 值之比。

由于双重线的波长、激发电位和跃迁概率很相近，原子数 N 等都相同，则谱线强度比：

$$\frac{I_{588.996}}{I_{589.593}} = \frac{g_2}{g_1} = 2$$

无论光源温度如何变化，它们的辐射强度比总是等于统计权重之比。此计算值与实验值极为相近。

（2）跃迁概率　谱线强度与跃迁概率呈正比。跃迁概率是一个原子在单位时间内两个能级之间跃迁的概率，可通过实验数据计算。

（3）激发电位　谱线强度与激发电位呈负指数关系。在温度一定时，激发电位越高，处于该能量状态的原子数越少，谱线强度越小。激发电位最低的共振线通常是强度最大的谱线。

（4）激发温度　温度升高，谱线强度增大。但温度升高，电离的原子数目也会增多，而相应的原子数减少，致使原子谱线强度减弱，离子的谱线强度增大。因此，不同元素的不同谱线各有其最佳激发温度，在此温度下谱线的强度最大，而激发温度与所使用的光源和工作条件有关。

（5）基态原子数　谱线强度与基态原子数呈正比。在一定的条件下，基态原子数与试样中该元素浓度呈正比。因此，在一定的条件下谱线强度与被测元素浓度呈正比，这是光谱定量分析的依据。

5. 谱线的自吸和自蚀

在实际工作中，发射光谱是通过物质的蒸发、激发、跃迁和射出弧层而得到的。首先，物质在光源中蒸发形成气体，由于运动粒子发生相互碰撞和激发，使气体中产生大量的分子、原子、离子、电子等粒子，这种电离的气体在宏观上是中性的，称为等离子体。在一般光源中，等离子体是在弧焰中产生的，弧焰具有一定的厚度，如图 3-28 所示。弧焰中心的温度最高，边缘的温度较低。由弧焰中心发射出来的辐射光，必通过整个弧焰才能射出，由于弧层边缘的温度较低，因而弧层边缘处于基态的同类原子较多。这些低能态的同类原子能吸收高能态原子发射出来的光而产生吸收光谱。原子在高温时被激发，发射某一波长的谱线，而处于低温状态的同类原子又能吸收这一波长的辐射，这种现象称为自吸现象，如图 3-29 所示。

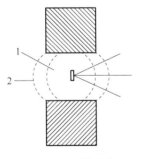

图 3-28　弧焰结构
1—弧焰中心；2—弧焰边缘

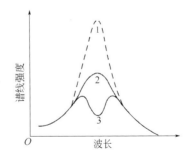

图 3-29　谱线自吸与自蚀
1—无自吸；2—自吸；3—自蚀

弧层越厚，弧焰中被测元素的原子浓度越大，则自吸现象越严重。

当原子浓度较小时，谱线不呈现自吸现象；原子浓度增大，谱线产生自吸现象，使其强度减小。由于发射谱线的宽度比吸收谱线的宽度大，所以，谱线中心的吸收程度要比边缘部分大，因而使谱线出现"边强中弱"的现象。当自吸现象非常严重时，谱线中心的辐射将完全被吸收，这种现象称为自蚀现象。如图 3-29 所示。

共振线是原子由激发态跃迁至基态而产生的。由于这种跃迁及激发所需要的能量最低，所以基态原子对共振线的吸收也最严重。当原子浓度很大时，共振线呈现自蚀现象。

由于自吸现象会严重影响谱线强度，所以在光谱定量分析中这是一个必须注意的问题。

（三）原子发射光谱仪器

原子发射光谱法所用的仪器设备主要由三部分组成：光源、光谱仪和检测器。

1. 光源

光源的作用是提供试样蒸发、解离、原子化、激发、跃迁产生光辐射的能量，并产生辐射信号。光源对光谱分析的检出限、精密度和准确度都有很大的影响。对光源的要求是：激发能力强、灵敏度高、稳定性好，光源仪器结构简单、操作方便、使用安全。目前常用的光源有直流电弧、交流电弧、电火花及电感耦合高频等离子体。

2. 光谱仪

光谱仪（spectrometer）是用来将光源发射的不同波长的光色散成按一定顺序排列的光谱或单色光，并且进行记录和检测的仪器。光谱仪的种类很多，但结构基本上类似，主要由五个部件组成：①进口狭缝；②准直装置，即能使光束呈平行光线传播的透镜或反射镜；③色散装置，能使不同波长的光以不同的角度进行辐射的装置，目前用得最多的是棱镜和光栅；④聚焦透镜或凹面反射镜，使每个单色光束在单色器的出口曲面上成像；⑤出口狭缝。常用的光谱仪有棱镜摄谱仪、光栅摄谱仪和光电直读光谱仪。

3. 检测器

在原子发射光谱法中，常用的检测方法有目视法、摄谱法和光电法。

（1）目视法　用眼睛来观测光谱谱线强度的方法称为目视法（看谱法）。这种方法仅适用于可见光波段。常用的仪器为看谱镜。看谱镜是一种小型的光谱仪，专门用于钢铁及有色金属的半定量分析。

（2）摄谱法　摄谱法是用感光板记录光谱的方法。将光谱感光板置于摄谱仪焦面上，接受被分析试样的光谱作用而感光，再经过显影、定影等过程后，制得光谱底片（其上有许多黑度不同的光谱线），然后用映谱仪观察谱线位置及大致强度，进行光谱定性及半定量分析，再用测微光度计测量谱线的黑度，进行光谱定量分析。

因此，在发射光谱分析中需要一些相应的观测设备以便于对获得的光谱图进行检测，如映谱仪、测微光度计等。

① 映谱仪（光谱投影仪）　映谱仪是可以将光谱图谱线放大20倍左右的投影仪器。图3-30是 WTY 型映谱仪的光路图。

通过映谱仪放大，可以观察确定谱线的波长位置和大致强度以提供试样的定性和半定量信息。

② 测微光度计（黑度计）　测微光度计是用来精确测量感光板上记录的谱线黑度，通过与标准谱线比较谱线黑度的强弱来进行光谱定量分析的仪器。

实际测量时，摄谱仪将色散后的元素光谱记录在感光板上。感光板可以同时记录一定波长范围内的所有元素的光谱，并能长期保存。感光板上谱线的质量直接影响光谱定量分析的测量结果，因此必须了解和掌握感光板的基本性质。

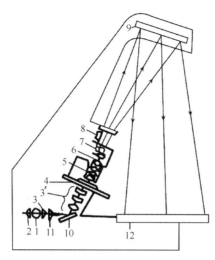

图 3-30 WTY 型映谱仪光路图

1—光源；2—球面反射镜；3—聚光镜；3'—聚光镜组；4—光谱底板；5—透镜；6—投影物镜组；
7—棱镜；8—调节透镜；9—平面反射镜；10—反射镜；11—隔热玻璃；12—投影屏

感光板主要由玻璃片基和感光层组成。感光层又称为乳剂，它由感光物质卤化银、明胶和增感剂等物质组成。最常用的卤化银为 AgBr。摄谱时，元素发射出的光谱使感光板感光，然后在暗室中显影、定影，感光板中金属银析出，形成黑色的光谱线。

感光板上谱线的黑度与作用于其上的总曝光量有关。曝光量等于感光层所接受的照度和曝光时间的乘积，其表达式为：

$$H = Et = KIt$$

式中，H 为曝光量；E 为照度；K 为比例常数；I 为光的强度；t 为时间。

感光板上的谱线黑度，一般用测微光度计测量。设测量用光源强度为 I_0，通过感光板上没有谱线部分的光强为 i_0，通过谱线部分的光强为 i，如图 3-31 所示，则透过率 T 为：

$$T = \frac{i}{i_0}$$

黑度 S 定义为透过率倒数的对数，故：

$$S \overset{\text{def}}{=} \lg \frac{1}{T} = \lg \frac{i_0}{i}$$

从上式可看出，光谱分析中所谓的黑度实际上相当于分光光度法中的吸光度 A，感光板上感光层的黑度 S 与曝光量 H 之间的关系极为复杂，很难用简单的数学公式表达，通常用图解法表示，若以黑度 S 为纵坐标，曝光量 H 的对数为横坐标，得到的 S-$\lg H$ 关系图称为乳剂特性曲线，如图 3-32 所示。

从图 3-32 可以看出，曲线分为四个部分。AB 部分为曝光不足部分，斜率增加缓慢，黑度低；CD 部分为曝光过量部分，斜率逐渐减小；DE 部分随曝光量增大，黑度反而降低，为负感光部分。以上三个部分黑度与曝光量的关系是很复杂的。只有 BC 部分的斜率固定，为正常曝光部分，黑度与曝光量的对数呈直线关系，增长率（直线部分的斜率）是常数，用 γ

表示，称为乳剂的反衬度，它表示当曝光量改变时黑度变化的速率。在光谱定量分析中，利用 S-$\lg H$ 曲线中表示正常曝光的部分来确定曝光量和定量分析的线性范围。这部分 S 和 $\lg H$ 的关系可用直线方程表示。从图 3-32 可知：

$$\gamma = \tan \alpha = \frac{S}{\lg H - \lg H_i}$$

$$S = \gamma(\lg H - \lg H_i)$$

$$i = \gamma \lg H_i$$

$$S = \gamma \lg H - i$$

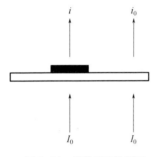

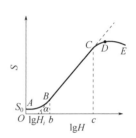

图 3-31　谱线黑度的测量　　　　　　　图 3-32　乳剂特性曲线

直线 BC 的延长线在横坐标上的截距为 $\lg H_i$，H_i 称为感光板的惰延量，它决定感光板的灵敏度，它是感光板上未曝光的乳剂经显影液作用后产生的黑度。bc 是直线 BC 在横坐标上的投影，称为乳剂的展度，在定量分析时，它决定感光板正常曝光量对数值的范围，以此确定元素定量分析的含量范围。

因为感光板正常曝光区的黑度范围一般在 0.4～2.0 之间，所以反衬度越高，展度越小；反衬度越低，展度越大。

反衬度高对提高分析准确度有利；而展度大则有利于扩大分析含量的范围。

定量分析用的感光板，γ 值应在 1 左右。光谱定量分析常选用反衬度较高的紫外 I 型感光板，定性分析则选用灵敏度较高的紫外 II 型感光板。

（3）光电法　原子发射光谱定量分析中除上述摄谱法外，还有一种光电直读光谱仪。光电直读光谱仪是利用光电测量的方法直接测定谱线强度的光谱仪，其基本构造原理如图 3-33 所示。

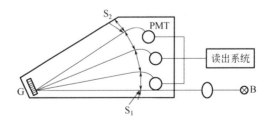

图 3-33　光电直读光谱仪示意图

B—光源；S_1—入射狭缝；G—凹面光栅；S_2—出射狭缝；PMT—光电倍增管

光电直读光谱仪与摄谱仪不同的是光谱信号记录系统不是感光板，而是由出射狭缝、光电倍增管及读出系统组成的光电测量记录系统。光电倍增管将光信号转换成电信号，产生的阳极电流向积分电路中的积分电容充电，在积分时间 t 内电容器累积的电量为 Q，电容器的充电电压 U 表示为：

$$U = \frac{Q}{C}$$

$$U = \int_0^t \frac{i\,\mathrm{d}t}{C}$$

式中，C 为积分电容器的电容量；i 为光电倍增管输出的光电流。当入射光的光谱成分不变时，光电流 i 与入射光强度 I 呈正比，即：

$$i = KI + i_0$$

式中，K 为比例系数；i_0 为光电倍增管的暗电流。将两式合并，并令 $i_0=0$，得：

$$U = K\int_0^t \frac{I}{C}\mathrm{d}t$$

$$U = K\frac{It}{C}$$

式中，电容器的电容量 C 为恒定的，因此 K 与 C 之比为常数，令其为 k，则：

$$U = kIt$$

由上式可知，当积分时间一定时，积分电容器的充电电压与谱线强度呈正比。

由于 ICP 光源广泛应用，光电直读光谱仪已经得到普遍使用。光电直读光谱仪的工作原理是：发射光谱由入射狭缝投射到凹面光栅 G 上，光栅将光色散、聚焦在焦面上，在焦面上安装了若干个出射狭缝和光电倍增管，构成若干个通道。光电转换后经过计算机处理、记录，在荧光屏显示或打印出数据。全部过程都是按计算机程序进行的。在分析测定各元素含量时，将各元素的标准曲线输入计算机，可同时测定多种元素的含量。

光电直读光谱仪的优点是：可与计算机联用直接处理结果，分析速度快，准确度高，相对标准偏差约为 1%；由于光电倍增管对信号放大能力强，电子电路系统对于强弱差别很大的电信号都能快速准确地处理，因此浓度测量线性范围宽，可在同一分析条件下对试样中含量差别很大的不同元素同时进行测定。光电直读光谱仪的不足是仪器昂贵，维护费用高。

（四）光谱定量分析工作条件的选择

1. 光谱仪

对于谱线不太复杂的试样一般采用中型光谱仪，但对谱线复杂的元素（如稀土元素等）则需选用色散率大的大型光谱仪。

2. 光源

可根据被测元素的含量、元素的特征及分析要求等选择合适的光源。

3. 狭缝

在定量分析中，为了减少由乳剂不均匀所引入的误差，宜使用较宽的狭缝，一般可达 20μm。

4. 内标元素和内标线

对于金属分析，一般采用基体元素作内标元素。如钢铁分析中，内标元素选用铁。对于矿石分析，由于组分变化大，基体元素的蒸发行为与待测元素多不相同，所以一般不用基体元素作内标，而是加入定量的其他元素。

5. 光谱缓冲剂

试样组分影响弧焰温度，弧焰温度又直接影响待测元素的谱线强度。这种由于其他元素存在而影响待测元素谱线强度的作用称为第三元素的影响。对于成分复杂的样品，第三元素的影响往往非常显著，并引起较大的分析误差。为了减少试样成分对弧焰温度的影响，使弧焰温度稳定，试样中可加入一种或几种辅助物质，用来抵偿试样组成变化的影响，这种物质称为光谱缓冲剂。

常用的缓冲剂有碱金属盐类用作挥发元素的缓冲剂、碱土金属盐类用作中等挥发元素的缓冲剂。碳粉也是缓冲剂常见的组分。

此外，缓冲剂还可以稀释试样，这样可减少试样与标样在组成及性质上的差别。在矿石光谱分析中，缓冲剂的作用是不可忽视的。

6. 光谱载体

进行光谱定量分析时，在样品中加入的一些有利于分析的高纯度物质称为光谱载体。它们多为一些金属氧化物、盐类、碳粉等。载体的作用主要是增加谱线强度，提高分析的灵敏度，并且提高准确度和消除干扰等。

（1）控制试样中的蒸发行为，通过化学反应，使试样中被分析元素从难挥发性化合物（主要是氧化物）转化为低沸点、易挥发的化合物，使其提前蒸发，提高分析的灵敏度。

载体量大可控制电极温度，从而控制试样中元素的蒸发行为，并可改变基体效应。基体效应是指试样组成和结构对谱线强度的影响，或称为元素间的影响。

（2）稳定与控制电弧温度，电弧温度由电弧中电离电位低的元素控制，可选择适当的载体，以稳定与控制电弧温度，从而得到对被测元素有利的激发条件。

（3）电弧等离子区中大量载体原子蒸气的存在，阻碍了被测元素在等离子区中的自由运动范围，增加了它们在电弧中的停留时间，并提高谱线强度。

（4）稳定电弧，减少直流电弧的漂移，提高分析的准确度。

（五）光谱分析的应用与局限

光谱分析利用元素的特征谱线可以准确地对周期表上 70 余种元素进行定性、半定量和定量分析，更适合于痕量元素及稀有元素的分析，而且在很多情况下可以不经分离直接进行测定，一次分析可以在一个试样中同时测定多种元素。因此，这种方法广泛应用于材料科学、环境科学、生命科学及原子能工业、半导体工业的超纯材料分析。随着等离子体光源的应用和光电直读法的普及，各种类型的 ICP-AES 商品仪器的相继出现，ICP-AES 分析技术已经成为现代环境测试技术的一个重要组成部分，发射光谱分析的应用得到了更大的拓展。

原子发射光谱法的局限性是不能用于分析有机物及大部分非金属元素，只适用于元素分析，不能确定元素存在的化合物状态和结构，另外光谱仪器价格也比较昂贵，特别是 ICP 光谱仪器运转费较高，制约了方法的普及。

（六）光谱分析方法

1. 光谱半定量分析

光谱半定量分析可以给出试样中某元素的大致含量。若分析任务对准确度要求不高，多采用光谱半定量分析。

（1）比较黑度法　这种方法须配制一个基体与试样组成近似的被测元素的标准系列。在相同条件下，在同一块感光板上标准系列与试样并列摄谱，然后在映谱仪上用目视法直接比较试样与标准系列中被测元素分析线的黑度。黑度若相同，则可做出试样中被测元素的含量与标准样品中某一个被测元素含量近似相等的判断。

（2）谱线呈现法　这种方法又称为显线法。由于被测元素谱线的数目随着元素的含量增加而增加，含量大时，其次灵敏线甚至更弱的谱线也会出现。因此，根据实验可绘制出元素含量与谱线出现的数目关系表，然后就可以根据某一谱线是否出现来估计试样中该元素的大致含量。此法的优点是可以事先制备好谱线表，以后就不需要每次配制标样了，方法简便、快速。谱线呈现法的准确度同样受到试样的组成和分析条件等多因素的影响。

2. 光谱定量分析

（1）光谱定量分析的关系式　光谱定量分析主要是根据谱线强度与被测元素浓度的关系来进行的。当温度一定时，谱线强度 I 与被测元素浓度 c 呈正比，即：

$$I = ac$$

当考虑到谱线自吸时，有如下关系式：

$$I = ac^b$$

$I = ac^b$ 为光谱定量分析的基本关系式。此公式由赛伯（Schiebe）和罗马金（Lomakin）先后独立提出，故称为赛伯-罗马金公式。式中，b 为自吸系数。b 随浓度 c 减小而减小，当浓度很小且谱线强度不大，无自吸时，$b=1$，因此，在定量分析中，选择合适的分析线是十分重要的。a 值受试样组成、形态及光源、蒸发、激发等工作条件的影响。将公式取对数，可得：

$$\lg I = \lg a + b \lg c$$

$\lg I$ 与 $\lg c$ 的关系曲线如图 3-34 所示。在一定浓度范围内，$\lg I$ 与 $\lg c$ 呈线性关系。当浓度较高时，谱线产生自吸，由于 $b<1$，曲线发生弯曲。因此，只有在一定的条件下，$\lg I$ 与 $\lg c$ 才能呈线性关系，这种测定方法称为绝对强度法。

由于 a 值在实验中很难保持为常数，故通常不采用谱

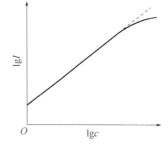

图 3-34　元素浓度与谱线强度的关系

线的绝对强度来进行光谱定量分析，而是采用内标法。

（2）内标法　采用内标法可减小前述因素对谱线强度的影响，提高光谱定量分析的准确度。内标法是通过测量谱线相对强度来进行定量分析的方法。其具体做法是：在分析元素的谱线中选一根谱线，称为分析线；再在基体元素（或加入定量的其他元素）的谱线中选一根谱线，作为内标线；这两条线组成分析线对，然后根据分析线对的相对强度与被分析元素含量的关系式进行定量分析。此法可在很大程度上消除光源放电不稳定等因素带来的影响，因为尽管光源变化对分析线的绝对强度有较大的影响，但对分析线和内标线的影响基本是一致的，所以对其相对影响不大，可得到较准确的结果，这就是内标法的优点。

设分析线强度为 I，内标线强度为 I_0，被测元素浓度与内标元素浓度分别为 c 和 c_0，分析线和内标线的自吸系数分别为 b 和 b_0，则：

$$I = ac^b$$

$$I_0 = a_0 c_0^{b_0}$$

分析线与内标线强度之比 R 称为相对强度，有：

$$R = \frac{I}{I_0} = \frac{ac^b}{a_0 c_0^{b_0}}$$

式中，内标元素浓度 c_0 为常数。实验条件一定时，$A = a / (a_0 c_0^{b_0})$ 为常数，则：

$$R = \frac{I}{I_b} = Ac^b$$

取对数，得：

$$\lg R = b \lg c + \lg A$$

因此，只要测出分析线对谱线的相对强度 R，便可以从相应的工作曲线上求得试样中待测元素的含量。

应用内标法时，对内标元素和分析线对的选择是很重要的，选择时应注意：金属光谱分析中的内标元素一般采用基体元素。如钢铁分析中，内标元素是铁。但在矿石光谱分析中，由于组分变化很大，又因为基体元素的蒸发行为与待测元素多不相同，故一般不用基体元素作内标，而是加入定量的其他元素。

加入的内标元素应符合下列几个条件：

① 内标元素与被测元素在光源作用下应有相近的蒸发性质。

② 内标元素若是外加的，必须是试样中不含或含量极少可以忽略的。

③ 分析线对选择需匹配；如两条原子线或两条离子线。

④ 分析线对两条谱线的激发电位相近。若内标元素与被测元素的电离电位相近，分析线对激发电位也相近，这样的分析线对称为"均匀线对"。

⑤ 分析线对波长应尽可能接近。分析线对两条谱线应没有自吸或自吸很小，并不受其他谱线的干扰。

⑥ 内标元素含量一定。

在实际工作中，用摄谱法进行光谱定量分析时，测得的是感光板上谱线的黑度 S 而不是谱线强度 I。当分析线对的谱线所产生的黑度均落在乳剂特性曲线的直线部分时，对于分析线和内标线，分别有：

$$S_1 = g_1 \lg H_1 - i_1$$

$$S_2 = g_2 \lg H_2 - i_2$$

因分析线对所在部位乳剂特征基本相同，故：

$$g_1 = g_2 = g$$

$$i_1 = i_2 = i$$

由于曝光量与谱线强度呈正比，因此：

$$S_1 = g \lg I_1 - i$$

$$S_2 = g \lg I_2 - i$$

黑度差
$$\Delta S = S_1 - S_2 = g(\lg I_1 - \lg I_2) = g \lg \frac{I_1}{I_2} = g \lg R$$

故
$$\Delta S = gb \lg c + g \lg A$$

分析线对的黑度值都落在乳剂特征曲线的直线部分，分析线与内标线黑度差 ΔS 与被测元素浓度的对数 $\lg c$ 呈线性关系。

（3）光谱定量分析方法

① 校准曲线法（三标准试样法）　在确定的分析条件下，用三个或三个以上含有不同浓度被测元素的标准样品与试样在相同的条件下激发光谱，以分析线强度 I（或内标分析线对黑度比 S 或 ΔS 或 $\lg S$）对浓度 c（或 $\lg c$）作校准曲线，如图3-35所示。再由校准曲线求得试样被测元素含量。

这是一种最基本的定量方法，也是应用较广泛的一种方法。实际工作中，每一标准试样及分析试样都应摄谱多次（一般为3次），然后取其平均值。

② 标准加入法　当测定低含量元素时，若找不到合适的基体来配制标准试样，一般采用标准加入法。

设试样中被测元素含量为 c_x，在几份试样中分别加入不同浓度（c_0、$2c_0$、$3c_0$…）的被测元素；在同一实验条件下，激发光谱，然后测量试样与不同加入量样品分析线对的强度比 R。当被测元素浓度较低时，自吸系数 $b=1$，分析线对强度 R 正比于 c，R-c 图为一直线，将直线外推，与横坐标相交的截距的绝对值即为试样中待测元素含量 c_x，如图3-36所示。

③ 光电直读法　ICP光源稳定性好，可以不用摄谱法而采用光电直读光谱仪直接得到测定结果。

二、原子吸收光谱法

原子吸收光谱法（atomic absorption spectrometry，AAS）又称原子吸收分光光度法，是

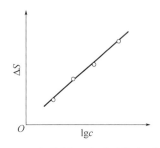

图 3-35 色谱分析三标准试样法工作曲线

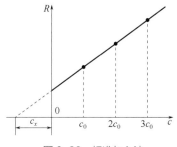

图 3-36 标准加入法

基于试样中待测元素的基态原子蒸气对同种元素发射的特征谱线进行吸收，依据吸收程度来测定试样中该元素含量的一种方法。该方法是 20 世纪 50 年代后期才逐渐发展起来的，随着商品仪器的出现与不断完善，现已成为分析实验室中金属元素测定的基本方法之一。

原子吸收光谱法是分析化学发展史上发展最快的方法之一。该方法具有灵敏度高、选择性好、抗干扰能力强、重现性好、测定元素范围广、仪器简单、操作方便等许多优点，现已被广泛应用于机械、冶金、地质、农业、环境、医药、食品等各个领域。

原子吸收光谱法也有其局限性。例如：测定每一种元素都需要使用同种元素金属制作的空心阴极灯（hollow cathode lamp，HCL），这不利于进行多种元素的同时测定；对难熔元素的分析能力低；对共振线处于真空紫外区的卤素等非金属元素不能直接测定，只能用间接法测定；非火焰法虽然灵敏度高，但准确度和精密度不够理想。这些均有待进一步改进和提高。为了实现原子吸收分析，要有可供气态原子吸收的特征辐射，该辐射要靠光源来发射，原子吸收分析的光源一般用空心阴极灯；要将试样中待测元素转变为气态原子，这一过程称为原子化，需要借助于原子化器来实现；此外，还需要使用分光系统和检测系统，将分析线与非分析线的辐射分开并测量吸收信号的强度。根据所得吸收信号强度的大小便可进行物质的定量分析。

（一）原子吸收光谱基本原理

一个原子可具有多种能态，在正常状态下，原子处在最低能态，即基态。基态原子受到外界能量激发，其外层电子可能跃迁到不同能态，因此有不同的激发态。电子吸收一定的能量，从基态跃迁到能量最低的第一激发态时，由于激发态不稳定，电子会在很短的时间内跃迁返回基态，并以光的形式辐射出同样的能量，这种谱线称为共振发射线。使电子从基态跃迁到第一激发态所产生的吸收谱线称为共振吸收线。共振发射线和共振吸收线都简称为共振线。

根据 $\Delta E = h\nu$ 可知，由于各种元素的原子结构及其外层电子排布不同，核外电子从基态受激发而跃迁到其第一激发态所需能量不同，同样，再跃迁回基态时所发射的共振线也就不同，因此这种共振线就是元素的特征谱线。由于第一激发态与基态之间跃迁所需能量最低，最容易发生，因此，对大多数元素来说，共振线就是元素的灵敏线。原子吸收分析就是利用处于基态的待测原子蒸气对从光源辐射的共振线的吸收来进行的。

（二）原子吸收分光光度计

进行原子吸收分析的仪器是原子吸收分光光度计。目前，国内外商品化的原子吸收分光光度计的种类繁多、型号各异，但基本构造原理却是相似的，都是由光源、原子化系统、分光系统和检测系统四个主要部分组成（如图 3-37 所示），下面分别进行介绍。

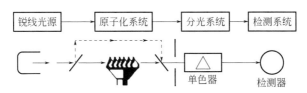

图 3-37　原子吸收分光光度计的结构原理图

1. 光源

光源的作用是给出待测元素的特征辐射。原子吸收对光源有如下要求。

（1）发射线的波长范围必须足够窄，即发射线的半宽度明显小于吸收线的半宽度，以保证峰值吸收的测量。这样的光源称为锐线光源。

（2）辐射的强度要足够大，以保证有足够的信噪比。

（3）辐射光强度要稳定且背景小，使用寿命长等。

目前使用的光源有空心阴极灯（HCL）、无极放电灯和蒸气放电灯等，其中空心阴极灯是符合上述要求且应用最广的光源。

空心阴极灯是一种气体放电管，其基本结构如图 3-38 所示。它由一个空心圆筒形阴极（内径 2~5mm，深约 10mm）和一个阳极构成。空心阴极一般由待测元素的纯金属制成，也可用其合金，或用铜、铁、镍等金属制成阴极衬套，衬管的空穴内再衬入或熔入所需金属。阳极为钨棒，上面装有钛丝或钽片作吸气剂，以吸收灯内少量杂质气体（如氢气、氧气、二氧化碳等）。两电极密封于充有低压惰性气体的带有石英窗的玻璃壳内。

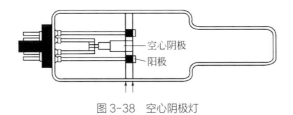

图 3-38　空心阴极灯

2. 原子化系统

将试样中待测元素转化为基态原子的过程称为原子化过程，能完成这个转化的装置称为原子化系统（原子化器），待测元素的原子化是整个原子吸收分析中最困难和最关键的环节，原子化效率的高低直接影响测定的灵敏度，原子化效率的稳定性则直接决定了测定的精密度。原子化过程是一个复杂的过程，常用的原子化方法有火焰原子化法（flame atomization）、无火焰原子化法（flameless atomization）和化学原子化法（chemical atomization）。

（1）火焰原子化装置　火焰原子化装置实际上是喷雾燃烧器，它是由雾化器、预混合室（雾化室）、燃烧器、火焰及气体供应等部分组成的。按照火焰的燃气和助燃气的混合方式与进样方式不同，火焰原子化器可分为全消耗型（total consumption burner）和预混合型（premix burner）两类。试液直接喷入火焰的为全消耗型燃烧器，又称为紊流燃烧器（turbulent flow burner）；预混合型原子化器是采用雾化器将试液雾化形成雾滴，这些雾滴在雾化室中与气体（燃气与助燃气）均匀混合，除去大液滴后，再进入燃烧器形成火焰，最后，试液在火焰中产生原子蒸气。预混合型原子化器又称为层流燃烧器（laminar flow burner），是目前应用最广的原子化器，如图 3-39 所示。

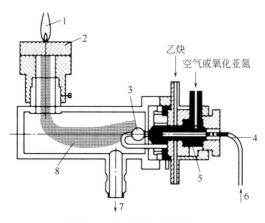

图 3-39　预混合型原子化器

1—火焰；2—燃烧器；3—撞击球；4—毛细管；5—雾化器；6—试液；7—废液；8—预混合室

（2）无火焰原子化装置　虽然火焰原子化器操作简便，但雾化效率低，原子化效率也低。此外，基态气态原子在火焰吸收区停留时间很短（约 $10^{-4}s$），同时原子蒸气在火焰中被大量气体稀释，因此火焰法的灵敏度提高受到限制。无火焰原子化装置（non-flame atomizer）是利用电热、阴极溅射、高频感应或激光等方法使试样中待测元素原子化的。

（3）化学原子化法　化学原子化法又称为低温原子化法，是将一些元素的化合物在低温下与强还原剂反应，使样品溶液中的待测元素以气态原子或化合物的形式与反应液分离，然后送入吸收池（absorption cell）中或在低温下加热进行原子化的方法。常用的方法有氢化物原子化法（hydride atomization）和冷原子化法（cold-vapour atomization）。

3. 光学系统

原子吸收的光学系统可分为外光路系统（照明系统）和分光系统（单色器）两部分。

外光路系统的作用是使光源发出的共振线准确地透过被测试液的原子蒸气，并投射到单色器的入射狭缝上。通常用光学透镜来达到这一目的。图 3-40 是应用于单光束仪器的一种类型（双透镜系统）。光源发出的射线成像在原子蒸气的中间，再由第二透镜将光线聚焦在单色器的入射狭缝上。

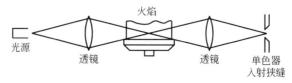

图 3-40　单光束外光路系统

分光系统的作用是把待测元素的共振线与其他干扰谱线分离开来，只让待测元素的共振线通过。分光系统（单色器）主要由色散元件（光栅或棱镜）、反射镜、狭缝等组成。图 3-41 是一种分光系统（单光束型）的示意图。由入射狭缝 S_1 投射出来的被待测试液的原子蒸气吸收后的透射光，经反射镜 M、色散元件光栅 G、出射狭缝 S_2，最后照射到光电检测器 PM（photometer）上，以备光电转换。

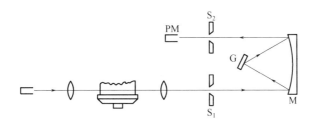

图 3-41　一种分光系统的示意图

G—光栅；M—反射镜；S_1—入射狭缝；S_2—出射狭缝；PM—光电检测器

原子吸收法要求单色器有一定的分辨率和集光本领，这可通过选用适当的光谱通带来达到。所谓光谱通带是指通过单色器出射狭缝的光束的波长宽度，即光电检测器 PM 所接受到的光的波长范围，用 W 表示，它等于光栅的倒线色散率 D 与出射狭缝宽度 S 的乘积，即：

$$W=DS$$

式中，W 为单色器的通带宽度，nm；D 为光栅的倒线色散率，nm/mm；S 为狭缝宽度，mm。

由于仪器中单色器采用的光栅一定，其倒线色散率 D 也为定值，因此单色器的分辨率和集光本领取决于狭缝宽度。调宽狭缝，使光谱通带加宽，单色器的集光本领加强，出射光强度增加；但同时出射光包含的波长范围也相应加宽，使光谱干扰与背景干扰增加，单色器的分辨率降低，导致测得的吸收值偏低，工作曲线弯曲，产生误差。反之，调窄狭缝，光谱通带变窄，实际分辨率提高，但出射光强度降低，相应地会提高光源的工作电流或增加检测器增益，此时会产生谱线变宽和噪声增加的不利影响。实际工作中，应根据测定的需要调节合适的狭缝宽度。

4. 检测系统

检测系统包括光电转换器、检波放大器和信号显示与读数装置。检测系统的作用是将待测光信号转换成电信号，经过检波放大、数据处理后显示结果。

常用的光电转换元件有光电池、光电管和光电倍增管（PMT）等。在原子吸收分光光度计中，通常使用光电倍增管作检测器，光电倍增管是一种具有多级电流放大作用的真空光电管，它可以将经过原子蒸气吸收和单色器分光后的微弱光信号转变成电信号，其放大倍数可达 $10^6 \sim 10^8$ 倍，其结构如图 3-42 所示。光电倍增管的外壳由玻璃或石英制成，内部抽成真空，内有一个阳极和一个阴极，在阳极和阴极之间装有数个倍增极（又称为打拿极），光电阴极和倍增极上涂有光敏物质，阴极和阳极之间从外面加上直流电压（约 1000V），外加电压通过一系列电阻依次均匀地分配在各倍增极上。

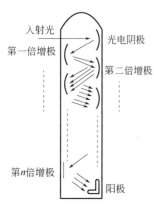

图 3-42　光电倍增管的工作原理

当光照射到光电阴极上时，光敏物质就发射出电子，光电子受第一倍增极和阴极之间的电场加速，打在第一倍增极上，轰击出几倍的二次电子，这些二次电子受电场加速，打在第二倍增极上，轰击出更多的二次电子，以此类推，这样引起电子发生雪崩似的放大，最后到达阳极已是多次倍增后的电子，其数值为阴极上发出电子的 $10^6 \sim 10^8$ 倍。这样，光电倍增管不仅把光转换成电，而且把电流放大了许多倍，通过阳极输出。

光电倍增管适用的波长范围取决于涂敷阴极的光敏材料。为了使光电倍增管输出信号具有高度稳定性，必须使负高压电源电压稳定，一般要求电压能达到 0.01%～0.05%的稳定度。在使用上，应注意光电倍增管的疲劳现象。由于疲劳程度随辐照光强和外加电压而加大，因此，要设法遮挡非信号光，并尽可能不要使用过高的增益，以保持光电倍增管的良好工作特性。

检波放大器的作用是将光电倍增管输出的电压信号放大。由于原子吸收测量中处理的信号波形接近方波，因此多采用同步检波放大器，以改善信噪比。由于蒸气吸收后的光强度并不直接与浓度呈直线关系，因此信号须经对数变换器进行变换处理后，才能提供给显示装置。在显示装置里，信号可以转换成吸光度或透光率，也可以转换成浓度用数字显示器显示出来，还可以用记录仪记录吸收峰的峰高或峰面积。现代一些高级原子吸收分光光度计中还设有自动调零、自动校准、积分读数、曲线校正等装置，并可用微机绘制校准工作曲线以及高速处理大量测定数据等。

（三）原子吸收分光光度计的类型

原子吸收分光光度计按光束形式可分为单光束和双光束两类；按波道数分类，有单道、双道和多道分光光度计。目前普遍使用的是单道单光束和单道双光束原子吸收分光光度计。

1. 单道单光束原子吸收分光光度计

单道单光束原子吸收分光光度计只有一个单色器，外光路只有一束光，其结构原理如图 3-43 所示。这类仪器结构简单，共振线在外光路损失少，灵敏度较高，因而应用广泛。但该类仪器不能消除光源强度变化而引起的基线漂移（零漂），因此，实际测量中要求对空心阴极灯进行充分预热，并经常校正仪器的零点吸收。

2. 单道双光束原子吸收分光光度计

单道双光束原子吸收分光光度计中有一个单色器，外光路有两束光，其光学系统原理如图 3-44 所示。光源发射的辐射被旋转切光器分为性质完全相同的两束光：试样光束通过火焰，参比光束不通过火焰；然后用半透半反射镜使试样光束及参比光束交替通过单色器而射至检测系统，在检测系统中将所得脉冲信号分离为参比信号 I_r 及试样信号 I，这样就可检测出两束光的强度之比 I/I_r。由于光源的任何漂移都可由参比光束的作用而得到补偿，因此该类仪器可消除光源和检测器不稳定而引起的基线漂移现象，准确度和灵敏度都高，但它仍不能消除原子化不稳定和火焰背景的影响，并且仪器的光学系统复杂，价格也较昂贵。

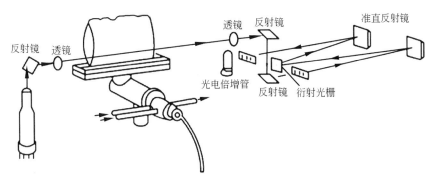

图 3-43 单道单光束原子吸收分光光度计结构原理图

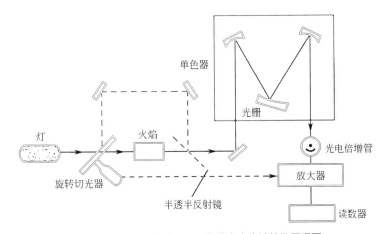

图 3-44 单道双光束原子吸收分光光度计结构原理图

三、原子荧光光谱法

原子荧光光谱法（atomic fluorescence spectrometry，AFS）是 20 世纪 60 年代中期以后发展起来的一种新的痕量分析技术。该方法是通过测量待测元素的原子蒸气在特定频率辐射能激发下所产生的荧光强度来测定元素含量的一种仪器分析方法。

（一）原子荧光光谱法的基本原理

1. 原子荧光光谱的产生

气态自由原子吸收了特征波长的辐射后，原子的外层电子跃迁到较高能级，接着又以辐射形式去活化，跃迁返回基态或较低能级，同时发射出与原激发辐射波长相同或不同的辐射即为原子荧光。原子荧光是光致发光，当激发光源停止照射后，再发射过程立即停止。

2. 原子荧光的类型

原子荧光可分为共振荧光、非共振荧光与敏化荧光三种类型，原子荧光产生的过程如图 3-45 所示。

（1）共振荧光 气态自由原子吸收共振线被激发后，再发射出与原激发辐射波长相同的辐射即为共振荧光，其特点是激发线与荧光线的高低能级相同，其产生过程如图 3-45（a）

中 A 所示。

若原子受激发处于亚稳态，再吸收辐射进一步激发，然后再发射相同波长的共振荧光，此种原子荧光称为热助共振荧光，如图 3-45（a）中 B 所示。

（2）非共振荧光　当荧光与激发光的波长不相同时，产生非共振荧光。非共振荧光包括直跃线荧光、阶跃线荧光、反斯托克斯（anti-Stokes）荧光，它们的发生过程分别如图 3-45（b）、图 3-45（c）、图 3-45（d）所示。

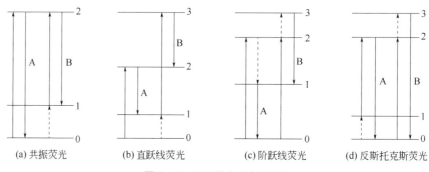

(a) 共振荧光　　(b) 直跃线荧光　　(c) 阶跃线荧光　　(d) 反斯托克斯荧光

图 3-45　原子荧光产生的过程

图中 0 表示原子基态；1、2、3 表示激发态；A 表示起始于基态的共振荧光（共振跃迁），B 表示起始于亚稳态的共振荧光；实线表示辐射过程，虚线表示非辐射过程

① 直跃线荧光　直跃线荧光是激发态原子直接跃迁到高于基态的亚稳态时所发射的荧光，如图 3-45（b）所示。由于荧光的能级间隔小于激发线的能级间隔，所以荧光的波长大于激发线的波长。通常，把荧光线的波长大于激发线的波长的荧光称为斯托克斯荧光。反之，称为反斯托克斯荧光。直跃线荧光为斯托克斯（Stokes）荧光。

② 阶跃线荧光　阶跃线荧光是激发态原子先以非辐射形式去活化回到较低激发态，再以辐射形式去活化回到基态而发射的荧光；或者是原子受辐射激发到中间能态，再经热激发到高能态，然后通过辐射方式去活化回到低能态而发射的荧光。前一种阶跃线荧光（A）又称为正常阶跃线荧光，后一种阶跃线荧光（B）又称为热助阶跃线荧光。阶跃线荧光的产生如图 3-45（c）所示。

③ 反斯托克斯荧光　当自由原子跃迁至某一能级，其获得的能量一部分由光源激发能供给，另一部分由热能供给，然后返回低能级所发射的荧光为反斯托克斯荧光。其荧光能大于激发能，荧光波长小于激发线波长。其发生过程如图 3-45（d）所示。

（3）敏化荧光　受光激发的原子与另一种原子碰撞时，把激发能传递给另一个原子使其激发，后者再以辐射形式去激发而发射荧光即为敏化荧光。由于火焰原子化器中的原子浓度很低，主要以非辐射方式去活化，因此观察不到敏化原子荧光。

在上述各类原子荧光中，共振荧光强度最大，最为常用。

3. 原子荧光测量的基本关系式

原子荧光强度 I_F 与基态原子与某一频率激发光的吸收强度 I_A 呈正比，表示为：

$$I_F = \phi I_A$$

式中，ϕ 为荧光量子效率，它表示发射荧光光量子数与吸收激发光量子数之比。

若在稳定的激发光源照射下，忽略自吸，则基态原子对光的吸收强度 I_A 可用吸收定律表示为：

$$I_A = I_0 A(1 - e^{-\varepsilon \iota N})$$

式中，I_0 为原子化器内单位面积上接受的光源强度；A 为受光源照射的检测系统中观察到的有效面积；ι 为吸收光程长；ε 为峰值吸收系数；N 为单位体积内的基态原子数。

由上两式得：

$$I_F = \phi I_0 A(1 - e^{-\varepsilon \iota N})$$

将上式括号展开，考虑原子浓度很低时，忽略高次项进行整理后，可得：

$$I_F = \phi I_0 A \varepsilon \iota N$$

当仪器及操作条件一定时，除 N 外，其他为常数，而 N 与试样中被测元素浓度 c 呈正比，这样可得：

$$I_F = Kc$$

上式为原子荧光定量分析的理论基础。

4. 量子效率与荧光猝灭

受光激发的原子，可能发射共振荧光，也可能发射非共振荧光，还可能无辐射跃迁至低能级，所以量子效率一般小于1。

当激发态原子以非辐射方式去活化，例如受激原子与其他粒子碰撞，把一部分能量变成热运动或其他形式的能量，发生无辐射的去激发过程，导致原子荧光量子效率降低，荧光强度减弱。这种现象称为荧光猝灭。

（二）原子荧光光度计

原子荧光光度计分为非色散型和色散型两类，它们的结构基本相似，只是单色器不同。两类仪器的光路图分别如图 3-46（a）和图 3-46（b）所示。原子荧光光度计与原子吸收分光光度计相似，但光源与其他部件不在一条直线上，而是呈 90°角，以避免激发光源发射的辐射对原子荧光检测信号的影响。

1. 激发光源

可用连续光源或锐线光源。连续光源稳定，操作简便，寿命长，能用于多元素同时分析，但检出限较差；常用的连续光源是氙灯。锐线光源辐射强度高，稳定，可得到更好的检出限；常用的锐线光源是高强度空心阴极灯、无极放电灯、激光等。

2. 原子化器

原子荧光光度计对原子化器的要求与原子吸收分光光度计基本相同。

3. 光学系统

光学系统的作用是充分利用激发光源的能量和接收有用的荧光信号，减少和除去杂散光。

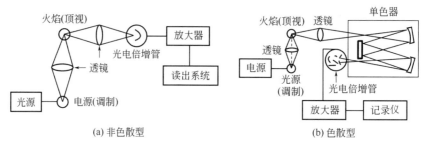

图 3-46　原子荧光光度计示意图

色散系统对分辨能力要求不高，但要求有较大的集光本领，常用的色散元件是光栅。非色散型仪器的滤光器用来分离分析线和邻近谱线，降低背景。非色散型仪器的优点是照明立体角大，光谱通带宽，集光本领大，荧光信号强度大，仪器结构简单，操作方便。缺点是散射光的影响大。

4. 检测器

常用光电倍增管做检测器。色散型原子荧光光度计用光电倍增管。非色散型的多采用日盲光电倍增管，它的光阴极由 Cs-Te 材料制成，对 $160\sim280nm$ 波长的辐射有很高的灵敏度，但对大于 $320nm$ 波长的辐射不灵敏。检测器与激发光束呈直角配置，以避免激发光源对检测原子荧光信号的影响。

四、紫外-可见吸收光谱法

（一）紫外-可见吸收光谱法的分类

紫外-可见吸收光谱是由成键原子的分子轨道中的电子跃迁产生的，吸收光谱区域依赖于分子的电子结构。紫外-可见吸收光谱法按测量光的单色程度分为分光光度法和比色法。

分光光度法是指应用波长范围很窄的光与被测物质作用而建立的分析方法。按照所用光的波长范围不同，又可分为紫外分光光度法和可见分光光度法两种，合称为紫外可见分光光度法。紫外-可见光区又可分为 $100\sim200nm$ 的远紫外光区、$200\sim400nm$ 的近紫外光区、$400\sim800nm$ 的可见光区。其中，远紫外光区的光能被大气吸收，所以在远紫外光区的测量必须在真空条件下操作，因此也称为真空紫外区，不易利用。近紫外光区对结构研究很重要，它又称为石英区。可见光区则是指其电磁辐射能被人的眼睛所感觉到的区域。

比色法是指应用单色性较差的光与被测物质作用而建立的分析方法，适用于可见光区。光的波长范围可借用所呈现的颜色来表征，光的相对强度可由颜色的深浅来区别，所以称为比色法，其中以人的眼睛作为检测器的可见光吸收方法称为目视比色法，以光电转换器件作为检测器的方法称为光电比色法。

（二）光的选择吸收与物质颜色的关系

不同物质的分子能选择性地强烈吸收某一个或数个波带的光波，而对其他光波很少吸收或不吸收。有色物质本身所呈现的颜色与其所选择的光波的颜色呈互补色，光的互补关系见表 3-13。

表 3-13 光的互补关系

物质外观颜色	吸收光	
	吸收光的颜色	波长范围/nm
黄绿色	紫色	400～450
黄色	蓝色	450～480
橙色	绿蓝色	480～490
红色	蓝绿色	490～500
红紫色	绿色	500～560
紫色	黄绿色	560～580
蓝色	黄色	580～610
绿蓝色	橙色	610～650
蓝绿色	红色	650～780

（三）紫外-可见吸收光谱法的特点

紫外-可见吸收光谱法是在仪器分析中应用最广泛的分析方法之一，其优点如下所述。

（1）具有较高的灵敏度，适用于微量组分的测定。

（2）通常所测试液的浓度下限达 $10^{-6}\sim10^{-5}$mol/L。

（3）吸光光度法测定的相对误差一般为 2%～5%。

（4）测定迅速，仪器操作简单，价格便宜，应用广泛。

（5）几乎所有的无机物质和许多有机物质的微量成分都能用此法进行测定。

（6）常用于化学平衡等的研究。

（四）紫外-可见吸收光谱法的基本原理

利用物质吸收紫外可见光所产生的光谱，对物质的组成、结构或含量进行分析测定的分析方法称为紫外-可见吸收光谱法。由于紫外可见光谱法常是利用紫外可见分光光度计来进行测定的，所以又称为紫外可见分光光度法。

紫外可见光谱属于分子吸收光谱中的电子吸收光谱。分子吸收光谱分为转动光谱、振动光谱和电子光谱，根据量子化学理论，分子中的电子能级是量子化的，只有当光辐射的能量等于电子能级差值时，才会使电子发生能级跃迁，而产生电子吸收光谱，分子中电子能级之间的能量差一般在 1～20eV（大约比振动能级差大 10 倍，比转动能级差大 100～1000 倍），对应光的波长为 100～800nm，这种光谱位于紫外光和可见光区，因此称为紫外可见光谱，由于在电子能级发生跃迁时，常伴随有振动能级和转动能级的跃迁，故紫外可见光谱也是带光谱，整个分子的紫外可见光谱可能包含若干个谱带，它实际上是电子-振动-转动光谱。但一般研究紫外可见光谱多用液态样品，由于分子间相互作用力较强，一般分辨不出转动能级，甚至由振动能级产生的谱带也常分辨不开，所以得到的往往是很宽的吸收带。

不同物质分子内部的电子结构各不相同，电子能级也千差万别，这就决定了它们对不同波长光线的选择吸收也不相同。如果改变通过某一吸收物质入射光的波长，并记录该物质在每一波长处的吸光度，以波长为横坐标，吸光度为纵坐标作图，这样得到的图谱就是该物质的吸收光谱或吸收曲线，吸收光谱提供的信息（波形、波峰的强度、位置及数目等）反映了物质内部的组成与结构的丰富信息，为我们研究物质的结构提供了重要的帮助。

（五）紫外-可见分光光度计

1. 紫外-可见分光光度计的分类

目前，市场上销售的紫外-可见分光光度计类型较多，主要有以下几种类型。

按使用波长范围分为可见分光光度计（400～780nm）和紫外-可见分光光度计（200～1000nm）；按光路分为单光束式和双光束式；按单位时间内通过溶液的波长数又分为单波长分光光度计和双波长分光光度计。

也可以将它们归纳为三种类型，即单光束分光光度计、双光束分光光度计和双波长分光光度计。

（1）单光束分光光度计　单光束分光光度计是最简单的光度计。其光路示意图如图 3-47 所示，一束经过单色器的光，轮流通过参比溶液和样品溶液，以进行光强度测量。早期的分光光度计都是单光束的。例如：国产的 721 型、125 型、751 型，日本岛津 QV50 型，英国 SP500 型等。这种分光光度计的特点是结构简单，价格便宜，主要适于作定量分析。其缺点是测量结果受电源的波动影响较大，容易给定量结果带来较大的误差。此外，这种仪器操作麻烦，不适于作定性分析。

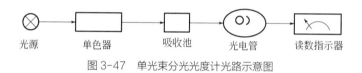

光源　　单色器　　吸收池　　光电管　　读数指示器

图 3-47　单光束分光光度计光路示意图

（2）双光束分光光度计　此类仪器一般能自动记录吸收光谱曲线，其特点是：能连续改变波长，自动地比较样品及参比溶液的透光强度；能消除单光束分光光度计所不能克服的缺点，即光源波动、检测器及放大器的不规则特性的影响。对于必须在较宽的波长范围内获得很复杂的吸收光谱曲线的分析来说，此类仪器极为合适。双光束分光光度计光路如图 3-48 所示。经过单色器的光一分为二，一束通过参比溶液，另一束通过样品溶液，一次测量即可得到样品溶液的吸光度。这类仪器有国产的 710 型、730 型、740 型，英国 SP700 型，日立 220 系列及日本岛津 UV210 等。

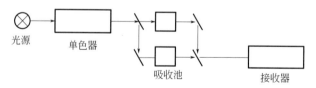

光源　　单色器　　吸收池　　接收器

图 3-48　双光束分光光度计光路示意图

（3）双波长分光光度计　双波长分光光度计与单波长分光光度计的主要区别在于采用双单色器，以同时得到两束波长不同的单色辐射，其光路如图 3-49 所示。

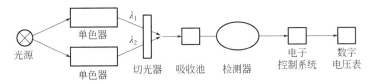

图 3-49 双波长分光光度计光路示意图

由同一光源发出的光被分成两束，分别经过两个单色器，从而可以同时得到两个不同波长（λ_1 和 λ_2）的单色光。它们交替地照射同一溶液，然后经过光电倍增管和电子控制系统。这样得到的信号是两波长吸光度之差 ΔA。

$$\Delta A = A_{\lambda_1} - A_{\lambda_2}$$

2. 紫外-可见分光光度计的组成及其结构原理

各种型号的紫外-可见分光光度计，就其基本结构来说，都是由一个部分组成的（如图3-50所示），即光源、单色器、吸收池、检测器、信号指示系统。

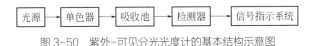

图 3-50 紫外-可见分光光度计的基本结构示意图

（1）光源 光源指的是发光物体。理想的光源应能提供连续辐射，也就是说它的光谱应包括所用的光谱区内所有波长的光，光的强度必须足够大，并且在整个光谱区内其强度不应随波长有明显变化。实际上，这种理想的光源并不存在，所有光源的光强都随波长改变而改变。分光光度计中常用的光源有热辐射光源和气体放电光源两类。热辐射光源用于可见光区，如钨丝灯和卤素灯；气体放电光源用于紫外光区，如氢灯和氘灯。

（2）单色器 单色器是一种用来把来自光源的混合光分解为单色光并能随意改变波长的装置，它是分光光度计的"心脏"部分。它的主要组成为入口狭缝、出口狭缝、色散元件和准直反射镜等部分，其中色散元件是关键性部分。入口狭缝起着限制杂散光进入的作用；色散元件起着把混合光分解为各个单色光的作用，它可以是棱镜也可以是光栅；准直反射镜起着把来自狭缝的光束转化为平行光，并把来自色散元件的平行光束聚焦于出口狭缝上而形成光谱像的作用；出口狭缝起着把额定波长的光射出单色器的作用。转动棱镜和光栅的波长盘，可以改变单色器出来光束的波长，改变进、出口狭缝的宽度，可以改变出射光束的带宽和单色器的纯度。

（3）吸收池 吸收池是盛装试液并决定液层厚度的器件。常用的吸收池材料有石英和玻璃两种，石英池可用于紫外、可见及近红外光区，普通硅酸盐玻璃池只能用于 350nm～2μm 的光谱区。常见吸收池为长方形，光程为 0.5～10cm。从用途上看有液体池、气体池、微量池及流动池。

（4）检测器 在分光光度计中，为了把通过试样溶液与参比溶液的光强度的比值表示出来，需要一些设备对光强度加以检测并把光强度以电信号显示出来，这种光电转换设备称为检测器。常用的检测器有光电池、光电管和光电倍增管等，它们通过光电效应将照射到检测器上的光信号转变成电信号。对检测器的要求是：在测定的光谱范围内具有高的灵敏度；对辐射能量的响应时间短，信号关系好；对不同波长的辐射响应均相同，且可靠；噪声水平低，稳定性好等。

硒光电池对光的敏感范围为 300～800nm，其中对 500～600nm 最为灵敏，而对紫外光及红外光都不响应。这种光电池的特点是能产生可直接推动微安表的光电流，由于容易出现疲劳效应，只能用于低档的分光光度计中。

光电管在紫外可见分光光度计中应用较为广泛。它的结构是：一个金属半圆柱体为阴极，一个镍环或镍片为阳极，其内表面涂有一层光敏物质。此物质多为碱金属或碱金属氧化物，受光照射时可以放出光电子。阴极上的光敏材料不同，光谱的灵敏区也不同。光电管可分为蓝敏和红敏两种，前者在镍阴极表面上沉积锑和铯，可用波长范围为 210～625nm；后者是在阴极表面上沉积银和氧化铯，可用波长范围为 625～1000nm。与光电池比较，它具有灵敏度较高、光敏范围宽、不易疲劳等优点。

光电倍增管比普通光电管更灵敏，因此可使用较窄的单色器狭缝，从而对光谱的精细结构有较好的分辨能力。

（5）信号指示系统　常用的信号指示装置有直流检测器、电位调节指零装置以及数字显示或自动记录装置等。新型紫外-可见分光光度计信号指示系统大多采用微型计算机，它既可用于仪器自动控制，实现自动分析，又可进行数据处理，记录样品的吸收曲线，大大提高了仪器的灵敏度和稳定性。

五、红外吸收光谱法

（一）红外吸收光谱法概述

红外吸收光谱法简称为红外光谱法（infrared spectrum）。它是依据物质对红外辐射的特征吸收建立起来的一种光谱分析方法。当样品受到频率连续变化的红外光照射时，分子吸收了某些频率的辐射，并由其振动或转动运动引起偶极矩的净变化，产生分子振动和转动能级从基态到激发态的跃迁，使相应于这些吸收区域的透射光强度减弱。记录红外光透光率与波数或波长关系的曲线，就得到红外光谱。

1. 红外光谱区的划分

红外光谱在可见光区和微波区之间，其波长范围大致为 0.75～1000μm（12800～10cm^{-1}）。习惯上将红外光区分为三个区：近红外光区、中红外光区、远红外光区。三个区的波长（波数）范围和能级跃迁类型如表 3-14 所示。

表 3-14　红外光谱区

区域	$\lambda/\mu m$	σ/cm^{-1}	能级跃迁类型
近红外	0.75～2.5	1300～4000	O—H、N—H 及 C—H 键伸缩振动的倍频吸收
中红外	2.5～50	4000～200	分子振动
远红外	50～1000	200～10	分子骨架振动、转动

2. 红外光谱图的表示方法

红外吸收光谱中，可用波长 λ、频率 ν 和波数 σ 来表示吸收谱带的位置。由于分子振动的频率数值较大（数量级一般为 10^{13}），使用起来不方便，通常选用波长 λ（μm）或波数 σ（cm^{-1}）

来表示，它们之间的关系为：

$$\sigma(\text{cm}^{-1}) = \frac{10^4}{\lambda(\mu m)}$$

$$E = h\nu = hc\sigma$$

式中，E 为能量；h 为普朗克常数；c 为光速；λ 为波长；ν 为频率；σ 为波数。能量与波数呈正比，因此，常用波数作为红外光谱图的横轴标度。红外光谱图的纵坐标表示红外吸收的强弱，常用透光率表示（T），T-σ 图上吸收曲线的峰尖向下，敌草隆的红外光谱图如图 3-51 所示。

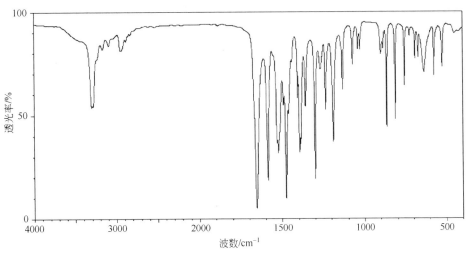

图 3-51　敌草隆的红外光谱图

（二）红外吸收光谱基本原理

红外光谱是物质吸收红外区光，引起分子中振动能级、转动能级跃迁所测得的吸收光谱。一般红外光谱仪使用的波数为 $400\sim4000\text{cm}^{-1}$，属于中红外区。红外光谱就是分子中不同的共价键吸收红外光后发生振动能级跃迁而产生的。由于分子振动能级跃迁时，伴随着分子转动能级的改变，因而试剂测得的振动光谱也含有转动光谱，使谱线变宽而成吸收带，所以红外光谱又称为振动转动光谱。

分子的振动可以分为两类：伸缩振动（v）和弯曲振动（δ）。

伸缩振动（v）是改变键长的振动，包含对称伸缩振动（v_s）和不对称伸缩振动（v_{as}）。弯曲振动（δ）是指键长不变而键角改变的振动，包括剪式振动、面内摇摆、面外摇摆和扭曲振动等。图 3-52 列出了亚甲基的各种振动方式。

产生红外吸收光谱需要两个条件：一是红外辐射光的能量能满足分子振动能级跃迁需要的能量，也就是辐射光的频率与分子振动的频率相当，才能被吸收产生吸收光谱；二是在振动过程中能引起分子偶极矩的变化，才能产生红外吸收光谱。比如 H_2、O_2、N_2 等双原子分子内电荷分布是对称的，振动中不引起分子偶极矩的变化，实验中观测不到它们的红外光谱。另外，对称炔烃的碳碳三键伸缩振动也不引起分子偶极矩变化，因此也观测不到碳碳三键的伸缩振动红外吸收。

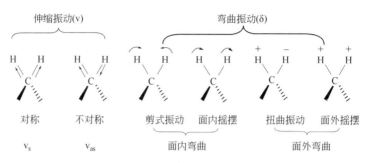

图 3-52 亚甲基的各种振动方式

红外光谱图中，在 4000～1300cm^{-1} 范围内，每一红外吸收峰都和一定的官能团相对应，这个区域称为官能团区。1300～650cm^{-1} 区域中，虽然一些吸收也对应于一定的官能团，但大量的吸收峰并不与特定官能团相对应，仅仅显示化合物的红外特征，犹如人的指纹，称为指纹区。其结构的细微变化都会引起指纹区吸收的变化，不同的化合物指纹吸收式不同，因此指纹区吸收的峰形和峰强度对判断化合物结构有着重要的作用。

各种官能团具有一个或多个特征吸收，为了方便记忆和检索，可以将红外谱图划分为 4 个区域（表 3-15）。

表 3-15　各类基团的红外吸收特征频率

化合物类型	基团	振动方式	频率范围/cm^{-1}
烷烃	C—H	v	2960～2850（s）
		δ	1470～1350（s）
烯烃	=C—H	v	3080～3020（m）
		δ	1100～675（s）
芳烃	=C—H	v	3100～3000（m）
		δ	870～675（s）
炔烃	≡C—H	v	3300（s）
烯烃	C=C	v	1680～1640（v）
芳烃	C=C	v	1600～1500（v）
炔烃	C≡C	v	2260～2100（v）
醇、醚、羧酸、酯	C—O	v	1300～1080（s）
醛、酮、羧酸、酯	C=O	v	1760～1690（s）
一元醇、酚（游离）（缔合）	O—H	v	3640～3610（v）
	O—H	v	3600～3200（b）
羧酸	O—H	v	3300～2500（b）
胺、酰胺	N—H（NH$_2$）	v	3500～3300（b）
		v	3500～3300（m）
		δ	1650～1590（s）
	C—N	v	1360～1180（s）
腈	N≡C	v	2260～2210（v）
硝基化合物	—NO$_2$		1560～1515（s）
		δ	1380～1345（s）

频率范围中的不同字母代表吸收峰强度，其中 v 代表极强峰，s 表示强峰，m 代表中强峰。

（1）4000～2500cm^{-1}区域　这是Y—H伸缩振动区（其中Y为C、N、O、S等），主要是O—H、N—H、C—H等单键伸缩振动。

（2）2500～2000cm^{-1}区域　此处为三键和累积双键伸缩振动区，主要有C≡C、C≡N、C≡C≡C、C≡N≡O等键伸缩振动。

（3）2000～1600cm^{-1}区域　此处为双键伸缩振动区，主要有C=C、C=O等键的伸缩振动。其中羰基的吸收最为重要，大部分羰基集中在1900～1650cm^{-1}，往往是谱图的最强峰或次强峰，碳碳双键的吸收为1670～1600cm^{-1}，强度中等，此外，还有苯环的骨架振动，另外，C=N、N=O的伸缩振动也出现在此区域。

（4）1600～600cm^{-1}区域　此区域内除C—C、C—N、C—O等单键的伸缩振动外，还有C—H弯曲振动的信息。

（三）红外吸收光谱仪

20世纪50年代初期，商品红外吸收光谱仪问世，这就是以棱镜作色散元件的第一代红外吸收光谱仪。其缺点是光学材料制造困难，分辨率较低，且仪器使用要求严格（恒温恒湿），20世纪60年代后发展了以光栅作色散元件的第二代红外吸收光谱仪。由于它分辨率超过第一代仪器，且具有能量较高，价格便宜，对温度、湿度要求不高等优点，很快取代了棱镜式光度计。20世纪70年代后，出现了基于干涉调频分光的傅里叶变换红外吸收光谱仪，具有分析速度快、分辨率高、灵敏度高以及很好的波长精度等优点，但因它的价格高、仪器的体积大及常常需要进行机械调节等问题而在应用上受到一定程度的限制。近年来，因傅里叶变换红外吸收光谱仪体积减小，操作稳定、易行，价格与一般色散型红外吸收光谱仪相当，其已取代色散型红外吸收光谱仪而成为红外吸收光谱仪的主导产品。

1. 红外吸光光谱仪的主要部件

色散型红外吸收光谱仪与紫外-可见分光光度计的组成基本相同，也是由光源、吸收池、单色器、检测器以及记录显示装置等五部分组成。但由于两类仪器工作波长范围不同，各部件的材料、结构及工作原理都有差异。它们最基本的一个区别是：红外吸收光谱仪的吸收池放在光源和单色器之间，紫外-可见分光光度计的吸收池则放在单色器的后面。试样被置于单色器之前，一是因为红外辐射没有足够的能量引起试样的光化学分解；二是可使抵达检测器的杂散辐射量（来自试样和吸收池）减至最小。

（1）光源　红外光源是能够发射高强度连续红外辐射的物体。常用的主要有能斯特（Nernst）灯和硅碳棒。

能斯特灯是用氧化锆、氧化钇和氧化钍烧结而成的中空棒或实心棒。工作温度约1700℃，在此高温下导电并发射红外线。但在室温下是非导体，因此在工作之前要预热。它的优点是发光强度高，尤其是在大于1000cm^{-1}的高波数区，使用寿命长，稳定性较好。缺点是价格比硅碳棒贵，机械强度差，操作不如硅碳棒方便。硅碳棒是由碳化硅烧结而成的，工作温度在1200～1500℃。由于它在低波数区域发光较强，因此使用波数范围宽，可以低至200cm^{-1}。它的优点是坚固，发光面积大，寿命长。

（2）吸收池　由于玻璃、石英等对红外光均有吸收，因此红外光谱吸收池窗口一般由一些盐类的单晶作为透光材料制作而成，如 NaCl、KBr、CsI 等。盐片窗易吸潮变乌，因此，应注意防潮。

（3）单色器　单色器的作用是把通过样品池和参比池的复合光色散成单色光，再射到检测器上加以检测。色散元件有棱镜和光栅两种类型。目前生产的红外吸收光谱仪都用平面反射式闪耀光栅作色散元件，它具有分辨率高，色散率高且近似线性，不被水侵蚀，不需要恒温、恒湿设备，价格低等优点。

（4）检测器　由于红外光子能量低，不足以引发电子发射，紫外-可见检测器中的光电管等不适用于红外光的检测。红外光区要使用以辐射热效应为基础的热检测器。

（5）记录显示装置　由检测器产生的电信号十分微弱，如由真空热电偶产生的电信号强度仅为 10^{-9}V。此信号必须经电子放大器放大后，才可驱动记录笔发动机绘出相应的红外吸收光谱图。新型的红外吸收光谱仪都配有微处理机，不仅可绘出红外吸收谱图，还可控制仪器的操作参数，进行差谱操作和谱图检索等多种操作。

热检测器通过小黑体吸收辐射，并根据引起的热效应测量入射辐射的功率。为了减少环境热效应的干扰，吸收元件应放在真空中，并与其他热辐射源隔离。

热检测器分为三类：真空热电偶、热电检测器和光电导检测器。

① 真空热电偶　真空热电偶是色散型红外吸收光谱仪中最常用的一种检测器。它根据热电偶的两端点由于温度不同产生温差热电势这一原理，让红外光照射热电偶的一端，使两端点间的温度不同而产生电势差。当回路中有电流通过时，电流的大小会随照射的红外光的强弱而变化。它以一片涂黑的金箔作为红外辐射的接收面。而金箔的另一面焊有两种不同的金属、合金或半导体作为热电偶的"热端"。在冷接点端（通常为室温）连有金属导线。为了提高灵敏度和减少热传导的损失，热电偶密封在一个高真空的腔体内。在腔体上对着涂黑的金箔开一小窗，窗口用红外透光材料（如 KBr、CsI、KRS-5 等）制成。

② 热电检测器　它是在傅里叶变换红外吸收光谱仪中应用的检测器。它用硫酸三甘肽（简称 TGS）的单晶薄片作为检测元件。TGS 的极化效应与温度有关，温度升高，极化强度降低。在 TGS 薄片的一面镀铬，另一面镀金，即形成两个电极，当红外光照射在薄片上时，引起温度升高，极化度改变，表面电荷减少，相当于因温度升高而释放了部分电荷，通过外部连接的电路测量电流的变化可实现检测。热电检测器的特点是响应速度很快，可以跟踪干涉仪随时间的变化，实现高速扫描。目前使用最广泛的晶体材料是氘代硫酸三甘肽（DTGS）。

③ 光电导检测器　它是由一层半导体薄膜（如硫化铅、汞/镉碲化物或者锑化铟等）沉积到玻璃表面组成的，而且将其抽真空并密封与大气隔绝。这些半导体材料，当有红外光照射时，非导电电子将被激发到受激导电态，测量其电导或电阻的变化，可以检测红外光的强度。除硫化铅广泛应用于近红外光区外，在中红外和远红外光区主要采用汞/镉碲化物作为敏感元件，为了减少噪声，必须用液氮冷却。以汞/镉碲化物作为敏感元件的光电导检测器提供了优于热电检测器的响应特征，广泛应用于多通道傅里叶变换红外吸收光谱仪中，特别是在与气相色谱联用的仪器中。

2. 色散型红外吸收光谱仪

色散型红外吸收光谱仪工作原理如图 3-53 所示，光源辐射被分成等强度的两束：一束通过样品池，另一束通过参比池。通过参比池的光束经衰减器（也称为光梳或光楔）与通过样品池的光束会合于切光器处。切光器使两光束再经半圆扇形镜调制后进入单色器，交替落到检测器上。若试样在某一波数对红外光有吸收，两光束的强度就不平衡，因此检测器产生一个交变信号。该信号经放大、整流后，会使光梳遮挡参比光束，直至两光束强度相等。光梳的移动联动记录笔，画出一个吸收峰。因此分光元件转动的全过程就得到一张红外吸收光谱图。

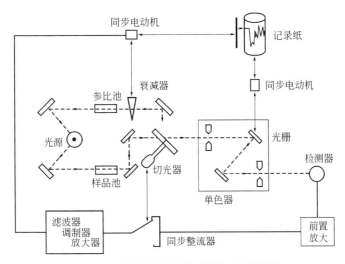

图 3-53　色散型红外吸收光谱仪工作原理图

3. 傅里叶变换红外吸收光谱仪

傅里叶变换红外吸收光谱仪没有色散元件，主要由光源、迈克尔逊干涉仪、试样插入装置、检测器、计算机和记录仪等部分组成。

傅里叶变换红外吸收光谱仪的核心部分是迈克尔逊干涉仪，图 3-54 是它的光学示意和工作原理图。由光源发出的红外光先进入干涉仪，干涉仪主要由互相垂直排列的固定反射镜（定镜）M_1 和可移动反射镜（动镜）M_2 以及与两反射镜呈 45°角的分光板 BS 组成。分光板 BS 使照射在它上面的入射光分裂为等强度的两束，50%透过，50%反射。透射光 I 穿过 BS 被动镜 M_2 反射，沿原路回到 BS 并被反射到达检测器 D；反射光 II 则由定镜 M_1 沿原路反射回来通过 BS 到达检测器 D。这样，在检测器 D 上所得到的是 I 光和 II 光的相干光。若进入干涉仪的是波长为 λ 的单色光，则随着动镜 M_2 的移动，使两束光到达检测器的光程差为零或为 $\lambda/2$ 的偶数倍时，落到检测器上的相干光相互叠加，有相长干涉，产生明线，相干光强度有最大值；相反，当两束光的光程差为 $\lambda/2$ 的奇数倍时，则落到检测器上的相干光将相互抵消，发生相消干涉，产生暗线，其相干光强度有极小值。而部分相消干涉发生在上述两种位移之间。因此，当动镜 M_2 以匀速向分光板 BS 移动时，也即连续改变两光束的光程差时，就会得到干涉图。当试样吸收了某频率的能量，所得到的干涉图强度曲线就会发生变化，这些变化在干涉图内一般难以识别。通过计算机将这种干涉图进行快速傅里叶变换后，即可得到我们熟悉的红外吸收光谱图。

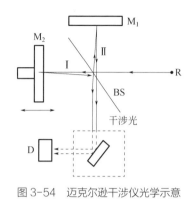

图 3-54　迈克尔逊干涉仪光学示意和工作原理图

傅里叶变换红外吸收光谱仪不用狭缝，因而消除了狭缝对于通过它的光能的限制，可以同时获得光谱所有频率的全部信息。它具有许多优点：扫描速度快，测量时间短，可在 1s 内获得红外吸收光谱，适于对快速反应过程的追踪，也便于和色谱联用；灵敏度高，检出限可达 $10^{-12}\sim10^{-9}$g；分辨率高，波数精度可达 0.01cm^{-1}；光谱范围广，可研究整个红外区（10000～10cm^{-1}）的光谱；测定精度高，重复性可达 0.1%，而杂散光小于 0.01%。

傅里叶变换红外吸收光谱仪适于微量试样的研究。它是近代化学研究不可缺少的基本设备之一。

第三节　质谱法

一、质谱概述

质谱学源于 1898 年，德国物理学家威廉·维恩（W. Wien）发现了带正电荷的离子束在磁场中发生偏转的现象。1918 年，登普斯特（A. J. Dempster）采用电子轰击（electron impact，EI）技术使待测分子离子化。1919 年，英国剑桥大学卡文迪什实验室（Cavendish Laboratory）主任约瑟夫·汤姆逊（J. J. Thomson）的学生弗朗西斯·威廉·阿斯顿研制出了世界上第一台速度聚焦质谱仪，同时鉴别出了至少 212 种天然同位素。到了 20 世纪 30 年代，科学工作者已经用质谱法鉴定了大多数稳定的同位素，并精确地测定其质量。1934 年，德国著名质谱学家马托赫（J. Mattauch）等开发出了双聚焦质谱仪。1946 年，威廉·斯蒂芬斯（W. Stephens）提出了飞行时间质谱仪（time-of-flight mass spectrometer，TOFMS）的设想。1965 年，瑞典 LKB 公司推出了第一台商品化气相色谱质谱联用仪。1966 年，F.H. Field 和 M.S.B. Munson 开发出化学诱导电离样品的化学电离（chemical ionization，CI）。1974 年，Melvin B. Comisarow 和 Alan G. Marshall 研制成功傅里叶变换离子回旋共振质谱仪（Fourier transform ion cyclotron resonance-mass spectrometry，FTICR-MS）。1999 年，亚历山大·马卡洛夫（A. Makarov）领导的团队开发出了静电场轨道阱（orbitrap）质谱仪，2005 年又推出线性四极离子阱（linear quadrupole ion trap）和静电场轨道离子阱的组合式质谱仪。2010 年，AB SCIEX 公司推出了 Triple TOF 5600 质谱系统，实现了高灵敏度、高分辨的质谱系统组合。

从 20 世纪 60 年代开始，质谱法已经普遍地应用到有机化学和生物化学领域，逐渐成为研究单位和大学配置的实验仪器设备。质谱作为鉴定有机物结构的主要方法之一，相比于紫外吸收光谱、红外吸收光谱、拉曼散射光谱、核磁共振波谱，具有两个最突出的优点。

① 灵敏度远远超过其他方法，样品的用量不断降低；

② 质谱是目前唯一可以确定分子式，给出其分子量的方法，而分子式对推测结构至关重要。

质谱法的不足是在进行复杂分子的结构分析时，对分子空间构型和各种结构单元的联结方式的准确区分与判断存在局限性。质谱方法大致可以分为同位素质谱分析、无机质谱分析和有机质谱分析，农药残留分析主要属于有机质谱分析范畴。在色谱质谱联用的有机质谱仪中，质谱仪可分为单级质谱仪（含 1 个质量分析器，如四极杆滤质器；离子阱除外）和串联质谱仪（空间串联含 2 个同类型或不同类型的质量分析器，如三重四级杆等；时间串联为 1 个质量分析器，如离子阱等），对于农药残留分析来讲，单级质谱灵敏度偏低（一般为 mg/kg 水平），串联质谱则可以满足法规的要求（一般低于 μg/kg 水平），串联质谱仪一般比单级质谱仪贵几倍。气相色谱质谱联用仪（GC-MS）有气相色谱四极质谱仪、气相色谱飞行时间质谱仪、气相色谱离子阱质谱仪等，以及各种组合的气相色谱串联质谱联用仪（GC-MS/MS）。液相色谱质谱联用仪（LC-MS）有液相色谱四极质谱仪、液相色谱离子阱质谱仪、液相色谱飞行时间质谱仪等，以及各种组合的液相色谱串联质谱联用仪（LC-MS/MS），其他有机质谱仪主要还有：适于蛋白质组学等分析研究的基质辅助激光解吸飞行时间质谱仪（matrix assisted laser desorption ionization-time of flight mass spectrometry，MALDI-TOF MS）、工作时需要液氮和液氨且造价昂贵的维护费用高的傅里叶变换离子回旋共振质谱仪（Fourier transform ion cyclotron resonance-mass spectrometry，FTICR-MS）。

质谱分析法是利用其独特的电离过程及分离方式来实现定性分析和定量分析的。它首先是将色谱分离的物质在离子源室离子化，电离后的离子按离子质荷比大小在质量分析器上获得分离，然后测量各种离子峰的强度而实现分离的一种方法。质量是物质固有特性之一，不同的物质有不同的质量谱，利用这一性质，可以定性分析；峰强度会与相应的化合物含量有关，利用这一特性，可进行定量分析。

农药的质谱分析不同于色谱的方法，其定性分析的依据不仅是总离子流图的保留值或相对保留值，更重要的是农药分子结构特征的离子碎片，这样就增加了定性分析的可靠性，避免由于复杂的样品基质带来的干扰，即保留时间相同且特征碎片离子（或全扫描质谱图）相同的农药才能做出定性和定量的判定，这样定量分析结果准确、可靠，从而也避免了假阳性。

二、质谱分析的重要名词和术语

（1）离子源　离子源（ion source）是质谱仪器中使样品电离生成离子的部件，如电子轰击离子源（EI）、电喷雾电离离子源（electrospray ionization，ESI）等。

（2）质量分析器　质量分析器（mass analyzer）为质谱仪器中使离子按其质荷比大小进行分离的部件，如四极杆滤质器等。

（3）离子检测器　离子检测器（ion detector）为质谱仪器中检测离子丰度的部件，如二次电子倍增器、微通道板离子计数器等。

（4）质量歧视效应　质量歧视效应（mass discrimination）为质谱仪器中的一些部件（如离子检测器）对不同质量的离子产生不同响应的现象。

（5）质量方程　质量方程（equation for mass spectrometer）为研究磁偏转质谱仪推导出的反映离子运动状态的方程，其表达式为：

$$m/z = \frac{H^2 r^2}{2V}$$

式中，m/z 为离子质荷比；H 为磁场强度；r 为离子运动的曲率半径；V 为加速电位。此方程可描述质量分析器工作原理。

（6）分辨率 分辨率（resolution，R）为在给定样品的条件下，仪器对相邻两个质谱峰的区分能力。相邻等高的两个峰，其峰谷不大于峰高的 10%时，就定义为可以区分。R 是峰谷为峰高的 10%时，两峰质量的平均值与它们质量差的比值，即：

$$R = \frac{m}{\Delta m}$$

式中，m 为两峰质量的平均值；Δm 为两峰质量差。分辨率一般 500 即可满足要求，仪器上一般用 $R=2m$ 表示。现在高分辨率质谱仪可达几万到几十万。分辨率与灵敏度往往呈反比。

（7）灵敏度 灵敏度是指在规定条件下，仪器对选定化合物产生的某一质谱峰的响应值。灵敏度是质谱仪器对样品量感测能力的评定指标，还可区分为绝对灵敏度、相对灵敏度和分析灵敏度。绝对灵敏度是指仪器可以检测到的最小样品量，相对灵敏度是指仪器可以同时检测的大组分与小组分含量之比，分析灵敏度是指输入仪器的样品量与仪器输出的信号之比。通常，绝对灵敏度如气质联用仪用 200fg 八氟萘表示灵敏度，全扫描 $S/N>20 : 1$；液质联用仪用 1pg 利血平表示灵敏度，一级全扫描 $S/N=600 : 1$。

（8）质量范围 质量范围（mass range）是评定质谱仪器性能的参数之一。它描述仪器所能测量的最轻和最重离子之间的质量范围，如一般气质联用仪为 m/z 10～900，液相色谱质谱联用仪为 m/z 20～4000。

（9）接口 接口（interface）为用于协调联用的两种仪器的输出和输入状态的硬件设备。它既能除去大量的破坏离子源高真空度的流动相，同时又能将样品传递到质谱离子源中，如液相色谱质谱联用仪的接口为电喷雾电离源（ESI）。

（10）全扫描离子检测 全扫描离子检测（full scan）为一种动态的扫描模式，指对指定质量范围内的离子进行扫描并记录其质谱图，获得的谱图可以用于标准质谱库的检索，适用于定性分析。

（11）选择离子监测 选择离子监测（selected ion monitoring，SIM）技术是对混合物进行定量分析的一种常用方法。选择能够表征该成分的一个或几个质谱峰进行监测。这种方法的灵敏度高于全扫描离子检测模式，相当于气相色谱的选择性检测器，多用于痕量成分的测定，它是一种静态扫描模式。

（12）选择反应监测 选择反应监测（selected reaction monitoring，SRM）亦称多反应监测（multiple reaction monitoring，MRM），三重四极杆质谱仪的质量分析器 Q_1 和 Q_3 均为静态工作模式。可以消除基质背景影响，具有极高的灵敏度，非常适合于痕量和超痕量分析，如农药残留定量分析。

（13）质谱图 质谱图（mass spectrum）为以检测器检测到的离子信号强度为纵坐标，离子质荷比为横坐标所作的条状图（图 3-55）。

（14）质荷比 质荷比（mass charge ratio）为离子质量（以原子量单位计）与它所带电荷（以电子电量为单位）的比值，写作 m/z，z 通常为 1。早期文献也写作 m/e。

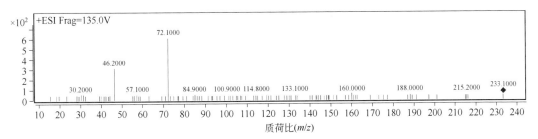

图 3-55　敌草隆质谱图（ESI⁺）

（15）峰　质谱图中离子信号通常称为离子峰（peak），如图 3-55 中的 *m/z* 72.1000，*m/z* 46.2000 等。

（16）离子丰度　离子丰度（abundance of ion）是指检测器检测到的离子信号强度。

（17）离子相对丰度　离子相对丰度（relative abundance of ion）是指以质谱图中指定质荷比范围内最强峰为 100%，其他离子峰对其归一化所得的强度。标准质谱图均以离子相对丰度值为纵坐标。

（18）基峰　在质谱图中，指定质荷比范围内强度最大的峰称为基峰（base peak），其相对丰度为 100%，如图 3-55 中 *m/z* 72.1000。

（19）奇电子与偶电子离子　具有未配对电子的离子称为奇电子离子（odd-electron ion），不具有未配对电子的离子称为偶电子离子（even-electron ion）。分子离子为奇电子离子。

（20）分子离子　分子离子（molecular ion）是指分子失去一个电子生成的离子。它既是一个正离子，又是一个自由基，用 M$\overset{+}{\cdot}$ 表示。其中 M 表示有机分子，"+"表示有机分子被电子轰击电离已失去一个电子而成为正离子，"·"表示原来电子配对的有机分子在高能慢电子轰击下，失去一个电子而剩下的那个未配对的电子。分子离子一般不稳定，易进一步裂解。在不考虑丢失电子质量的前提下，分子离子的质荷比等于该化合物的分子量。分子离子通常由硬电离方式 EI 产生。有时 M$\overset{+}{\cdot}$ 和 M⁺ 易混淆，准确地说 M⁺ 表示为偶电子离子。

（21）准分子离子　准分子离子（quasi-molecular ion，QM⁺）是指与分子存在简单关系的离子，通过它也可以确定分子质量。分子得到或失去一个氢生成的[M+H]⁺或[M-H]⁺是最常见的准分子离子，还有[M-Met]⁺（Met 表示金属离子）。准分子离子不含有未配对电子，是偶电子离子，比较稳定。准分子离子常由软电离方式产生，如化学电离（CI）、电喷雾电离（ESI）等。

（22）碎片离子　碎片离子（fragment ion）是指分子离子在离子源中经一级或多级裂解生成的产物离子，如图 3-55 中的 *m/z* 57.1000、*m/z* 46.2000 等。

（23）前体离子与产物离子　任何一个离子进一步发生裂解生成某离子，前者称为前体离子（precursor ion），亦称为母离子；后者称为产物离子（product ion），亦称子离子。分子离子在裂解反应中总是前体离子。

（24）同位素离子　由相同原子不同的同位素构成的碎片离子称为同位素离子（isotope ion），自然界丰度较高的 M+2 同位素离子如 ³⁵Cl、³⁷Cl、⁷⁹Br、⁸¹Br，在质谱图上可观测到峰簇。

（25）重排离子　重排离子（rearrangement ion）是指由原子或基团重排或转位而生成的碎片离子，其结构并非原来分子的结构单元，如著名的麦氏重排离子。重排离子给谱图解析带来难度。

（26）特征离子　特征离子（characteristic ion）是指反映或代表一种或一类化合物分子结构特征的离子。如邻苯二甲酸酯类化合物裂解产生的 *m/z* 149 碎片离子；有机磷农药的 *m/z* 109，发现特征离子对于农药残留分析确证有重要意义。

（27）多电荷离子　具有多个极性基团的有机分子失掉两个以上电子的离子称为多电荷离子（multiple-charged ion）。电子轰击（EI）主要产生单电荷离子。带有多电荷的离子质荷比会相应下降，对测定大分子的分子量很有用。质荷比为半整数的峰应是双电荷的峰。

（28）背景　背景亦称本底（background），是指在与分析样品相同的条件下，不送入样品时所检测到的质谱信号。背景亦称本底质谱。

（29）总离子流图　总离子流图（total ion current，TIC）是指在选定的质量范围内，所有离子强度的总和对时间或扫描次数所作的图。在色谱质谱联用时，总离子流图相当于色谱图（图 3-56）。

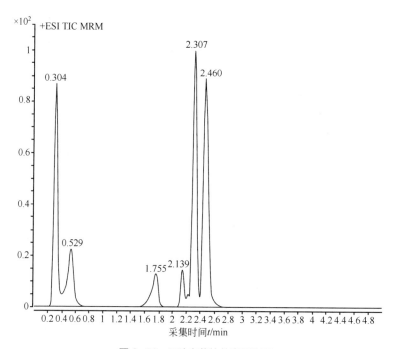

图 3-56　7 种农药的总离子流图

三、质谱仪及其基本结构

质谱仪是利用电磁学原理，将样品转化为运动的带电气态离子并按质荷比大小进行分离、记录处理的装置。质谱分析的一般工作过程包括通过合适的进样装置将样品引入系统并气化。气化后的样品引入到离子源进行电离。电离的离子经过适当的加速后进入质量分析器，按不同的质荷比（*m/z*）进行分离，然后到达检测器，收集不同信号而进行处理分析。为了获得对离子的良好分析，必须避免离子损失，因此凡有样品分子及离子存在和通过的地方，都必须处于真空状态。质谱仪的基本结构如图 3-57 所示。

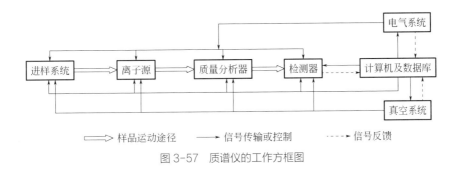

图 3-57　质谱仪的工作方框图

1. 真空系统

质谱仪的离子源、质量分析器和检测器必须在高真空状态下工作，以减少本底的干扰，避免发生不必要的离子-分子反应，防止提供慢电子的离子源灯丝氧化以及加速离子的几千伏高压放电，离子源的真空度应达 $10^{-5}\sim10^{-3}$Pa，质量分析器中真空度应达 1.3×10^{-6}Pa 以上。

质谱仪的高真空系统一般由机械泵和涡轮分子泵串联组成。机械泵作为前级泵将真空抽到 $10^{-2}\sim10^{-1}$Pa，然后再通过涡轮分子泵继续抽到高真空。早期应用的油扩散泵的优点是成本低，缺点是达到所需高真空度花费的时间长，而且容易返油污染离子源，现已淘汰，涡轮分子泵虽成本高，但抽真空速度快，不会反油。现在台式机基本上都采用了大抽速的涡轮分子泵（250L/s），涡轮分子泵主要由泵体、带叶片的转子（即动叶片）、静叶片和转速为 10000～100000r/min 的中频电动机直联驱动系统等组成。其工作原理是靠高速旋转的动叶片和静叶片相互配合来实现抽气。这种分子泵通常在分子流状态下工作。质谱仪工作是否稳定，取决于系统的真空度和相对稳定性。

2. 进样系统

气相色谱仪（GC）、高效液相色谱仪（HPLC）和直接进样器（DI）都可以作为质谱仪（MS）的进样器，但是当用气相色谱仪或液相色谱仪（LC）作为进样系统时应包括接口。也就是说，进样系统要能高效反复地将样品引入到离子源中，但不能使其内部真空度明显下降。将气相色谱仪作为进样系统时一般就称为气相色谱质谱联用仪，简称气质联用仪；液相色谱仪与质谱仪连接时称为液相色谱质谱联用仪，简称液质联用仪；质谱仪与质谱仪连接时称为串联质谱仪。

3. 电离系统（离子源）

离子源是质谱仪的"心脏"，其功能是将引入到离子源室的气态样品分子转化成离子。可以将离子源看作一台比较高级生成单电荷正离子的裂解反应器，样品在其内部发生一系列的特征降解反应，分解作用在很短时间（<1μs）内发生，以利于快速获得质谱。

由于离子化所需要的能量随化合物分子结构不同差异很大，因此对于不同分子结构的化合物应选择不同的离子化方法，即不同离子源或样品的离子化系统（表 3-16），通常给样品较大能量的电离方法称为硬电离方法，如电子轰击电离；而给样品较小能量的电离方法为软电离方法，如化学电离、电喷雾电离等。软电离方法适用于易破碎或易电离的样品。硬电离方法，如电子轰击电离（70eV）获得的质谱图可以利用本地或网络标准质谱数据库进行检索识别，而化学电离、电喷雾电离、大气压化学电离获得的质谱图则不能进行谱库检索，只有通过获得高精度的质量数缩小分子式范围确认。解吸电喷雾电离（DESI）在农药残留分析上的应用已有报道，预测将来可能主要用于筛查步骤。

表 3-16　质谱法中常用的几种离子源

常用的离子源	类型	离子化方式	启用年份
电子轰击离子（EI）	气相	高能电子	1920
化学电离（CI）	气相	反应气体	1965
场解吸（FD）	解吸	高电势电极	1969
场电离（FI）	气相	高电势电极	1970
激光解吸（LD）	解吸	激光束	1978
快原子轰击（FAB）	解吸	高能原子束	1981
大气压化学电离（APCI）	气相	电晕放电	1981
电喷雾电离（ESI）	气相	高电压	1984
解吸电喷雾电离（DESI）	解吸	可能为化学溅射和液滴提取	2004

下面重点介绍电子轰击离子源、化学电离离子源、电喷雾电离离子源和大气压化学电离离子源。

（1）电子轰击离子源　电子轰击离子源是研究最早、技术最成熟、应用最广泛的离子源。其构造原理如图 3-58 所示。

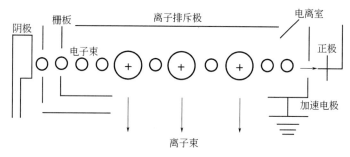

图 3-58　电子轰击离子源示意图

分子中各种化学键的能量最大为几十电子伏特，电子轰击的能量远远超过普通化学键的键能，过剩的能量会引起分子多个键的断裂，可以提供分子构成的重要官能团的信息，但是对于极性大、难气化、热稳定性差、分子量较大的化合物，在加热和电子轰击下，分子易破碎，给不出完整的分子离子信息，难于解析。

太低的电子能量（7～14eV）只能产生主要的分子离子，质谱图虽然简化，灵敏度却太低；太高的电子能量产生的碎片离子太多，不能得到最重要的分子离子信息。70eV 是大部分有机化合物高电离效率的典型能量（图 3-59），电子轰击电离质谱图都是用 70eV 获得的，因此只有用这种标准能量获得的质谱图才能够进行谱库检索。电子轰击电离离子源主要适用于易挥发农药样品的电离，气相色谱质谱联用仪（GC-MS）和气相色谱串联质谱联用仪（GC-MS/MS）中都采用这种离子源。其优点是定量准确可靠、工作稳定、结构信息丰富、有标准谱库可供检索。其缺点是只适用于易气化的、热稳定好的、极性较弱的农药的残留分析，并且有些农药分子得不到分子离子峰，如六六六等。

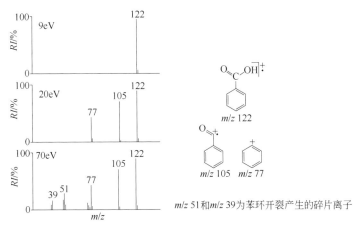

图 3-59 杀菌剂苯甲酸不同电离电压的裂解图

RI 为分子离子峰的相对强度

（2）化学电离离子源 化学电离离子源是首先利用高能量的电子（100eV）轰击反应气体，使之电离，电离后的反应分子再与样品分子发生碰撞，进行分子离子反应而生成样品分子离子的一种软电离方法。生成的准分子离子峰较强，其碎片离子峰很少，很容易得到被测样品分子的分子量。化学电离离子源已经成为气相色谱质谱联用仪的基本配置，它的结构基本上与电子轰击电离离子源相同，只是化学电离离子源的电离盒要有较好的密封性，二者可快速切换。化学电离离子源所用的反应气可根据所分析的待测物来选择，常用的有甲烷、异丁烷、氨气等。化学电离离子源用活化离子碰撞气态样品分子产生的准分子离子剩余内能较低，故准分子离子稳定。在化学电离质谱图中准分子离子(M-H)⁺往往是基峰，质谱图简单，易于解析。

有些用电子轰击电离方式得不到农药分子离子的样品，改用化学电离方式后可以得到准分子离子，因而可以求得分子量。对于含有很强的吸电子基团的化合物，检测负离子的灵敏度远高于子离子的灵敏度（高2～3个数量级），因此化学电离离子源一般都有正化学电离离子源和负化学电离离子源，可以根据样品情况进行选择。由于化学电离方式得到的质谱不是标准质谱，所以无法进行标准质谱数据库检索。化学电离离子源主要用于气相色谱质谱联用仪，适用于易气化的有机农药样品分析，对难挥发、热不稳定或极性较强的农药适用性差。

（3）电喷雾电离离子源 电喷雾电离离子源是一种软电离方式，它主要应用于液相色谱质谱联用仪，既作为液相色谱仪和质谱仪之间的接口装置，同时又是电离装置。它的主要部件是一个多层套管组成的电喷雾喷嘴。最内层是液相色谱流出物，外层是喷射气，喷射气常采用大流量的氮气，其作用是使喷出的液体容易外散成微滴。另外，在喷嘴的斜前方还有一个补助气喷嘴，补助气的作用是使微滴的溶剂快速蒸发。在微滴蒸发过程中表面电荷密度逐渐增大，当增大到某个临界值时，分子离子相互排斥，离子就可以从表面蒸发出来。离子产生后，借助于喷嘴与锥孔之间的电压，穿过取样孔进入分析器（图 3-60），加到喷嘴上的电压可以是正，也可以是负，通过调节极性，可以得到正离子质谱或负离子质谱。流动相中含有较高浓度的正离子时，宜采用负离子模式，反之亦然。一般电喷雾喷嘴不是正对取样孔，这样可以避免取样孔堵塞。因此有的电喷雾喷嘴设计成喷射方向与取样孔不在一条线上，而是错开一定角度。这样溶剂雾滴不会直接喷到取样孔上，使取样孔比较干净，不易堵塞。在有机质谱中，单电荷离子占绝大多数，只有不易裂解的分子结构（如共轭体系）才会产生多电荷离子。多电荷离子分析可使固定质荷比分析器扩大分析质量范围。电喷雾电离离子源较适合极性较高的化合物测定。目前，大多数农药残留分析文献报道的离子源都采用电喷雾电离离子源，应用最为广泛。

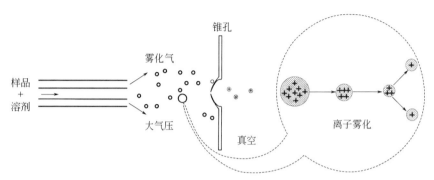

图 3-60　电喷雾电离工作原理示意图

（4）大气压化学电离离子源　大气压化学电离离子源（atmospheric pressure chemical ionization，APCI）与传统的化学电离离子源接口不同，它不采用诸如甲烷一类的反应气体，而是借助电晕放电启动一系列气相反应以完成离子化过程。大气压化学电离离子源主要用来分析极性较小的农药品种。有些分析物由于结构和极性方面的原因，用电喷雾电离离子源不能产生足够强的离子，可以采用大气压化学电离离子源方式增加离子产率，大气压化学电离离子源是电喷雾电离离子源的补充。大气压化学电离离子源主要产生的是单电荷离子，用这种电离源得到的质谱很少有碎片离子，主要是准分子离子。

大气压化学电离离子源接口的结构见图 3-61，当液相色谱的流动相经毛细管被雾化气体和辅助气喷射进入 100～120℃加热的常压环境中，通过加热喷射形成雾滴，在喷嘴附近放置一针状电晕放电电极 M，通过高压放电，使空气中某些中性分子电离，产生例如丰富的 H_3O^+、O^{2-} 和 O^- 等离子。当喷射出的气溶胶混合物接近放电电极时，大量的溶剂分子也会被电离，上述大量的离子与分析物分子进行气态离子-分子反应，从而实现化学电离，形成质子转移加成物等准分子离子。

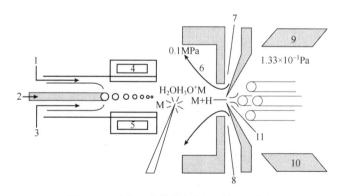

图 3-61　大气压化学电离离子源接口示意图

1—辅助空气；2—液体；3—用于喷雾的空气；4、5—加热器；6～8—气帘；9、10—低温外壳；11—锥孔（120μm）

四、质量分析器及其串联

1. 质量分析器

质量分析器是质谱仪的离子碎片分离系统，它将离子源产生的离子按其质量和电荷比的不同、在空间的位置不同、时间的先后或轨道的稳定与否进行分离，以便得到按质荷比（m/z）大小顺序排列而成的质谱图。质谱仪中常用的质量分析器有：四极杆滤质器（quadrupole，Q，亦称四极杆）、离子阱（ion trap，IT）质量分析器、飞行时间（time of flight，TOF）质量分析器、磁（sector）质量分析器和傅里叶变换离子回旋共振（Fourier transform ion cyclotron resonance，FTICR）质量分析器。其中只有磁质量分析器为静态质量分析器，其他均为动态质量分析器。质量分析器以两种方式获得质谱图，一是交流电压的频率不变而连续地改变直流电压和交流电压的大小（但要保持它们的比例不变），称为电压扫描；二是保持电压不变而连续地改变交流电压的频率，称为频率扫描。这两种方式任何一种都可以使不同质荷比的离子依次到达检测器。现有质谱仪主要采用电压扫描方式滤质。频率扫描方式有利于质谱仪小型化。

（1）四极杆滤质器　台式质谱仪应用最广的是四极杆滤质器（图 3-62），它由四根截面为双曲面或圆形的表面镀有金或钼等金属的棒状电极组成，两组电极间施加一定的直流电压和频率为射频范围的交流电压，被加速的离子束穿过对准四极杆之间空间的准直小孔。当离子束进入电极所包围的空间后，离子做横向摆动，在一定的直流电压、一定频率的交流电压和一定的尺寸等条件下，只有某种或一定范围质荷比的共振离子能够到达检测器并产生信号，其他非共振离子在运动过程中撞击在电极上而被"过滤"掉，最后被真空泵抽走。

四极杆滤质器的优点是扫描速度快、灵敏度高、体积小、重量轻。其缺点是分辨率低。单一的四极杆滤质器有两种工作方式，一是全扫描离子检测（SCAN），适合于定性分析；二是选择离子监测（SIM），当样品量很少，样品中特征离子已知，可以采用选择离子监测。这种静态模式灵敏度高，而且，通过选择适当的离子使干扰组分信号不被采集，可以消除杂质的干扰。选择离子监测适合于农药残留定量分析，但因为这种工作方式得到的质谱不是全谱，因此不能进行谱库检索。

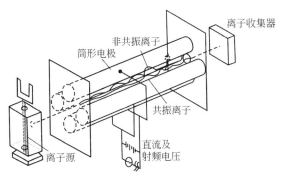

图 3-62　四级杆滤质器示意图

（2）离子阱质量分析器　离子阱质量分析器目前主要有 3 种类型：三维四极离子阱（three-dimensional quadrupole ion trap）、线性离子阱和静电场轨道离子阱。

① 三维四极离子阱　三维四极离子阱（图 3-63）是由一个具有双曲线表面中心环形电极和上下 2 个端电极构成的一个室腔（阱），其分离原理与四极杆滤质器十分相似，也是利用交变的高频电场使从离子源注入的离子产生振荡。不同的是离子在四极杆滤质器中振荡的同时还沿着四极杆向前运动，只有共振离子能够穿越四极杆到达检测器。而在离子阱中的共振离子则被陷在阱里不停地运动；非共振离子则脱离离子阱进入检测室。通过不断地改变高频电场频率，不同质量的离子依次产生不和谐的振荡，从而完成对离子的分离和确认。

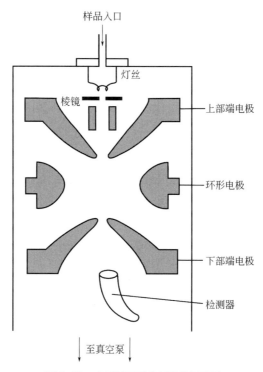

图 3-63　离子阱质量分析器横切面图

离子阱质器分析器与其他质量分析器的最大不同点是它可以将各种离子保存在离子阱中，这就给实现多级质谱提供了前提条件。当要分析某一特定离子时，可以让其他离子都发射出去，然后再将特定离子进一步电离，完成对特定离子的定性分析和定量分析。在不增加质量分析器数量的前提下，离子阱质量分析器能达到 10 级串联质谱仪（MS/MS）的分析，这相当于 10 台质谱仪的联机操作，特别适用于气相离子-分子降解机理、化学反应动力学和热力学的研究。离子阱质器分析器可分为内置离子源离子阱和外置离子源离子阱两种类型。外置离子源的离子化是在阱外进行，能降低二级碎片离子碰撞。离子阱质量分析器的特点为它既是质量分析器，又是碰撞室，结构小巧、质量轻、真空度要求相对低、灵敏度高、操作容易、价格低，而且定性能力强，具有多级质谱功能（时间串联），它可以用于气相色谱质谱联用仪（GC-MS），也可以用于液相色谱质谱联用仪（LC-MS），不足是空间电荷和 1/3 效应明显限制其串联质谱（MS/MS）的应用。离子比的稳定性、定量的重现性较差。

② 线性离子阱　线性离子阱是二维四极离子阱，结构上具有两个垂直的对称面，在形式上更接近于"四极杆"的对称性。线性离子阱的优势在于离子储存效率高，容量大，灵敏度

高出三维四极离子阱 10 倍（理论上是 200 倍），更适合于农药残留分析。由于阱在加工方面采用了技术难度较高的曲面磨床，增加了设备成本。

③ 静电场轨道离子阱　静电场轨道离子阱是基于早期的 Kingdon trap 离子储存装置发展起来的，其特点是用静电场将离子陷于一个有限区域中，通过使离子围绕一中心电极的轨道旋转而捕获离子的一种装置。静电场轨道离子阱由一件纺锤形内棒电极和两件内纺锤形外套电极构成。静电场轨道离子阱对离子的操作步骤分为离子捕获、旋转运动、轴向振动和镜像电流检测。仪器工作时，在中心电极逐渐加上直流高压，在静电场轨道离子阱内产生特殊几何结构的静电场。当离子进入到静电场轨道离子阱室内后，受到中心电场的引力，即开始围绕中心电极做圆周轨道运动，m/z 大的离子有较大的轨道半径。离子做轨道旋转和振荡产生的镜像电流是从两件外套电极之间获得差分信号后，经微分放大由傅里叶变换器转换为各离子的振荡频率，最后计算出离子的质荷比（m/z）。这种通过频率来测量质荷比的方式，可以得到超高的分辨率。静电场轨道离子阱的质量分辨率介于傅里叶变换离子回旋共振质量分析器和飞行时间质量分析器之间，最高分辨率可达到 10 万。由于使用静电场来保持离子的旋转振荡运动，没有傅里叶变换离子回旋共振质量分析器所需要的超高磁场，因而没有傅里叶变换离子回旋共振质量分析器质谱维持超导磁体工作所需的大量制冷剂液氦和液氮的消耗，使维持仪器的运转简化，降低使用成本。由于原理的限制，静电场轨道离子阱不能单独做串级质谱，通常接在前一级质量分析器后，用其得以实现精确质量分析和高分辨率的检测。静电场轨道离子阱用于液相色谱质谱联用仪。

（3）飞行时间质量分析器　飞行时间质量分析器属于高分辨率的质量分析器，主要部分是一个离子漂移管（图 3-64）。离子在漂移管中飞行的时间与离子质量的平方根呈正比。对于能量相同的离子，离子的质量越大，达到接收器所用的时间越长，质量越小，所用时间越短，根据这一原理，可以把不同质量的离子分开。适当增加漂移管的长度可以增大分辨率。飞行时间质量分析器的特点是质量范围宽，扫描速度快，既不需电场也不需磁场。但是长期以来一直存在分辨率低这一缺点，造成分辨率低的主要原因为离子进入漂移管前的时间分散、空间分散和能量分散。这样，即使是质量相同的离子，由于产生时间的先后、产生空间的前后和初始动能的大小不同，达到检测器的时间就不相同，因而降低了分辨率。目前，通过采取激光脉冲电离方式、离子延迟引出技术和离子反射技术，可以在很大程度上克服上述 3 个原因造成的分辨率下降。现在，飞行时间质量分析器的分辨率可达 2 万以上，并且具有很高的灵敏度。目前，这种分析器已广泛应用于气相色谱质谱联用仪、液相色谱质谱联用仪中。

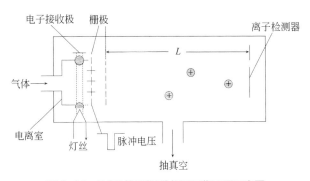

图 3-64　飞行时间质量分析器工作原理示意图

（4）傅里叶变换离子回旋共振质量分析器 傅里叶变换离子回旋共振质量分析器是一种根据给定磁场中的离子回旋频率来测量离子质荷比的质量分析方法。阱中的离子被垂直于磁场的振荡电场激发出一个更大的回旋半径，这种激发作用同时也会导致离子的同相移动（形成离子束）。当回旋的离子束接近一对捕集板时，捕集板上会检测到影像电流信号。这种信号是一种由许多重叠的正弦波组成的瞬态干涉图。通过傅里叶变换，可以将时域谱转换为频域谱，利用频率和质量的已知关系获得质谱图。其特点是灵敏度很高，分辨率超高，但产生强磁场的超导体工作维护费用（液氮和液氦）不菲。

2. 质量分析器的串联

早期的质谱工作者把亚稳离子作为一种研究对象时设计了多种磁场和电场联动扫描方式，以求得到产物离子、前体离子和中性碎片丢失信息。由于技术操作困难，后来索性在两个分析器之间加入一个碰撞活化室（cell），将质量分析器串联起来使用，克服了单一质量分析器技术指标的不足，借以实现高灵敏度、高分辨率。随着质谱技术的进步和食品安全法规的需求，串联的方式发展越来越多，技术也越来越完善。尤其是 20 世纪 80 年代以后出现了很多软电离技术，基本上都只给出准分子离子，没有结构信息，这样更需要使用串联质谱法去获得更多的结构信息。因此近年来，串联质谱法发展十分迅速。串联质谱法可以分为两类：空间串联和时间串联。空间串联是两个以上的质量分析器联合使用，两个分析器间有一个碰撞活化室，其目的是将前级质谱仪选定的离子打碎，由后一级质谱仪分析。而时间串联质谱仪只有一个质量分析器，前一时刻选定一离子，在分析器内打碎后，后一时刻再进行分析。空间串联型又分磁扇型串联、四极杆串联、混合串联等。如果用 B 表示扇形磁场，E 表示扇形电场，Q 表示四极杆滤质器，q 表示碰撞活化室，TOF 表示飞行时间质量分析器，IT 表示离子阱，那么串联质谱主要方式：空间串联（tandem in space）的磁扇型串联方式有 BEB、EBE、BEBE 等；四极杆串联有 Q-q-Q；混合型串联有 BE-Q、Q-TOF、TOF-TOF、EBE-TOF 和 IT-TOF 等；时间串联（tandem in time）的有离子阱质量分析器、傅里叶变换离子回旋共振质量分析器等。

无论是哪种方式的串联，都必须有碰撞活化室，从第一级质谱仪分离出来的特定离子，用惰性气体分子碰撞活化后，再经过第二级质谱仪进行质量分析，以便取得更多的信息。带有一定能量的离子进入碰撞活化室后，与室内惰性气体的分子或原子发生碰撞，离子发生碎裂。碰撞活化主要有 4 种方式：一是碰撞诱导解离（collision induced dissociation，CID），适用于常见化合物，特别适合于农药残留分析；二是表面诱导解离（surface induced dissociation，SID），适用于金属有机配位物；三是电子捕获解离（electron capture dissociation，ECD），适用于肽；四是红外多光子解离（infrared multiphoton dissociation，IRMPD）。单一的质量分析器只有 2 种工作模式（SCAN 和 SIM），而两个质量分析器就会出现多种组合工作模式，常用的有图 3-65 所示的 4 种。串联质谱 4 种工作模式及用途见表 3-17，值得一提的是 SRM 具有高度特异性，并且几乎消除了基质背景干扰，非常适合于各种基质中农药残留物定量分析。前体离子扫描是了解哪些前体离子生成了有分析价值的碎片。产物离子扫描是了解前体离子的结构，区别质荷比相同的前体离子。裂解出不同的产物离子能说明前体离子的差别。中性丢失扫描操作中两个质量分析器同时进行全扫描，但二者始终保持一定固定的质量差，差即是中性碎片。常见的中性丢失碎片有 M-15 甲基、M-18 水、M-28 乙烯、M-31 甲氧基、M-36 氯化氢等。根据丢失的中性碎片可以预测化合物的类型。串联质谱以更高的灵敏度、分辨率、通量、可靠性和抗干扰能力以及精确质量测定等优势在食品安全、药物分析、环境监测、蛋白质组学、代谢组学等领域得到广泛应用。

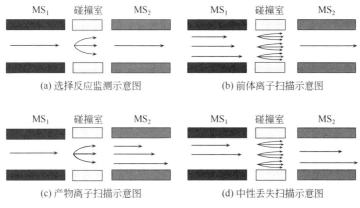

图 3-65　三重四级杆工作模式图

表 3-17　单级质谱和串联质谱工作模式表

质谱类型	工作模式	Q1	Q2	Q3	分析目的
单极	SCAN	扫描	—	—	分子质量和结构信息
	SIM	固定质荷比（m/z）	—	—	痕量分析
串联	选择反应监测（SRM）	SIM	CID	SIM	目标物定量分析
	前体离子扫描（precursor ion scan）	SCAN	CID	SIM	分析物筛选监测
	产物离子扫描（product ion scan）	SIM	CID	SCAN	化学分子结构信息
	中性丢失扫描（neutral loss scan）	SCAN	CID	SCAN	分析物筛选监测

图 3-66 是不同质量分析器的质谱仪各项指标比较的蜘蛛网图。每一指标所在轴突出额、色部分代表其大小，如离子阱质谱仪和傅里叶变换离子回旋共振质谱仪定性分析能力最强。四极杆质谱仪和三重四极杆质谱仪分辨率最低。

3. 离子检测器

常见的离子检测器有二次电子倍增器、微通道板和闪烁检测器。其中二次电子倍增器是气相色谱质谱联用仪广泛采用的。其原理是当离子束撞击阴极时，产生二次电子，然后用多级瓦片状的二次电极 15～18 级使二次电子不断倍增（一个二次电子的数量倍增为 10^4～10^5 个二次电子），最后到达阳极被检测（图 3-67）。由于产生二次电子的数量及离子的质量及能量有关，故在定量分析时要对质量歧视效应加以校正。傅里叶变换离子回旋共振质谱仪（FTICR-MS）不是用离子去撞击一个类似电子倍增器的感应装置，而是让离子从感应板附近经过，根据其振荡频率来进行测量。离子会在给定的时空条件下被同时检测出来。

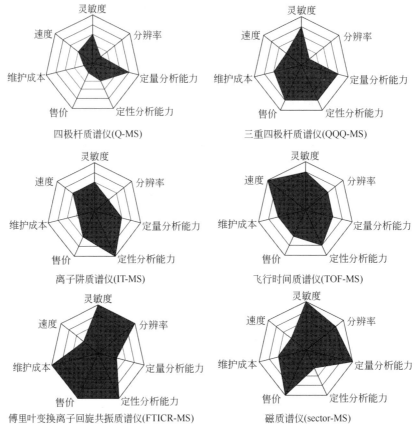

图 3-66　不同质量分析器的质谱仪各项指标比较图

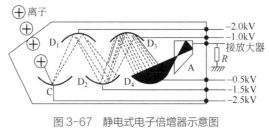

图 3-67　静电式电子倍增器示意图

D_1、D_2、D_3、D_4 为电子倍增极

4. 计算机系统及工作站

质谱仪均配有功能强大的个人计算机系统。计算机除具有对质谱数据的处理功能外，还通过操作工作站系统软件对质谱仪各单元及电气系统进行控制。质谱分析工作的自动化程度高，整个分析参数设置、控制、结果分析处理、打印报告均可以在计算机上通过工作站软件实现。工作站的主要功能是采集数据，并对采集到的数据进行简化处理、扣除本底、谱峰强度归一化、谱图比较等，还有一个重要的功能是对待测物谱图在线或离线检索。

除质谱工作站外，还有一些第三方用于质谱分析的软件，如美国思路生科的 Mass Works 软件可以在单位质量分辨率的质谱上实现精确质量测定，拓展了现有质谱的潜能。农药残留分析涉及多种类型的样品，再优良的净化技术也无法避免干扰，共流出的杂质可能会引起漏判、误判。为减少这种情况的产生，可以使用保留时间锁定和质谱解卷积技术，如自动质谱解卷积和鉴定系统（AMDIS 软件），从一个复杂的混合物中提取目标化合物的质谱信号。

五、质谱法的应用

质谱法既可进行定性分析，也可进行定量分析。质量是物质固有特性之一，不同的物质有不同的质量谱——质谱，利用这一性质，可以对待测物定性确证。峰强度（丰度）与它代表的化合物含量呈正相关，利用这一特性，可进行定量分析。采用质谱法对农药进行分析，通常可以提供如下信息：该农药的分子量、分子式和分子结构。

1. 分子量的获得

首先，若想确立农药分子的分子量，就要在质谱图上找到该种农药的分子离子峰。或者说，只要确认了质谱图中的分子离子峰、准分子离子峰或者相关的离子峰，就可以测得该种农药的分子量甚至是精确质量。但是，分子离子峰的强度与分子结构的类型或电离方式有关。对某些不稳定的农药分子，使用硬电离方式时，在质谱图上只能看到其碎片离子峰，看不到分子离子峰；易热解的农药分子，通常也只能得到其热解产物的质谱图。分子离子峰可采用下述方法进一步加以确认。

分子离子峰应具备以下 4 个条件：

（1）它通常是谱图中最高质量的离子，在质谱图的最右端（同位素峰除外）。

（2）它必须是奇电子离子。对于单电荷离子，分子离子一定是奇电子离子。如果可以确定离子的元素组成为 C_{n4}、H_{n1}、N_{n3}、O_{n2}、X_n，则可使用不饱和度计算公式计算其不饱和度（U），即：

$$U = \frac{2n_4 + 2 + n_3 - n_1}{2}$$

式中，n_4 为四价原子数目，例如碳；n_3 为三价原子数目，例如氮；n_1 为一价原子数目，例如氢、卤素等。当 $U=0$ 时，分子是饱和的；当 $U=1$ 时，分子中有一个双键或一个环；当 $U=2$ 时，分子中有一个叁键或为当 $U=1$ 时所表示情况的两倍。上述公式可以方便地确认其是否是奇电子离子。分子的不饱和度在有些文献中也称为环加双键值，根据其值可推测化合物的类型。

（3）它必须是通过合理的离子碎裂机理产生谱图中的一些重要离子，如甲胺磷主要碎片离子裂解途径如图 3-68 所示。

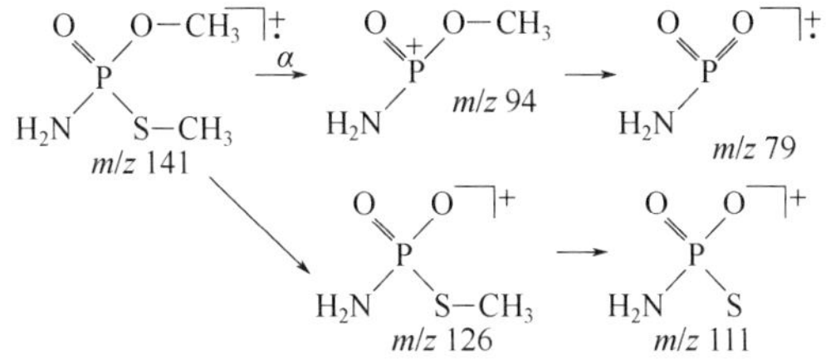

图 3-68　推测的甲胺磷质谱电子轰击（EI）裂解途径

分子离子的稳定性与分子结构有关。碳数较多，碳链较长，其分裂概率较高，分子离子峰的稳定性低。具有 π 键的芳香族化合物分子离子稳定，分子离子峰强。

（4）分子离子峰必须符合氮律，即在含有 C、H、O 等有机化合物中，当有奇数个氮原子时，其分子离子峰的 *m/z* 一定是奇数；当有偶数（包括零）个氮原子存在时，其分子离子峰的 *m/z* 一定是偶数。也就是说含有奇数氮的农药，其分子量为奇数；含有偶数氮的，其分子量为偶数。这是因为组成有机化合物的主要元素 C、H、O、N、S 和卤素中，只有氮的化合价是奇数（一般为 3）而质量数是偶数，因此出现氮律。对于偶电子离子来说，含有奇数氮的偶电子离子的质荷比为偶数，含有偶数氮的偶电子离子的质荷比为奇数。

当化合物中含有氯或溴时，可以利用 M 与 M+2 的比例来确认分子离子峰。通常若分子中含有一个氯原子时，则 M 和 M+2 峰强度比约为 3∶1；当分子中含有一个溴原子时，则 M 和 M+2 峰强度比约为 1∶1。

对同一种农药，采用不同的电离方式，能提高分子离子峰的强度，减小碎片离子峰强度甚至消失（图 3-69）。

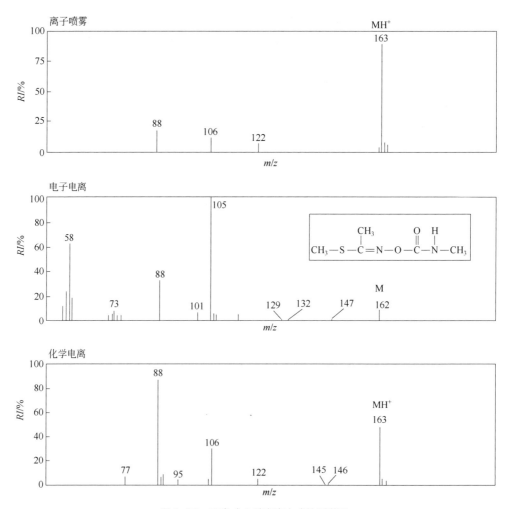

图 3-69　灭多威 3 种电离方式的质谱图

2. 分子式的确立

确认某种农药分子量后，即可以确立其部分或整个分子式。采用质谱法确立分子式的方法通常有两种：用高分辨质谱仪和同位素比。

当以 ^{12}C 的原子量为 12.000000 作基准时，其他原子的原子量不是整数（表 3-18）。用高分辨质谱仪能够区分质量上仅相差千分之几个质量单位的分子。例如若要区分分子式为 $C_{13}H_{19}N_3O_4$（分子量为 281.137556287）和 $C_{13}H_{19}NO_5$（分子量为 281.126322911）的两种化合物，它们的分子量的整数部分同为 281，而非整数部分仅相差 0.011233376。质量数这样微小的差异若采用低分辨质谱仪测定并区分开来是不可能的，但是若采用一台高分辨质谱仪是完全可以把它们鉴定出来的。将高分辨质谱仪测得的精确分子量与贝农（Beynon）表对比可以将分子式范围大大缩小，若再配合红外光谱、核磁共振谱等数据，就可以从少数可能的分子式中确立一个最合理的分子式。由于贝农表仅列出了含 C、H、N、O 的化合物，因此同位素离子峰对于判断分子中是否含有 S、Br、Cl 等原子非常重要。

表 3-18　常见元素精确的核素质量

同位素	原子量	同位素	原子量
^1H	1.00782522	^{19}F	18.9984046
^2H	2.01410222	^{28}Si	27.9769286
^{12}C	12.00000000	^{31}P	30.9737633
^{13}C	13.00307440	^{32}S	31.9720728
^{14}N	14.00307440	^{35}Cl	34.9688536
^{16}O	15.99491502	^{79}Br	78.9183320
^{18}O	17.99915996	^{127}I	126.9044755

任何一种化合物都是由构成这种化合物的各种同位素元素所组成的。不同同位素元素组成的分子有着不同的分子量，通常说的化合物分子量是它们的平均分子量。例如氯气（Cl_2）的平均分子量是 71，氯原子（Cl）的平均分子量是 35.5，但在质谱中氯气的分子离子峰 Cl_2^+ 是出现在 m/z 70、m/z 72 和 m/z 74 上，而氯离子的碎片峰 Cl^+ 出现在 m/z 35 和 m/z 37 的位置上。产生这一结果的原因是氯原子在自然界中主要以两种天然同位素存在，分别是 ^{35}Cl 和 ^{37}Cl，它们的原子量分别是 35 和 37。^{35}Cl 和 ^{37}Cl 在自然界中的相对丰度值分别是 100 和 32.5，因同位素相对丰度值的不变性，所以在其他研究领域中，是以它们的平均值来表示其分子量或原子量。在质谱研究中，不使用平均分子量或原子量，而是直接指出其同位素离子的精确质量。在自然界，各种原子同位素丰度值最大的元素，又恰好都是它们同位素中元素质量最小的元素。所以在质谱中往往说氯分子离子的分子量是 70、氯离子的分子量是 35，而不说它们的平均值是 71 和 35.5。对于大多数原子而言，将质量最小的轻同位素的丰度值标记 100%，则重同位素的相对丰度一般不超过 6%（表 3-19）。

氯和溴属于例外，它们的相对丰度比很大，分别是 ^{35}Cl∶^{37}Cl=100∶32.5≈3∶1 和 ^{79}Br∶^{81}Br=100∶98.0≈1∶1，所以对含氯和溴的化合物在鉴别分子离子峰时，要注意质量最大的、丰度也很大的离子峰并不一定是分子离子峰，而是其同位素离子峰。如图 3-70 中，m/z 72 是 $^{35}Cl^{37}Cl$ 组成的，m/z 74 是 $^{37}Cl^{37}Cl$ 组成的，而 $^{35}Cl^{35}Cl$ 才是分子离子，其分子量是 70。同理，见溴分子的质谱图（图 3-71）。

表 3-19 常见元素的天然同位素丰度比

元素	M		M+1		M+2		元素类型
	质量	%	质量	%	质量	%	
H	1	100	2	0.016			M
C	12	100	13	1.08			M+1
N	14	100	15	0.36			M+1
O	16	100	17	0.04	18	0.20	M+2
F	19	100					M
Si	28	100	29	5.1	30	3.4	M+2
P	31	100					M
S	32	100	33	0.80	34	4.4	M+2
Cl	35	100			37	32.5	M+2
Br	79	100			81	98.0	M+2
I	127	100					M

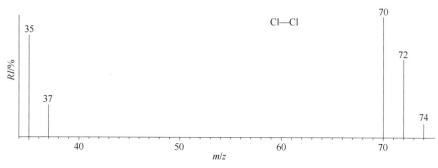

图 3-70 氯分子质谱图

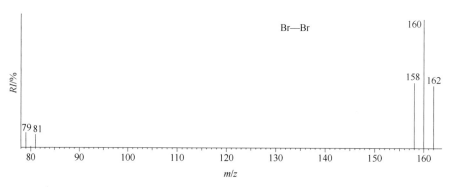

图 3-71 溴分子质谱图

3. 分子结构的确定

在用质谱法鉴定农药的结构时，应首先与标准谱图进行对照，最后确定其化学结构式，质谱仪通常配有计算机系统，安装标准谱库供检索对照，检索的结果是以相似度大小来排序的。相似度越高，说明待测物谱图同标准谱图越相近。但是在实际分析工作中，要结合专业知识，避免只用相似度来判定待测物，相似度只是个重要的参考指标。目前供色谱质谱联用仪计算机检索使用的有机质谱谱库主要有美国国家标准和技术研究所（NIST）质谱库，2011

年版有 243893 张电子轰击电离（EI）标准谱图；95409 张串联质谱图（MS/MS）。其他的如 Wiley 第九版质谱库有 67 万张典型的电子轰击电离谱图。互联网上可供查询的还有日本 SDRS：NIMC 有机物谱库包含有大约 19600 张质谱图；中国科学院化学专业数据库也有逾万张标准质谱图。网络上有些农药质谱图查询是免费的。农药质谱库有的可以单独购买。检索的方式通常有分析时的在线检索（可分为本机和网络）和离线检索（分析结束后）两种。当计算机检索找不到满意的结果时，可以凭质谱图或其他仪器提供的信息来解析未知物的结构。谱库中靶标物相似度的算法，原菲尼根等公司采用 INCOS 法；原瓦里安等公司采用 NIST 法；安捷伦等公司的 PBM 法是一种反向检索方法，用已知谱与未知谱比较。相似度数值越大表明与待测物越接近。完全相像数值早期用百位制，现在普遍用千位制。相似度千位制（SI）计算公式为：

$$SI = \left[1 - \frac{\sum |I_s - I_r|}{\sum (I_s + I_r)} \right] \times 100\%$$

式中，I_s 和 I_r 分别是样本谱和参考谱的强度（丰度）值。

第四节 其他检测方法

一、酶活性抑制分析法

有机磷酸酯和氨基甲酸酯是两类重要的有机污染物质，一直是农副产品尤其是果蔬中农药残留的主要检测对象之一。果蔬是比较特殊的农产品，许多蔬菜（如叶菜）的生长和收获期短，生长季节病虫害防治引起的农药残留问题较多，成为农产品安全监控的重点。但蔬菜（特别是叶菜）的保鲜期很短，如采用常规色谱、波谱和色谱质谱联用法检测，没等检测完毕，蔬菜就已经失去了食用价值。因此用于快速检测蔬菜等农副产品中有机磷和氨基甲酸酯类有机污染物质残留的酶活性抑制技术及其产品被广泛研究和开发利用。

（一）酶活性抑制分析法概述

Giang 等（1951）利用有机磷酸酯农药、Zweig 等（1958）利用氨基甲酸酯类农药在体外对乙酰胆碱酯酶（acetylcholinesterase，AChE）具有抑制作用的原理，通过测定乙酰胆碱酯酶催化水解乙酰胆碱产生的乙酸的量（ΔpH）来衡量酶活性被抑制的程度，对敌敌畏、速灭磷、甲萘威等有机污染物质进行定量测定。Kramer 等（1958）以乙酸胆碱的类似物靛酚乙酸酯作乙酰胆碱酯酶的底物，通过比色测定乙酰胆碱酯酶催化水解靛酚乙酸酯所产生的蓝色的靛酚的量，可检出 1～10μg 的多种有机磷和氨基甲酸酯类化合物，该方法成为后来采用比色法对有机磷、氨基甲酸酯类农药进行测定的基础。1968 年，Mendoza 等将薄层色谱与酶活性抑制法相结合，通过在薄层板上分离和显色来测定 10 种有机磷和氨基甲酸酯类农药，最小检出量可达到 ng 水平，有较好的重现性，后来成为一种经典的有机磷和氨基甲酸酯类农药测定法被广泛采用。20 世纪 80 年代，人们开始以来源丰富、取材和制备都十分方便的植物酯酶代替动物酶原，建立薄层色谱植物酯酶活性抑制分析法，为酶活性抑制分析法的进一步推广和应用开拓了新空间。20 世纪 90 年代以来，国内外以酶活性抑制分析法为基础，先后开发出测定有机磷和氨基甲酸酯类农药的快速测定试剂、速测卡和速测仪，酶活性抑制分析法仍然是我国目前现场快速检测蔬菜等农副产品中有机磷和氨基甲酸酯类农药残留的主要方法。

（二）酶活性抑制分析法原理

有机磷和氨基甲酸酯类农药都是神经毒剂，对昆虫、哺乳动物（包括人体）神经传递过程中具有重要作用的乙酰胆碱酯酶具有强烈的抑制作用。当乙酰胆碱酯酶活性被抑制时，该酶对在神经传导过程中起重要作用的乙酰胆碱的水解不能正常进行，从而导致酶的底物乙酰胆碱的积累，影响动物正常的神经传导，引起神经中毒甚至导致死亡。酶活性抑制法快速检测有机磷和氨基甲酸酯类农药残留就是利用这一神经毒理学原理来实现的。当被测样品提取液中不含或含有很少量的有机磷或氨基甲酸酯类农药时，乙酰胆碱酯酶的活性就不被抑制或仅被轻微抑制，酶的底物乙酰胆碱就能够被水解或大部分被水解，水解产物与加入体系中的显色剂反应产生有色物质，可通过比色法进行测定。如果试样提取液中含有一定量的有机磷或氨基甲酸酯类农药，酶的活性就会受到抑制或部分抑制，试样中加入的酶的底物就不能被酶水解或部分水解，从而不显色或显色很浅，用分光光度计测定吸光度值，以不含有机磷或氨基甲酸酯类的农药为对照，计算酶活性被抑制的百分率。抑制率与有机磷或氨基甲酸酯类农药的浓度在一定范围内呈正比，据此对有机磷或氨基甲酸酯类农药进行定性测定和定量测定。

羧酸酯酶（非特异性酯酶的一种）与乙酰胆碱酯酶类似，均以丝氨酸残基作为活性中心，因此对乙酰胆碱酯酶有抑制作用的有机磷和氨基甲酸酯类农药对羧酸酯酶也有抑制作用，因此依据有机磷和氨基甲酸酯类农药对羧酸酯酶活性抑制作用的有无或大小，也可以对有机磷或氨基甲酸酯类农药进行定性测定和定量测定。酶活性抑制法检测有机磷或氨基甲酸酯类农药的基本原理见图 3-72。

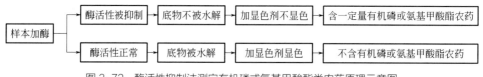

图 3-72 酶活性抑制法测定有机磷或氨基甲酸酯类农药原理示意图

近年来，商品化酶活性抑制法检测产品（如酶片、酶标签、速测箱等）大多是建立在上述显色反应基础上的，但是除了有机磷和氨基甲酸酯类物质有可能对乙酰胆碱酯酶活性产生抑制作用外，某些氯代烟碱类似物对乙酰胆碱酯酶也有一定的抑制作用，因此检测过程中需要注意由此引起的假阳性现象。

（三）酶来源的选择

酶的种类、酶的特异性、酶的活性和稳定性等是影响酶活性抑制法测定农药残留的灵敏度和稳定性的基础和关键。常用的胆碱酯酶有乙酰胆碱酯酶和丁酰胆碱酯酶（butyrylcholine esterase，BChE），乙酰胆碱酯酶又称为真性或特异性胆碱酯酶，主要分布于动物的脑、脊髓和肌肉等组织中。丁酰胆碱酯酶又称为非特异性或拟胆碱酯酶，主要分布于动物的血清和肝脏中。乙酰胆碱酯酶和丁酰胆碱酯酶催化胆碱酯类底物水解的速率不同，对底物的种类具有不同程度的选择性。此外，植物中存在比较复杂的酯酶同工酶，其来源丰富、容易制备、成本低廉、保存方便，20 世纪 80 年代开始被开发利用。植物源酯酶也属于非特异性酯酶，酶的活性通常不如动物源酯酶高。酶活性抑制法常用的是昆虫脑酯酶和血清酯酶，植物酯酶和肝脏酯酶应用较少。不同来源酯酶的主要特性见表 3-20 和表 3-21。

表 3-20　非特异性酯酶和乙酰胆碱酯酶检测农药残留特性比较

特性项	非特异性酯酶	乙酰胆碱酯酶
特异性	低	高
灵敏度	中	高
酶的来源	广	相对窄
非特异性干扰	多	少
操作	简便	简便

表 3-21　常见杀虫剂对 3 种不同来源非特异性酯酶抑制的 I_{50} 和 I_{90}　　　单位：mol/L

酶来源	I_{50} 数量级		I_{90} 数量级	
	α-乙酸萘酯	β-乙酸萘酯	α-乙酸萘酯	β-乙酸萘酯
家蝇	$10^{-7} \sim 10^{-2}$	$10^{-6} \sim 10^{-3}$	$10^{-5} \sim 10^{-2}$	$10^{-3} \sim 1$
植物	$10^{-7} \sim 10^{-3}$	$10^{-6} \sim 10^{-3}$	$10^{-5} \sim 10^{-1}$	$10^{-5} \sim 10^{-4}$
马血清	$10^{-17} \sim 10^{-2}$	$10^{-15} \sim 10^{-2}$	$10^{-6} \sim 10^{-2}$	$10^{-4} \sim 10^{-1}$

（四）酶活性抑制法常用酶来源及酶的制备和保存方法

1. 昆虫胆碱酯酶的制备

昆虫体内仅含有乙酰胆碱酯酶，主要分布在头部，其次为胸部。由于家蝇等昆虫的生活史短，可人工繁殖和饲养，故多以家蝇等昆虫为酶的来源。昆虫乙酰胆碱酯酶的提取方法：取敏感家蝇或蜜蜂，在-20℃冷冻致死后装入塑料袋中，加入少许干冰振摇，硬化家蝇或蜜蜂的头部，使之与胸部断裂分开，收集头部，按 0.24g/mL 的量在 pH 7.5、0.1mol/L 磷酸缓冲液中匀浆 30s，匀浆液在 4℃下以 3500r/min 离心 5min，取上清液经双层纱布过滤，滤液经双层滤纸在布氏漏斗上抽滤，将滤液按每管 1mL 分装，使用时以 pH 7.5 的 0.02mol/L 磷酸缓冲液稀释 15 倍。该酶液密封后于-20℃冰箱中保存 3 个月后未见酶活力下降。若将提取的酶液冷冻干燥，制成酶冻干粉，可以保存更长的时间，便于运输。

2. 动物血清酯酶的制备

动物血清中乙酰胆碱酯酶含量较高，来源比较广泛，如牛血清、马血清和鸡鸭等禽类动物血清等。将新鲜抽取的动物血清注入无抗凝剂的试管（15～25mL）中，封口后在 37℃恒温箱内放置 3h，使血细胞凝固，淡黄色血清慢慢渗出。用吸管将血清吸入离心管中，于 4℃下以 3000r/min 离心 5～10min，取上清液分装后在-20℃冷冻保存，使用时以蒸馏水稀释适当倍数。

3. 动物肝脏酯酶的制备

取动物（牛、猪、兔、鼠、鸡等）新鲜肝脏，去筋、膜、脂肪后切碎，按 1 份肝脏加 3 份蒸馏水（m/V）后匀浆，匀浆液在 4℃下以 2000～3000r/min 离心 15～30min，上清液分装后在-20℃下储存备用，使用时以蒸馏水稀释 5～20 倍。实践表明，猪肝中提取的乙酰胆碱酯酶对农药的敏感性较强。

4. 植物源酯酶的制备

谷物是酯酶含量较高的酶来源，小麦中酯酶活性比玉米、大米和小米高。提取方法：取新鲜食用小麦面粉置于具塞三角瓶中，按 1∶5（m/m）比例加入蒸馏水、在振荡器上振荡 30min，于 4℃下以 5000r/min 离心 20min，上清液置 4℃冰箱中保存，使用时加蒸馏水稀释。实践表明,植物酯酶活性抑制法测定农药的精确度和灵敏度不如动物胆碱酯酶活性抑制法好。

（五）酶的纯化与保存

酶活性抑制法检测有机磷和氨基甲酸酯类农药，多采用乙酰胆碱酯酶的粗提液。酶的粗提液可采用处理过的羧甲基纤维素柱色谱净化，依照国家标准《蔬菜中有机磷及氨基甲酸酯农药残留量的简易检验方法 酶抑制法》（GB/T 18630—2002）。取 10g 羧甲基纤维素加 100mL 0.5mol/L NaOH-0.5mol/L NaCl 溶液混匀，浸泡 15min 后用布氏漏斗抽滤。水洗滤饼至中性后悬浮于 100mL 1mol/L HCl-0.5mol/L NaCl 溶液中混匀，静置 15min，用布氏漏斗抽滤。水洗滤饼至中性后将滤饼悬浮于 0.005mol/L pH 6.0 的磷酸缓冲液中。将处理好的羧甲基纤维素悬浮液加入色谱柱，加入胆碱酯酶粗提液。在梯度混合器的初始液瓶中加 150mL 0.005mol/L pH 6.0 的磷酸缓冲液，在梯度混合器的高浓度液瓶中加入 150mL 0.1mol/L pH 6.0 的磷酸缓冲液，连接色谱柱，以 2mL/min 流速做梯度洗脱，收集后 1/2 流出液。

提取或净化后的酶液如果在一周内使用完毕，可在 0～5℃下保存。多数情况下分装密封后于-20℃冰箱中保存，保存时间最好不超过 3 个月。酶液反复冻融会显著降低酶的活性，所以酶液的冻融一般不能超过 2 次。如将酶液冷冻干燥，制成酶的冻干粉，4℃保存的有效期可达 1 年。

（六）底物和显色剂

酶活性抑制法的显色反应可使用的酶的底物和显色剂很多，如乙酰胆碱（ACh）、乙酸萘酯、乙酸羟基吲哚及其衍生物等均可作为酶的底物，根据所使用的酶的底物和显色机理的不同，显色反应大致可分为以下几种类型。

1. 乙酰胆碱-溴百里酚蓝显色法

溴百里酚蓝为 pH 指示剂，利用底物水解液酸碱性变化，通过 pH 指示剂显色。

$$乙酰胆碱+H_2O \xrightarrow{\ 酶\ } 胆碱+乙酸$$

溴百里酚蓝变色范围 pH 6.2（黄色）→7.6（蓝色），在薄层色谱酶抑制法中，板上含有农药的部位酶活性受抑制，不能水解生成乙酸，呈蓝色斑点；板上不含农药部位因为有乙酸产生，pH≤6.2，呈现黄色。

2. 乙酸-β-萘酯-固蓝 B 盐显色法

此法利用底物水解产生的 β-萘酚与固蓝 B 盐作用生成偶氮化合物而显色。

$$乙酸\text{-}\beta\text{-}萘酯+H_2O \xrightarrow{酶} \beta\text{-}萘酚+乙酸$$

$$\beta\text{-}萘酯+固蓝\ B\ 盐 \longrightarrow 偶氮化合物（呈紫红色）$$

3. 乙酸羟基吲哚显色法

底物乙酸羟基吲哚水解产生吲哚酚，吲哚酚被氧化形成有色产物而显色。

$$乙酸羟基吲哚+H_2O \xrightarrow{酶} 吲哚酚+乙酸$$

$$吲哚酚+O_2 \longrightarrow 靛蓝（呈蓝色）$$

4. 乙酸靛酯显色法

底物乙酸靛酯水解产生有色的产物靛酚蓝而显色。

$$乙酸靛酯+H_2O \xrightarrow{酶} 靛酚蓝（蓝色）+乙酸$$

5. 碘化硫代胆碱褪色法

底物碘化硫代乙酰胆碱水解生成碘化硫代胆碱，碘化硫代胆碱能使蓝色的 2,6-二氯靛酚还原褪色。

$$碘化硫代乙酰胆碱+H_2O \xrightarrow{酶} 碘化硫代胆碱$$

$$碘化硫代胆碱+2,6\text{-}二氯靛酚（蓝色） \longrightarrow 2,6\text{-}二氯靛酚还原物（无色）$$

6. 碘化硫代丁酰胆碱显色法

底物碘化硫代丁酰胆碱（BTCI）水解生成碘化硫代胆碱，碘化硫代胆碱与二硫代二硝基苯甲酸（DTNB）反应生成黄色溶液。

$$碘化硫代丁酰胆碱+H_2O \xrightarrow{酶} 碘化硫代胆碱+丁酸$$

$$碘化硫代胆碱+二硫代二硝基苯甲酸 \longrightarrow 黄色复合物$$

在上述显色反应中，乙酰胆碱-溴百里酚蓝显色法灵敏度不高，故很少使用。而以乙酸-β-萘酯-固蓝 B 盐、乙酸靛酯、吲哚乙酸酯及其衍生物为底物的显色法灵敏度高，适应性广，底物和显色剂较容易获得，因而被广泛应用。

在酶活性抑制法中，影响检测灵敏度的因素是多方面的，除底物的种类和显色反应类型外，酶的来源、酶与底物的配合、抑制剂的种类和性质不同，对农药的检测限、特异性和稳定性影响也不同。有些农药在生物体外是较弱的酶抑制剂，但经过生物氧化可成为较强的酶抑制剂，如乐果$+O_2 \to$氧乐果、对硫磷$+O_2 \to$对氧磷可显著提高对 AChE 的抑制活性。依据该原理，可以采用在体外对待测农药进行氧化处理等方法，使之成为较强的酶抑制剂，以提高对待测农药的检测灵敏度。常用的处理剂有冷的发烟硝酸、稀溴水、过氧化氢、过氧乙酸、溴代琥珀酰亚胺等，或采用紫外光照射处理。

（七）酶活性抑制法中的样品制备

蔬菜、水果等新鲜农产品中的有机磷和氨基甲酸酯类农药残留是利用酶活性抑制法进行快速检测的主要对象，其目的主要是先对大批量样品进行现场快速筛选检测，对不合格样品再进行复检，对复检仍不合格的少量样品再用色谱法或色谱质谱联用法进行分析，以便减少实验室仪器分析的工作量，提高检测效率。酶活性抑制法中蔬菜水果样品的制备与仪器分析样品制备相比，方法比较简单。

1. 磷酸盐缓冲液提取法

磷酸盐缓冲液提取法依照国家标准《蔬菜中有机磷和氨基甲酸酯类农药残留的快速检测》（GB/T 5009.199—2003）进行。

（1）叶菜类的磷酸盐缓冲液提取法　将去除泥土的待测样品（白菜、甘蓝、油菜、韭菜等）剪成 1cm² 的小块（韭菜剪成 1cm 长的小段），随机取小块或小段样品 1g，放入小烧杯或提取瓶中，加入 5mL。加入提取缓冲液（15.0g Na$_2$HPO$_4$·12H$_2$O 和 1.59g NaH$_2$PO$_4$，溶于 500mL 蒸馏水，pH 7.5），振荡 1～2min。倒出提取液，静置 3～5min，用于丁酰胆碱酯酶分光光度法测定。或随机取小块或小段样品约 5g，放入提取瓶中，加 10mL 缓冲液，振摇 50 次，静置 2min 以上，用速测卡法测定。

（2）果菜及水果类的磷酸盐缓冲液提取法　取待测样品（番茄、黄瓜、青椒、茄子、苹果、梨等）去除表面泥土，用取样器沿果菜表面处取约 1cm 厚的样品放入提取瓶中，加入提取缓冲液振荡 1～2min。倒出提取液，静置 3～5min 后待测。对萝卜等根菜类样品，先去除表面泥土和须根，再按果菜类样品提取方法提取。

2. 有机溶剂提取法

有机溶剂提取法依照国家标准《蔬菜中有机磷及氨基甲酸酯农药残留量的简易检验方法 酶抑制法》（GB/T 18630—2002）进行。

擦去蔬菜表面的泥土，将可食部分剪碎，取 2g 置于 10mL 提取瓶中，加 5mL 丙酮浸泡 5min，不断振摇，加 0.2g 碳酸钙（对番茄等酸性较强的样品可加 0.3～0.4g），如颜色较深，可加 0.2g 活性炭，摇匀，过滤。取 1mL 丙酮滤液于 5mL 烧杯中，吹干丙酮后加 0.6mL 1/15mol/L pH 7.7 的磷酸盐缓冲液溶解，加入 0.2mL 0.5%（m/V）次氯酸钙水溶液摇匀，放置 10min 进行氧化处理，再加入 0.6mL 10%（m/V）亚硝酸钠水溶液摇匀，还原过量的氧化剂，处理液待测。

许多蔬菜（如葱、蒜、韭菜、芹菜、番茄、萝卜、茭白、蘑菇等）含有对酶活性有影响的次生代谢产物，容易使测定结果产生假阳性。叶绿素等色素也可能影响显色反应结果。处理这些样品时，可采取整体（株）蔬菜浸提或采用表面测定法。在制样中将样品切成 1～2cm 的小块，在确保农药提取效果的同时控制浸提时间，以减少色素等干扰物质的溶出。如样品浸提液出现浑浊，应适当增加样品的静置时间。

（八）酶活性抑制分析的检测方法

1. 分光光度法

（1）乙酰胆碱酯酶活性抑制分析的分光光度法　乙酰胆碱酯酶活性抑制法的分光光度法采用国家标准《蔬菜中有机磷及氨基甲酸酯农药残留量的简易检验方法　酶抑制法》（GB/T 18630—2002），在丙酮（或磷酸盐缓冲液）提取并经氧化处理的溶液中，加入经色谱柱纯化的酶液 0.2mL，摇匀后放置 10min，加入 2%（m/V）碘化硫代乙酰胆碱溶液 0.2mL 和 0.04%（m/V）的 2,6-二氯靛酚水溶液 0.1mL 混匀，37℃下反应 5min，测吸光值 A_{600}（OD_{600}），A_{600} 越大，表明农药残留量越高。$A_{600}<0.7$ 为未检出，A_{600} 0.7～0.9 为可能检出但残留量较低，$A_{600}>0.9$ 为检出。

（2）丁酰胆碱酯酶活性抑制分析的分光光度法　丁酰胆碱酯酶活性抑制法的分光光度法采用国家标准《蔬菜中有机磷和氨基甲酸酯类农药残留量的快速检测》（GB/T 5009.199—2003），在试管中加入用磷酸盐缓冲液提取法提取的蔬菜样品提取液 2.5mL（空白对照管加 2.5mL 磷酸盐缓冲液），然后分别加入 0.1mL 丁酰胆碱酯酶液和 0.1mL 显色液（取 160mg 二硫代二硝基苯甲酸和 15.6mg NaHCO$_3$，用 20mL pH 8.0 的磷酸盐缓冲液溶解），混匀后 37℃反应 15min 以上，加入 0.1mL 底物液（25mg 碘化硫代丁酰胆碱溶于 3mL 蒸馏水）混匀，立即加入比色皿中，用分光光度计在 412nm 波长下分别测定 37℃反应 3min 样品吸光度的变化值（ΔA_s）和空白吸光度的变化值（ΔA_0）。计算酶活性被抑制的百分率，计算公式为：

$$抑制率 = [(\Delta A_0 - \Delta A_s) / \Delta A_0] \times 100\%$$

当样品提取液对酶活性的抑制率低于 15%时，表示该蔬菜为安全或比较安全；抑制率为 15%～25%时表示该蔬菜为轻度污染；抑制率为>25%～50%时为中度污染；抑制率≥50%表示样品中有高剂量有机磷或氨基甲酸酯类农药存在。对明显呈阳性结果的样品需要重复检测 2 次以上，必要时用色谱色质联用等方法进一步测定具体的农药品种和含量。

2. 速测卡（酶片）法

速测卡由浸渍有胆碱酯酶或其他敏感酶类的纸片（酶片）和含酶的底物 2,6-二氯靛酚乙酸酯的纸片（底物片）组成。2,6-二氯靛酚乙酸酯在胆碱酯酶的催化下能迅速发生水解反应生成蓝色的 2,6-二氯靛酚。如果酶片上存在有机磷或氨基甲酸酯类农药，胆碱酯酶活性受抑制，2,6-二氯靛酚乙酸酯不能被水解产生蓝色的 2,6-二氯靛酚，底物片不变色，如不含农药则显蓝色，其基本技术及原理与比色法相似，检测灵敏度也相近。使用纸片这种简单的载体，可以达到便于携带和现场操作的目的，不需仪器。检测过程如图 3-73 所示。

每批测定应设缓冲液空白对照。酶片浸入或滴加样品提取液后应保持湿润，无论是预反应 10min，还是酶片与底物片复合反应 3min，反应温度最好为 37℃，温度低时应适当延长反应时间。

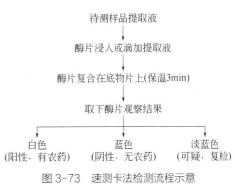

图 3-73　速测卡法检测流程示意

3. 薄层光谱酶活性抑制法

含农药的样品提取液在薄层板上展开后，喷酶液至板面湿润，在 37℃、相对湿度 90%的恒温箱中放置 20min，取出后喷显色底物液，37℃保温 5min，背景呈紫红色；有农药的部位由于酶活性被抑制，不能水解底物产生紫红色的产物，板上呈现白色斑点，通过斑点面积法或薄层扫描法进行定量分析。

4. 固相酶速测技术

速测片法常会遇到酶活性和灵敏度降低，测不出超标农药的现象，有时甚至还产生假阳性。这是因为水果、蔬菜的提取物中含有很多对乙酰胆碱酯酶具有抑制作用的杂质，这些杂质对乙酰胆碱酯酶的抑制作用，是通过可逆性结合来实现的，然而农药对乙酰胆碱酯酶的抑制作用是不可逆的。因此可通过洗涤的方法把这些没有同乙酰胆碱酯酶牢固结合的杂质去除，要达到这一目的，酶的固定化必不可少。把乙酰胆碱酯酶固定在一种特殊的、不会和其活性部位发生反应的载体上面，这样可以通过洗涤排除杂质对酶活性的影响，从而显著提高检测灵敏度，增强酶的稳定性，便于储存。该技术的关键在于酶的固定化。用一种蛋白质模板（如明胶、血清蛋白、血红蛋白等）作为中间体，将乙酰胆碱酯酶固定在特定的支持物上（如玻璃试管等），在固定好酶的试管中加入待测样品溶液，温育一定时间后倾去样品溶液，洗涤去除杂质，加入酶的底物和显色剂的混合液。当样品中不含农药，固定化酶具有活性时，乙酰胆碱水解产物与二硫代二硝基苯甲酸（DTNB）反应，反应液呈黄色；如果样品中存在对酶起抑制作用的农药，反应液颜色不变或显色很浅，与标准色板对照进行定量检测。

5. 乙酰胆碱酯酶传感器

乙酰胆碱酯酶传感器是一种以固定化乙酰胆碱酯酶为生物敏感部件的生物传感器。生物传感器是指由一种生物敏感部件和信号转换器紧密配合、对特定种类物质具有选择性和可逆响应的分析装置。

第一代生物传感器是将固定了生物活性物质（包括酶、抗体、活性细胞或组织、微生物等）的膜（通常为半透膜）覆被在电化学电极上而形成的。第二代生物传感器是将人工合成的媒介体与生物活性物质掺和后直接吸附或共价修饰到转换器表面而形成的。第三代生物传感器是将生物活性物质直接固定在电子元件（如半导体场效应晶体管上）形成的，从而可以直接感知和放大界面物质的变化，将生物识别与信号转换结合在一起。由于生物传感器可高度自动化、微型化与集成化，在生物医学、环境监测、海洋、军事等领域具有重要的应用价值，特别适合于现场和原位监测。以乙酰胆碱酯酶为生物敏感材料的生物传感器在有机磷和氨基甲酸酯类农药残留分析中具有较好的研究和开发应用价值。

将乙酰胆碱酯酶通过丙烯酰胺异丁烯酰胺化学交联固定在铱电极表面制备电位型酶传感器，由于被测样品中有机磷或氨基甲酸酯类农药浓度不同，对乙酰胆碱酯酶活性的抑制程度不同，使酶水解底物所产生的反应产物浓度不同，引起电极表面和内部所产生的电位差不同，由此对被测样品中的农药进行定性分析和定量分析。

采用戊二醛法将乙酰胆碱酯酶固定在由四氰基对醌二甲烷修饰的丝网印刷电极表面，研制安培型乙酰胆碱酯酶传感器，然后用含大量非还原性多糖的酶稳定剂进行处理，在 4℃冰箱保存一年后其活性无显著变化。以乙酰胆碱酯酶传感器作指示电极，Ag/AgCl 电极作参比电极，硫代乙酰胆碱作乙酰胆碱酯酶的底物进行电化学分析，乙酰胆碱酯酶水解产物巯基胆碱在电极表面氧化，产生氧化电流。

$$CH_3COS(CH_2)_2N(CH_3)_3I + H_2O \xrightarrow{\text{AChE}} CH_3COOH + HS(CH_2)_2N(CH_3)_3I$$

$$2HS(CH_2)_2N(CH_3)_3I - 2e \longrightarrow [S(CH_2)_2N(CH_3)_3I]_2^- + 2H^+$$

有机磷农药抑制乙酰胆碱酯酶活性，导致氧化电流减小。电流减小的程度以抑制率表示，其与有机磷农药浓度的对数在一定范围内呈线性关系。

$$抑制率 = \frac{I_0 - I}{I_0} \times 100\%$$

式中，I_0 为未被农药抑制的酶电极的响应电流；I 为被农药抑制后的酶电极的响应电流。

将胆碱酯酶固定在压电晶体表面，制备压电晶体酶传感器，可用于对硫磷、马拉硫磷和甲基对硫磷的测定。

乙酰胆碱酯酶传感器可用于有机磷和氨基甲酸酯类农药残留的测定。

（九）酶活性抑制分析法存在的问题

酶活性抑制分析法应注意下述几个主要问题。

（1）酶活性抑制分析法只适用于有机磷和氨基甲酸酯类农药的检测，其灵敏度有限，且有小部分农药品种对此法很不灵敏，因此对检测结果为阴性的样品，不能认为就不含有农药残留或农药残留量不超过规定标准。

（2）引起酶活性抑制分析法测定误差的一个重要因素是某些样品提取物中含有干扰酶活性的杂质，从而引起测定结果的假阳性。因此对测定呈假阳性或可疑的样本，必须进行重复检测，必要时对确定为阳性的样本进一步用色谱色质联用仪等仪器分析进行确证分析。

（3）在生物体外许多农药是酶的弱抑制剂，选择使用适当的转化剂，使其转变为酶的强抑制剂，也是改善方法灵敏度的途径之一。

（4）引起酶活性抑制法测定误差的因素还有很多，诸如酶的稳定性、底物来源及浓度、反应温度、pH、反应时间等，因此酶活性抑制分析法测定的重现性和稳定性还不够理想。为克服多因子的影响，可考虑选择适当的稳定剂和固定化酶技术提高稳定性，通过基因工程手段研究开发具有优良特性的酶。

（5）由于农药的含量不同，对酶的抑制程度不同，不同农药对酶的抑制能力也有差别，因此产生的颜色深浅程度不同，这样就需要按不同农药、不同浓度所形成颜色深浅度的不同绘制出标准色板，以便给出农药的大致含量。对实验材料、检测方法等在比较试验的基础上，确定检测规范和标准。

（6）为了减少样品提取液中的杂质干扰，开发简便易行的样品净化技术，也是减少假阳性出现的可选方法之一。

二、荧光定量 PCR

（一）实时荧光定量 PCR 技术原理

聚合酶链式反应（polymerase chain reaction，PCR）可对特定核苷酸片断进行指数级的扩增。在扩增反应结束之后，我们可以通过凝胶电泳的方法对扩增产物进行定性的分析，也可以通过放射性核素掺入标记后的光密度扫描来进行定量的分析。无论定性还是定量分析，分析的都是 PCR 终产物。但是在许多情况下，我们所感兴趣的是未经 PCR 信号放大之前的起始模板量。例如我们想知道某一转基因动植物转基因的拷贝数或者某一特定基因在特定组织中的表达量。在这种需求下荧光定量 PCR 技术应运而生。所谓的实时荧光定量 PCR 就是通过对 PCR 扩增反应中每一个循环产物荧光信号的实时检测从而实现对起始模板定量及定性的分析。在实时荧光定量 PCR 反应中，引入了一种荧光化学物质，随着 PCR 反应的进行，

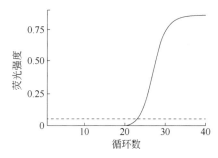

图 3-74　实时荧光扩增曲线图

PCR 反应产物不断累积，荧光信号强度也等比例增加。每经过一个循环，收集一个荧光强度信号，这样我们就可以通过荧光强度变化监测产物量的变化，从而得到一条荧光扩增曲线图，如图 3-74 所示。

　　一般而言，荧光扩增曲线可以分为三个阶段：荧光背景信号阶段、荧光信号指数扩增阶段和平台期。在荧光背景信号阶段，扩增的荧光信号被荧光背景信号所掩盖，我们无法判断产物量的变化。而在平台期，扩增产物已不再呈指数级增加。PCR 的终产物量与起始模板量之间没有线性关系，所以根据最终的 PCR 产物量不能计算出起始 DNA 拷贝数。只有在荧光信号指数扩增阶段，PCR 产物量的对数值与起始模板量之间存在线性关系，我们可以选择在这个阶段进行定量分析。为了定量和比较的方便，在实时荧光定量 PCR 技术中引入了两个非常重要的概念：荧光阈值和 Ct 值。荧光阈值是在荧光扩增曲线上人为设定的一个值，它可以设定在荧光信号指数扩增阶段任意位置上，但一般我们对荧光阈值的缺省设置是 3～15 个循环的荧光信号的标准偏差的 10 倍。每个反应管内的荧光信号到达设定的阈值时所经历的循环数被称为 Ct 值（cycle threshold value）（图 3-75 所示）。

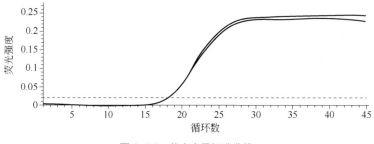

图 3-75　荧光定量标准曲线

　　Ct 值与起始模板的关系研究表明，每个模板的 Ct 值与该模板的起始拷贝数的对数存在线性关系，起始拷贝数越多，Ct 值越小。利用已知起始拷贝数的标准品可做出标准曲线，其中横坐标代表起始拷贝数的对数，纵坐标代表 Ct 值（图 3-76 所示）。因此，只要获得未知样品的 Ct 值，即可从标准曲线上计算出该样品的起始拷贝数。

（二）荧光探针和荧光染料

　　实时荧光定量 PCR 的化学原理包括探针类和非探针类两种，探针类是利用与靶序列特异杂交的探针来指示扩增产物的增加，非探针类则是利用荧光染料或者特殊设计的引物来指示扩增的增加。前者由于增加了探针的识别步骤，特异性更高，但后者则简便易行。

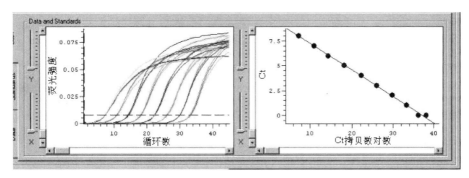

图 3-76　阈值线和 Ct 值

1. SYBR Green I

SYBR Green I 是一种结合于小沟中的双链 DNA 结合染料，与双链 DNA 结合后，其荧光大大增强。这一性质使其用于扩增产物的检测非常理想。SYBR Green I 的最大吸收波长约为 497nm，发射波长最大约为 520nm。在 PCR 反应体系中加入过量 SYBR 荧光染料，SYBR 荧光染料特异性地掺入 DNA 双链后，发射荧光信号，而不掺入链中的 SYBR 染料分子不会发射任何荧光信号，从而保证荧光信号的增加与 PCR 产物的增加完全同步。

SYBR Green I 在核酸的实时检测方面有很多优点，由于它与所有的双链 DNA 相结合，不必因为模板不同而特别定制，因此设计的程序通用性好，且价格相对较低。利用荧光染料可以指示双链 DNA 熔点的性质，通过熔点曲线分析可以识别扩增产物和引物二聚体，因而可以区分非特异扩增，进一步地还可以实现单色多重测定。此外，由于一个 PCR 产物可以与多分子的染料结合，因此 SYBR Green I 的灵敏度很高。但是，由于 SYBR Green I 与所有的双链 DNA 相结合，因此由引物二聚体、单链二级结构以及错误的扩增产物引起的假阳性会影响定量的精确性。通过测量升高温度后荧光的变化可以帮助降低非特异产物的影响。由解链曲线来分析产物的均一性有助于分析由 SYBR Green I 得到的定量结果。

2. 分子信标

分子信标是一种在靶 DNA 不存在时形成茎环结构的双标记寡核苷酸探针。在此发夹结构中，位于分子一端的荧光基团与分子另一端的猝灭基团紧紧靠近。在此结构中，荧光基团被激发后不是产生光子，而是将能量传递给猝灭剂，这一过程称为荧光共振能量传递（FRET），由于"黑色"猝灭剂的存在，由荧光基团产生的能量以红外而不是可见光形式释放出来。如果第二个荧光基团是猝灭剂，其释放能量的波长与荧光基团的性质有关。分子信标的茎环结构中，环一般为 15～30 个核苷酸长，并与目标序列互补；茎一般为 5～7 个核苷酸长，并相互配对形成茎的结构。荧光基团连接在茎臂的一端，而猝灭剂则连接于另一端。分子信标必须非常仔细地设计，以至于在复性温度下，模板不存在时形成茎环结构，模板存在时则与模板配对。与模板配对后，分子信标的构象改变使得荧光基团与猝灭剂分开。当荧光基团被激发时，它发出自身波长的光子。

3. TaqMan 探针

TaqMan 探针是多人拥有的专利技术。TaqMan 探针是一种寡核苷酸探针，它的荧光与目的序列的扩增相关。它设计为与目标序列上游引物和下游引物之间的序列配对。荧光基团连接在探针的 5′末端，而猝灭剂则在 3′末端。当完整的探针与目标序列配对时，荧光基团发射的荧光因与 3′端的猝灭剂接近而被猝灭。但在进行延伸反应时，聚合酶的 5′外切酶活性将探针进行酶切，使得荧光基团与猝灭剂分离。TaqMan 探针适合于各种耐热的聚合酶，例如 DyNAzymeTM Ⅱ DNA 聚合酶（MJ Research 公司有售）。随着扩增循环数的增加，释放出来的荧光基团不断积累。因此荧光强度与扩增产物的数量呈正比。

4. LUX Primers

LUX（light upon extension）引物是利用荧光标记的引物实现定量的一项新技术。目标特异的引物对中的一个引物 3′端用荧光报告基团标记。在没有单链模板的情况下，该引物自身配对，形成发夹结构，使荧光猝灭。在没有目标片段的时候，引物与模板配对，发夹结构打开，产生特异的荧光信号（图 3-77）。

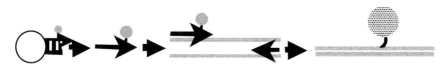

图 3-77　LUX 引物工作原理

与 Taqman 探针和分子信标相比，LUX 引物通过二级结构实现猝灭，不需要荧光猝灭基团，也不需要设计特异的探针序列。因为 LUX 引物是一个相对较新的技术，所以其应用还有待检验。

（三）实时荧光定量 PCR 技术的应用

实时荧光定量 PCR 技术是 DNA 定量技术的一次飞跃。运用该项技术，我们可以对 DNA、RNA 样品进行定量和定性分析。定量分析包括绝对定量分析和相对定量分析。前者可以得到某个样本中基因的拷贝数和浓度；后者可以对不同方式处理的两个样本中的基因表达水平进行比较。除此之外我们还可以对 PCR 产物或样品进行定性分析：例如利用熔解曲线分析识别扩增产物和引物二聚体，以区分非特异扩增；利用特异性探针进行基因型分析及 SNP 检测等。目前实时荧光 PCR 技术已经被广泛应用于基础科学研究、临床诊断、疾病研究及药物研发等领域。其中最主要的应用集中在以下几个方面。

（1）DNA 或 RNA 的绝对定量分析　包括病原微生物或病毒含量的检测，转基因动植物转基因拷贝数的检测，RNAi 基因失活率的检测等。

（2）基因表达差异分析　例如比较经过不同处理样本之间特定基因的表达差异（如药物处理、物理处理、化学处理等），特定基因在不同时相的表达差异以及 cDNA 芯片或差显结果的确证。

（3）基因分型　例如 SNP 检测，甲基化检测等。

 思考题

1. 气相色谱仪的基本结构包括哪几部分？各有什么作用？

2．GC 和 HPLC 用于检测有何异同？流动相如何选择？

3．什么是分离度？有哪些因素影响分离度？柱温与固定相如何影响分离度？

4．用气相色谱法测定某水试样中水分的含量。称取 0.0213g 内标物加到 4.586g 试样中进行色谱分析，测得水分和内标物的峰面积分别是 $150mm^2$ 和 $174mm^2$。已知水和内标物的相对校正因子分别为 0.55 和 0.58，计算试样中水分的含量。

5．高效液相色谱法是如何实现高效和高速分离的（与经典色谱比较）？

6．试比较高效液相色谱法与气相色谱法分离原理、仪器构造及应用方法的异同。

7．什么是梯度洗脱？液相色谱法是怎样实现梯度洗脱的？它与气相色谱中的程序升温有何差别？

8．学习本章节后，你认为是先有气相还是先有液相？为什么？

9．如何利用质谱推测化合物的分子量和化学式？

10．质谱仪两种工作模式（SCAN 和 SIM）有什么不同？

11．什么是乳剂特性曲线？

12．原子吸收分光光度计由哪几部分组成？各部分的作用是什么？

13．试说明紫外吸收光谱产生的原理。

14．选择有害物检测方法时要特别考虑哪些问题？

第四章

有害物检测方法的质量控制

第一节　实验室的质量控制

质量控制（quality control，QC）是保证分析检测数据可靠性的全部活动。实验室质量控制是其中的一个重要环节，是保证检测数据准确可靠的实验室控制方法。其目的是要把检测分析误差控制在容许限度内，保证检测结果有一定的精密度和准确度，使分析数据在给定的置信水平内，有把握达到所要求的质量。实验室质量控制主要包括两方面内容：实验室内质量控制和实验室间质量控制。

一、实验室内质量控制

又称内部质量控制（internal quality control，IQC），它是实验室分析人员对分析质量进行自我控制的过程。它包括空白试验、工作曲线的核查、仪器设备的定期标定、平行试样测试、加标准试样的测试，通过建立并应用某种质量控制图来控制分析质量。它主要反映的是分析质量的稳定性如何，以便及时发现某些偶然的异常现象，随时采取相应的校正措施。

（一）采用标准物质监控

在日常分析检测过程中，实验室可以定期使用有证标准物质和次级标准物质进行结果核查，以判断标准物质的检验结果与证书上的给出值是否符合，从而保证检测数据的可靠性和可比性。

通常的做法是实验室直接用合适的标准物质作为监控样品，定期或不定期将标准物质以比对样或密码样的形式，以与样品检测相同的流程和方法同时进行，检测实验完成后上报检测结果给相关质量控制人员。也可由检测人员自行安排在样品检测时同时插入标准物质，验证检测结果的准确性。

用标准样品定量分析的结果与已知的含量相比较来评价定量分析结果的准确度。此时标准样品的已知含量可作为真值，标准样品的定量分析结果是测量值，由此计算出的绝对误差和相对误差可用来评价该定量分析结果的准确度。将检测结果与标准值进行比对，如结果差异过大，应由检测室查找原因，进行复测。若复测结果仍不合格，应对检测过程进行检查，查到原因后立即进行纠正，必要时同批样品复测。

这种方法可靠性高，但成本高，一般用于：刚实施的新标准、新方法、新检测项目、设备的校准和核查等。当然，对于日常检测标准方法和项目，如有必要，也可采用这种方法。

（二）实验室内部比对

实验室内部比对是按照预先规定的条件，在同一实验室内部，由两个或多个人员（或方法、设备）对相同或类似的物品进行测量或检测的组织、实施和评价。根据检验条件的不同，一般有人员比对、方法比对、设备比对等几种方式。

这些比对的一般做法是除了需要比对的条件不同以外，其他条件尽量完全相同（相同的环境条件下），对同一样品进行试验，通过比较分析检测结果的一致性，以评价该比对条件对检测结果的影响。如人员比对，需要采用相同的试验方法或程序，采用相同的检测设备和设施，在相同的环境条件下，仅由不同的检测人员对同一样品进行试验，通过比较分析检测结果的一致性，以评价人员对检测结果的影响。

实验室内部比对方式多样，操作灵活。不同的比对可适于不同的目的，通过多方面的比对可全面考察实验室内部质量状况，根据比对结果采取相应的措施，达到质量控制的目的。

（三）留样再测

留样再测指仅考虑试验时间先后的不同，用于考核上次结果与本次测试结果的差异，通过比较分析检测结果的一致性，以评价检测结果的可靠性、稳定性与准确性。事实上，留样再测可以认为是一种特殊的实验室内部比对，即不同时间的比对。

留样再测以密码样或复测样的方法不定期安排进行。试验结束后将检测结果进行比对，以验证原检测结果的可靠性、稳定性以及准确性。若两次检测结果存在显著性差异，实验室应采用有效的方式查找原因，并对于同批检测的样品进行复测。

留样再测作为内部质量控制手段，主要适用于：有一定水平检测数据的样品或阳性样品、待检测项目相对比较稳定的样品，以及需要对留存样品特性的监控、检测结果的再现性进行验证等。

（四）加标回收

由于不是任何检测都能找到标准样品来评价定量分析结果的准确度和精密度，在找不到相应的标准样品时，可用测定回收率的方法来评价。

加标回收法，即在样品中加入标准物质，通过测定其回收率以确定测定方法的准确度，反映出本次检测过程的总体质量水平。加标回收是化学分析实验室一个重要的经常使用的质控手段。

具体的做法是：将被测样品分为两份，其中一份加入已知量的欲测组分，然后用同样的方法分析这两份样品，按下式计算回收率：

$$回收率 = \frac{加入欲测组分样品的测定结果 - 未加入欲测组分样品的测定结果}{加入欲测组分量} \times 100\%$$

通常情况下，回收率越接近 100%，定量分析结果的准确度就越高，因此可以用回收率的大小来评价定量分析结果的准确度。

加标回收质量监控的适用范围：各类残留分析，如各类农产品中有机、无机污染物和重金属等残留量的检测结果控制、检测方法的准确度、可靠性的验证、检测样品前处理或仪器测定的有效性等。

（五）检出限

检出限是仪器检测器对测试项目物质灵敏程度的指标，是特定组分测试方法在给定的置信区间内可从试样中检出待测物质的最小浓度。

检出限有仪器检出限和方法检出限两类，仪器检出限是无样品基质存在，在与测试样品完全相同的条件下，产生的信号比仪器噪声大 3 倍的待测物质的浓度，不同仪器的检出限有显著差异。方法检出限是指有样品基质存在的情况下，与测试样品用一完全相同的方法，在99%置信区间内，测试分析目标物的浓度，可以通过多次重复测试计算检出限。检出限与测试方法中的试剂、水的空白、仪器的稳定性及噪声水平有关。

（六）校准曲线

校准曲线是描述待测物质浓度与相应的测量仪器响应或其他指示量之间的定量关系曲线。校准曲线包括标准曲线和工作曲线，标准曲线用标准溶液系列直接测试，没有经过试验前处理过程，对复杂基质的测试样品会造成较大的误差。工作曲线是使用的标准溶液与测试样品采用相同的前处理过程，误差相对较小。校准曲线一般用一元线性回归方程 $y=bx+a$ 表示，其中，b 为回归系数（校准曲线的斜率），a 为截距。r 为相关系数，一般测试方法要求$r>0.995$。一般测得值与理论值相对偏差小于 10%。凡应用校准曲线的测试分析方法，都是在测试样品测得信号值后，从校准曲线上查得其含量或计算其浓度。校准曲线准确与否，直接影响到测试样品结果的准确性、仪器的响应性能和人员操作的稳定性。

（七）质量控制图法

质量控制图是对检测的质量加以测量、记录并进行极值管理的一种用统计方法设计的图，可用于观察分析连续测定所得到的数据。编制质量控制图的基本假设是检测结果在受控条件下具有一定精密度和准确度，且按正态分布。质控图上有中心限、上警告限、下警告限和上控制限、下控制限，并有按检测顺序抽取的样本统计值的描点序列，参见图4-1。

检测分析中常用的质量控制图有均值-标准差控制图、均值-极差控制图、加标回收控制图和空白值控制图等。

当数据点位于警告限之间，表明检测过程处于可控状态，分析结果有效。当数据点超出警告限，但在控制限之间，表明检测过程出现问题，可能导致质量失控，应马上采取应对措施。

当数据点超出控制限，表明检测过程已经失控，应立即采取纠正措施，同时样品重新检测。

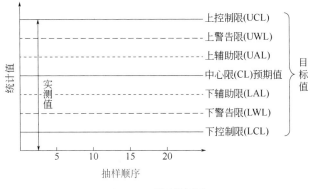

图 4-1 质量控制图

当数据点在可控范围之内，但是连续 7 点落在中心限一侧，则表明存在系统误差；连续 7 点递增或递减则表明出现了异常，都应立即中止实验，查明原因，并重新制作质量控制图。

质量控制图的基础数据有时会因为检测技术改变或原始数据变化等原因出现误差导致需要调整，甚至重新绘制控制图。因此，在质量控制图的绘制和应用等环节需要做好复核工作。通常包括：在质量控制图绘制完成后，将采集到的基本数据标注在控制图内，其在可控范围内的数据应不少于 50%。否则就表明此控制图不可靠，需要重新绘制。即使控制图可以正常使用，也应按照测定值的分布趋势，对控制图的数据进行复核。复核是利用样品测定累积的数据结合原始数据一起重新计算控制图的各项数据，用来校正控制图的极限和辅助数值。

二、实验室间质量控制

又称外部质量控制（external quality control，EQC），是指由外部的第三者如上级分析检测机构，对实验室及其分析人员的分析质量，定期或不定期实行考查的过程。一般采用的程序为：由质量保证协调人员到各实验室现场，对各试验的检测系统的性能进行现场评价；给各参加实验室分发密码标准样品进行考查，以确定实验室给出可接受的分析结果的能力，并协助判断是否存在系统误差和检查实验室间数据的可比性。在分发未知样以前，要分发已知样，检查和设法消除实验室的系统误差。检查各实验室分析精密度是否一致，并设法使之一致。

（一）参加能力验证

能力验证（proficiency testing）是"利用实验室间比对，按照预先确定的准则来评价参加者能力的活动"。对于实验室而言，参加能力验证活动，是衡量与其他实验室的检测结果一致性，识别自身所存在的问题最重要的技术手段之一，也是实验室最有效的外部质量控制方法。

由于能力验证通常由相关行业权威专业机构（即能力验证提供者）组织，其评价结果可靠性较高，参加实验室较多。对于化学检测能力验证，通常的做法是，组织机构将性能良好、均匀、稳定的样品分发给所有参加实验室，各实验室采用合适的分析方法或统一方法对样品进行测定，并把测定结果反馈给组织机构，由组织机构负责对这些测定结果进行统计评价，然后将结果和报告通知给各实验室。实验室通过参加能力验证计划，可检查各实验室间是否存在系统误差，及时发现、识别检测差异和问题，从而有效地改善检测质量，促进实验室能力的提高。

（二）参加测量审核

由于能力验证涉及的实验室较多，持续的时间较长，因此，可参加的能力验证计划相对较少，而测量审核是对能力验证的补充，即实验室对被测物品进行实际测试，将测试结果与参考值进行比较的活动。该方式也用于对实验室的现场评审活动中，可以认为测量审核是一种特殊的，即只有 1 个参加者的能力验证。相对来说，测量审核更为灵活、快速。

对于化学检测而言，通常测量审核由权威检测实验室组织，由其将样品分发到测量审核申请实验室，回收其测量结果，依据参考值和允许误差对参加实验室结果进行评价，该参考值既可是有证标准物质证书值，也可是能力验证样品指定值，或者是参考实验室的测定值等。

（三）实验室误差测定

在实验室间起支配作用的误差常为系统误差。为检查实验室间是否存在系统误差，它的大小和方向以及对分析结果的可比性是否有显著影响，可不定期地对各有关实验室进行误差测验，发现问题，及时采取必要的校正措施。

1. 测验方法

将两个浓度不相同（约±5%）但很类似的均匀样品同时分发给数个实验室，分别对其作单次测定。并于规定日期内上报其结果 X_i、Y_i。

2. 结果处理

（1）绘制双样图　分别计算各实验室测定结果 X_i、Y_i 的均值 X_a、Y_a；以方格坐标图的横坐标和纵坐标分别代表适当范围 X 和 Y 值，画出 X 垂直线和 Y 值水平线；将各实验室测定结果（X、Y）标在双样图中，如图 4-2（a）。

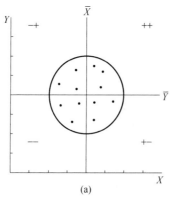 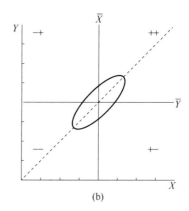

图 4-2　双样图

（2）图形判断　根据随机误差的特点，各点应分别高于或低于平均值，且随机出现。如各实验室间不存在系统误差，代表各实验室测定值的点应随机分布在四个象限中，即大致成为一个代表两均值的直线的交点为中心的圆形；如各实验室间存在系统误差，则各实验室对两个类似样品的测定值双双偏高或偏低，各实验室的点将主要分布在++或－象限内，形成一个与纵轴方向约成45°倾斜的椭圆形，如图4-2（b），根据此椭圆形的长轴和短轴之差及其位置，可估计实验室间系统误差的大小程度和正负方向；可根据各点的分散程度来估计实验室间的精密度和准确度。

3. 标准差分析

（1）先将各对数据 X_i、Y_i 分别作如下计算：

和值	差值
$X_1+Y_1=T_1$	$\lvert X_1-Y_1\rvert=D_1$
$X_2+Y_2=T_2$	$\lvert X_2-Y_2\rvert=D_2$
……	……
$X_n+Y_n=T_n$	$\lvert X_n-Y_n\rvert=D_n$

（2）取和值计算各实验室数据分布的标准差：

$$S=\sqrt{\frac{\Sigma T_i^2-\dfrac{(\Sigma T_i)^2}{n}}{2(n-1)}}$$

上式中的分母乘以2是因为 T_i 值包括两个类似样品的测定结果而含有两倍的误差。

（3）由于标准差可分解为系统标准偏差和随机标准偏差，而两个类似样品的测定结果相减使系统标准偏差被消除，故可取差值 D_i 计算出随机标准偏差。

$$S_r=\sqrt{\frac{\Sigma D_i^2-\dfrac{(\Sigma D_i)^2}{n}}{2(n-1)}}$$

（4）如果所得 $S_r=S$，即总标准偏差只包括随机标准偏差，而不含有系统标准差，则表明实验室间不存在系统误差。

4. 方差分析

当标准偏差分析结果 $S_r<S$ 时进行方差分析。

（1）计算 F 值：

$$F=\frac{S^2}{S_r^2}$$

（2）根据给定的显著性水平（0.05）和估算的 S 与 S_r 的自由度（f_1, f_2），查 F 数值表。

（3）若由上式计算所得 $F\leqslant F_{0.05(f_1,f_2)}$，则在95%的置信水平下，实验室间所存在的系统误差对分析结果的可比性无显著影响，即各实验室分析结果之间不存在显著性差异。

（4）$F>F_{0.05(f_1,f_2)}$，则实验室间所存在的系统误差将显著影响分析结果的可比性而不容忽视，此时应立即找出原因并采取相应的校正措施。

第二节　实验材料的质量控制

实验材料的质量控制主要是指仪器设备、试剂和标准物质的质量控制。微生物检验的材料主要为无菌锥形瓶、无菌吸管或吸头、无菌平皿等。相关材料均应达到无菌要求，无菌吸管应达到方法要求的精度。

一、仪器设备

（一）标识

仪器设备应有唯一性标识。标识上应注明仪器名称、型号规格、仪器编号以及管理人等信息。仪器唯一性标识以红色、黄色、绿色三种标识表明其状态（红色标识表示仪器设备的状态为"停用"；黄色标识表示仪器设备的状态为"降级"；绿色标识表示仪器设备的状态为"在用"）。对需要检定/校准的仪器设备也应有检定/校准标识，表明其检定/校准状态，标识上标明仪器型号、确认方式、确认日期、有效期等。标识一般应粘贴在不影响实验观察与操作的位置。设备管理员应定期检查标签破损情况，一旦发现及时更换。

（二）检定/校准

实验室要定期制定检定/校准计划（可一年制定一次），并按照计划定期送检仪器设备。检定校准时，要依据仪器设备的使用范围确定需要检定校准的测量范围。检定/校准证书要经过确认，确认计量能够溯源到国家标准，确保仪器设备满足检测要求。建议将检定/校准证书复印件放置在仪器设备附近，方便检测人员随时查看。检定/校准的相关记录都应予以保存。

微生物检验的设备有电子天平、恒温培养箱、灭菌设备、生物安全柜、全自动微生物生化鉴定系统等。电子天平应定期检定，检定合格后方能使用。恒温培养箱应定期校准，校准结果应满足温度精度和准确度的要求，必要时使用温度修正因子。灭菌压力容器应定期使用生物指示物检查灭菌设备的效果并记录，以保证灭菌后物品的无菌性。生物安全柜应定期对气流模式、洁净度、高效/超高效过滤器检漏等参数进行校准，以保持其保护样品、保护人员及环境的性能。

（三）期间核查

当实验室的仪器设备出现以下情况时，需进行期间核查：使用频繁的；使用或储存环境恶劣或发生剧烈变化的；使用过程中容易受损、数据易变或对数据存疑的；脱离实验室直接控制，诸如借出后返还的；使用寿命临近到期的；测量结果对检测质量影响较大的；经常需拆卸、搬运、携带到现场的；通过分析校准/检定证书，示值的状态变动较大的仪器。期间核查应提前制定计划和实施方案，并保存相关记录。期间核查的方法有采用高等级的计量标准；使用标准物质；使用仪器附带设备；仪器设备之间的比对；使用不同检测方法的比对；留样再测等。

二、试剂和培养基

（一）试剂的采购验收

实验室的试剂一般由检测人员提出采购需求，并对需要采购的试剂的名称、规格、浓度、级别等做出明确描述。收到的试剂应确认包装是否完好，是否在有效期内，纯度或含量是否符合要求，试剂生产商是否符合要求（必要时），经确认后符合检测方法要求的才能用于检测过程。

（二）试剂的储存使用

实验室应建立试剂储存台账，根据试剂储存条件将其放置在常温或低温、干燥避光、具有良好通风设施的场所，以确保试剂的性状、浓度、纯度和稳定性不发生改变。储存区域设计安排要合理，防止不同试剂的交叉污染。储存试剂的区域或试剂柜应标有明确的识别信息。对易制毒、易爆危险化学品应放置在专门的危险试剂柜中，双人双锁进行保管。试剂的保存期限一般以试剂自带的有效期限为准。实验室定期检查标准物质、标准溶液、试剂、耗材的有效期，防止因试剂材料失效影响检测结果。检测人员使用试剂时填写试剂使用记录。

（三）实验室用水

实验室用水的验收可参考 GB/T 6682—2008《分析实验室用水规格和试验方法》中的分析实验室用水的规格，如表 4-1 所示。对于有严格要求的分析试验，包括对颗粒有要求的试验应使用一级水，例如高效液相色谱分析用水应符合一级水级别；对于无机痕量分析试验使用二级水，如原子吸收光谱分析用水；一般化学分析试验用水应符合三级水标准。实验室用水的验收检测指标按照实验室用水的具体要求进行选取。以笔者所在实验室为例，高效液相色谱使用市售的饮用水，一般化学分析使用三级水，验收时检测 pH、电导率和可溶性硅三项。

（四）培养基

培养基是微生物检验最基础和最重要的物品，其性能指标如促生长性、抑制性与指示性决定了目标微生物能否被准确检出和/或鉴定。目前市场上培养基生产厂家较多，但因其所使用蛋白胨、琼脂等原材料品质和生产工艺的差异，导致成品培养基的质量参差不齐，所以实验室应对检测结果有影响的培养基和试剂按照 GB 4789.28—2013《食品安全国家标准 食品微生物学检验 培养基和试剂的质量要求》进行技术验收。实验室应有关键培养基（试剂）的批号、入库日期、开启日期等记录。

针对即用型培养基、商品化脱水合成培养基，对每批培养基除用标准菌株进行测试验收外，必要时用人工污染的实际样品进行检测，以更好地验证培养基的适用性；含有指示剂或选择剂的培养基，应使用能证明其指示或选择作用的菌株进行试验。

配制培养基等用途的检验用水，也应按 GB 4789.28—2013 的要求对电导率和微生物污染进行监测。电导率过高说明水中金属离子过多，可能会导致培养基产生沉淀；微生物污染过高会导致培养基灭菌失败。

表 4-1 分析实验室用水的规格

名称	一级	二级	三级
pH 值范围（25℃）	—	—	5.0～7.5
电导率（25℃）/（mS/m）	≤0.01	≤0.10	≤0.50
可氧化物质含量（以 O 计）/（mg/L）	—	≤0.08	≤0.4
吸光度（254nm，1cm 光程）	≤0.001	≤0.01	—
蒸发残渣（105℃±2℃）含量/（mg/L）	—	≤1.0	≤2.0
可溶性硅（以 SiO₂ 计）含量/（mg/L）	≤0.01	≤0.02	—

注：1. 由于在一级水、二级水的纯度下，难于测定其真实的 pH 值，因此，对一级水、二级水的 pH 值范围不做规定。
2. 由于在一级水的纯度下，难于测定可氧化物质和蒸发残渣，对其限量不做规定，可用其他条件和制备方法来保证一级水的质量。

三、标准物质

标准物质（reference material）是具有足够均匀和稳定的特定特性的物质，其特性适用于测量或标称特性检查中的预期用途。标准物质是保证量值溯源和量值准确的重要工具，标准物质的量值是应用权威方法测量分析或由多个高水平实验室共同分析确定的，具有较高的量值准确度。它广泛应用在校准测量仪器、赋予物质特性量值、评价测量分析方法，考核检测人员的技术能力，产品检测过程的质量控制等方面，在检测实验室的质量管理、质量保证、技术仲裁等方面起着重要作用。对标准物质进行有效的管理控制，充分发挥标准物质的功能，是当前检测实验室急需解决的关键问题。本文主要探究了从标准物质的购买、验收及验证、储存管理、配制、标识、使用、期间核查、失效后处理等全过程的系统控制，保证标准物质的质量，确保标准物质在质量控制、校准测量仪器、评价测量分析方法、赋予物质特性量值、考核评价检测人员的技术能力、产品检测过程等方面起到的重要作用，从而达到提高检测实验室检测数据的准确性和检测技术能力水平的目的。

（一）标准物质的特性

（1）标准物质具有特性量值的准确性、稳定性、均匀性；
（2）标准物质具有量值传递性；
（3）标准物质是实物形式的计量标准；
（4）标准物质具有良好的复现性。

（二）标准物质的分级和分类

根据标准物质的特性值准确度通常把标准物质分为一级标准物质和二级标准物质。标准物质依据量值溯源性又可分为有证标准物质和无证标准物质 2 类。国内根据标准物质所预期的应用领域或学科进行分类可分为 13 大类，如环境化学分析标准物质、钢铁成分分析标准物质、化工产品成分分析标准物质、物理特性与化学特性测量标准物质、食品成分分析标准物质等。

（三）标准物质用途

（1）标准物质可用于校准测量仪器，具有量值传递特性，实现测量溯源性。标准物质可以作为良好的计量标准，将测量结果溯源到国际单位制（SI），保证测量结果的准确性、稳定性、一致性、可比性，从而达到量值统一。

（2）标准物质作为已知特性量值的物质，可用于评价分析方法的准确度和精密度，并通过验证和改进分析方法的准确度，评价分析方法在特定场合的适应性，以促进测量技术的发展。

（3）将标准物质作为质控标样，用于检测样品相应成分的参照物，制作标准曲线，以确保检测分析过程处于质量控制之中，从而说明待检样品的检测结果真实、准确、可靠。仪器分析通常是应用工作曲线来建立物理量与被测成分浓度之间的线性关系。采用标准物质做工作曲线，能使检测结果处在同一基础上，可以有效地提高工作效率。

（4）标准物质还可用于检测分析的质量保证工作。可以用标准物质来考核评价检测人员的工作质量，确保检测数据真实、准确、可靠。

（四）标准物质的质量控制与管理

检测实验室应建立和保持标准物质控制程序来确保对标准物质从采购、验收及验证、储存和使用到安全处置的全过程进行控制，以防止污染和破损，保证其完整性，确保将标准物质在质量控制、校准测量仪器、评价测量分析方法、赋予材料特性量值、考核分析人员的技术能力、产品检测过程等方面的作用在程序文件中体现。

1. 标准物质的采购

采购的标准物质应尽可能溯源至国际单位制（SI）单位或有证标准物质。实验室应对标准物质的供货商进行评价，选择有充分质量保证的供货商，建立合格供货商名录，保存其相应资质证明、联系方式等最新信息记录。采购时，检测实验室应根据需求提出采购申请，制订采购计划，并对需购买的标准物质的名称、等级、规格、数量、基体及所包含的特性量值、生产单位等进行必要的说明，经批准后方可由采购部门购买。

2. 标准物质的验收和验证

购买的标准物质到货后由专业技术人员进行核对验收，必要时进行验证。验收内容包括对标准物质的名称、等级、规格、数量、成分、生产日期、有效期、包装完好性、密封度、保存和使用条件、证书与实物的一致性、证书中标明的基体组成、特性量值、不确定度、安全防护等进行符合性检查。当采购的标准物质不能满足要求时，应及时进行退换货处理，无问题时，方可登记入库，按照标准物质证书或说明书要求的存放条件进行存放。对使用频率高的或易出现问题的标准物质进行技术验证。标准物质的验收和验证的记录应归档留存，以备检查应用。

3. 标准物质的保管

标准物质由专门管理人员编号登记后，加贴标签，按照证书中规定的要求，分类存放管理，存放场所或空间应整洁有标识，并进行日常检查和维护，保留监控记录，确保其正常运行。标准物质必须到标准物质管理人员处登记后领用。标准物质管理人员应建立标准物质台账，保存标准物质的证书、说明书及其他随购买标准物质附带的文件资料。根据标准物质的物理化学及安全性质进行分类分区保存，避免交叉污染，过期、变质及有问题的标准物质，要加贴显著标识并及时进行妥善处理，要保存处理记录，以免误用或防止有毒、有害的标准物质对人体造成危害，对环境造成污染。

4. 标准物质的配制、标识及使用

正确使用标准物质可以保证量值的准确和可靠，应注意以下几个方面：

（1）标准溶液应实行专人配制、专人管理并进行记录，临用新标除外；

（2）配制前，检查好所领标准物质是否标签完好、包装完整、封口严密、无污染，在规定的使用期内，符合其标示的规格要求；

（3）所有使用的玻璃量器，如容量瓶、滴定管、移液管均选用一等（A 级）品，并经过校准，有校准合格证；

（4）标准物质的配制室须有空调设施，温湿度保持恒定，一般将温度控制在 20℃±5℃，相对湿度 50%～75%；

（5）标准溶液的配制应按照证书要求配制，如用水做溶剂须符合 GB/T 6682—2008 中分析实验室用水的规定；

（6）配制完成后需填写标准物质配制记录，并贴上标签，按要求存放，标签应包括名称、浓度、介质、配制日期、配制人、标定日期、失效日期、危险性等内容；

（7）标准物质使用人员应填写领用记录和使用记录。

第三节　检测方法的质量控制

检测方法直接决定分析结果的真实程度。所以应尽可能采用国际或国家认可的标准方法，但在很多情况下，检测实验使用非标准方法也可以保证方法的可信性（credibility）。无论何种方法，其可信性一般有以下要素：灵敏度、准确度、精密度、专一性等。

一、检测方法的灵敏度

检测方法的灵敏度是指该方法对单位浓度或单位质量的待测物质的变化所引起的响应量变化的程度，它可以用仪器的响应量或其他指示量与对应的待测物质的浓度或量之比来描述，因此常用标准曲线的斜率来度量灵敏度。灵敏度因试验条件改变而变。

在检测分析中，分析方法的灵敏度常用最小检出量或最低检测浓度表示。最小检出量指使检测系统产生 3 倍噪声信号所需待测物的质量，单位为μg。最低检测浓度指用添加方法能检出待测物在样品中的最低含量，单位为μg/kg 或 mg/kg。

检测分析方法的灵敏度应该至少比该污染物在指定该作物上的最大残留限量低一个数量级。当样品中检测不出被分析的物质时，应指出分析方法的灵敏度。

二、检测方法的准确度

准确度（accuracy）是指所获得的分析结果（单次测定值和重复测定值的均值）与假定的真值之间符合程度的度量。它是反映分析方法或测定系统存在的系统误差和随机误差两者的综合指标。准确度用绝对误差和相对误差表示。

评价准确度的方法大多数情况下用加标回收率来表征，即在样品中加入标准物质，测定其回收率，以确定准确度，多次回收试验还可发现分析方法的系统误差，这是目前常用而方便的方法，其计算式是：

$$回收率 = \frac{加标试样测定值 - 空白试样测定值}{加标量} \times 100\%$$

添加标准物质的量（加标量）应与待测样品中存在的分析物质浓度范围相接近，一般设高、中、低 3 个浓度梯度，最高浓度不应超过标准曲线的线性范围，最低浓度也可按最低检测浓度设置。每个浓度的样品重复数视要求而定，一般为 3～12。加标和未加标试样分析期间必须相同处理以免出现试验偏差。

三、检测方法的精密度

精密度（precision）是指用一特定的分析程序在受控条件下重复分析均一样品所得测定值的一致程度，它反映分析方法或测量系统所存在随机误差的大小。极差、平均偏差、相对平均偏差、标准偏差和相对标准偏差都可用来表示精密度大小，较常用的是相对标准偏差。

检测方法的精密度用相对标准偏差（relative standard deviation，RSD）表示，其表达式为：

$$RSD = \frac{标准偏差}{平均值} \times 100\%$$

根据 Horwity 方法，实验室内和实验室间分析方法的相对标准偏差范围如表 4-2。

表 4-2　检测方法的实验室间和实验室内相对标准偏差

分析浓度	RSD/%	
	实验室间	实验室内
10mg/kg	11	7
1mg/kg	16	11
100μg/kg	23	15
10μg/kg	32	21
1μg/kg	45	30
0.1μg/kg	64	43

四、检测方法的专一性

检测方法的专一性（specificity）指分析方法实际测定分析物质而不受杂质化合物干扰的

能力。一般通过分析溶剂空白和样品基质空白来评价，以选择性系数来表征。选择性（selectivity）表示分析方法区别特性相近成分的能力，可表示为分析方法对样品中分析对象组分与其他组分（干扰杂质）灵敏度之比。若以 Δc_t 表示分析对象组分浓度变化，Δc_i 表示干扰组分浓度变化，设由此二者变化引起输出信号相等时，可规定选择性系数（k）为：

$$k = \frac{\Delta c_t}{\Delta c_i}$$

假定分析对象组分浓度变化 Δc_t=5%时，输出信号为 10mV；干扰组分浓度变化 Δc_i=50%时，输出信号才为 10mV，则：

$$k = \frac{5\%}{50\%} = 0.1$$

也就是说该分析方法对于分析对象组分的灵敏度较干扰组分的灵敏度大 50 倍。一般在 k=0.001 时，即可认为样品中的干扰组分影响可忽略不计。如果样品中除对象组分外无干扰组分影响测定，则该分析方法是专一性的。一般在标准分析方法中应列举出影响测定专一性的干扰物质和去除干扰的方法。检测方法的样品制备过程就是去除测定干扰物的过程。

五、检测方法的校准曲线

校准曲线（calibration curve）是表达被分析物质不同浓度与测定仪器响应值之间的线性定量关系的曲线。检测方法的校准曲线通常以标准溶液的不同系列浓度（最小应有 5 个点）为横坐标、所得到的响应值为纵坐标，连接各点得到相应的曲线，也称为标准曲线（standard curve）。一般以最小二乘法处理数据，得出线性方程 $y=ax+b$。该直线方程中的斜率（a）（回归系数）和截距（b）可按下式计算。

$$a = \frac{n\Sigma x_i y_i - \Sigma x_i \Sigma y_i}{n\Sigma x_i^2 - (\Sigma x_i)^2}$$

$$b = \frac{n\Sigma x_i^2 y_i - \Sigma x_i \Sigma x_i y_i}{n\Sigma x_i^2 - (\Sigma x_i)^2}$$

线性的相关系数（r）可按下式计算：

$$r = \frac{n\Sigma x_i y_i - \Sigma x_i \Sigma y_i}{\sqrt{[n\Sigma x_i^2 - (\Sigma x_i)^2] \times [n\Sigma y_i^2 - (\Sigma y_i)^2]}}$$

要求线性相关系数（r）不得小于 0.9995。

六、检测方法的仪器质量控制要求

在比较校准因子以确定 5 点校准曲线是否为线性时，要求 RSD（%）的变化<20%。

在比较给定分析物的每日响应值与最初响应值时，设定相差限为±15%。如超过此限度，必须绘制一新的标准曲线。

要求建立保留时间窗。在分析程序过程中，将给定分析物的最初响应位与随后的标准的分析比较时，设定±15%的相差限。

要求在分析程序中所有随后进行的标准必须落在以分析程序的第一个标准建立的每日保留时间窗之内。

七、检测方法的回收率范围

对于植物性农产品中的有害物质，回收率应在方法测定低限、两倍方法测定低限和十倍方法测定低限处进行三水平试验；对于已制定最大残留限量（maximum residue limit，MRL）的，回收率应在方法测定低限、MRL、选一合适点进行三水平试验；对于未制定 MRL 的，回收率应在方法测定低限、常见限量指标、选一合适点进行三水平试验，回收率的参考范围见表 4-3。

表 4-3　回收率范围

被测组分含量/(mg/kg)	回收率范围/%
>100	95～105
1～100	90～110
0.1～1	80～110
<0.1	60～120

第四节　检测过程的质量控制

检测过程的质量控制，对于保证分析结果的准确性、精确性和可重复性都非常重要。

一、样品运输及储存

样品必须放置在洁净、牢固的容器或包装中运至实验室。样品在运输、储存和在实验室处理时必须相互分离，并避免和任何潜在的污染物接触。分析易挥发的或熏蒸剂的残留样品必须用低通透性的袋子包装（如尼龙薄膜）。新鲜易碎易腐的样品（如草莓）应冰冻防止腐烂，以干冰或类似方式运输并防止融化。会受冷冻损坏的样品（如香蕉）须防止过高、过低温度。

样品要迅速运送到实验室，新鲜样品最好在 1d 之内运到。实验室对所有样品的分析都应尽可能在最短时间内完成，测定不稳定的或挥发性的农药残留时，应在样品到达当天就立即开始。当不稳定的残留农药易损失时，样品可以在冰冻条件下（如干冰存在下）粉碎。

实验室对样品的加工处理和储存过程应能证明对样品中的残留农药没有明显影响。

二、防止实验室污染和干扰

检测分析实验室内或附近严禁使用任何易挥发的有机物。分析所用的玻璃容器、量器要避免使用劣质和刻蚀的器皿，所有器皿必须彻底清洗洁净（应尽可能分别以固定的器皿用于标准溶液和样品提取，以避免交叉污染；致病性微生物的检测所用的器具经过有效的消毒处理后，方可使用）。仪器、容器、溶剂（包括水）、试剂、过滤器材等均应检查可能的干扰源。注意橡胶、塑料器皿、润滑剂等都是经常的干扰源。来自样品天然成分的干扰物如果与检测物的响应重叠，则应采用其他不同的净化或检测系统。

三、减少提取和浓缩过程中检测物的损失

提取时样品应彻底粉碎以得到最大的提取效率，温度、pH 等参数如果影响提取效率则要加以适当控制。提取液浓缩蒸发时溶剂不可全干，因为很多痕量物质在此时损失很大。为避免这种情况，可以加少量高沸点溶剂作为保护剂。浓缩过程中温度要尽可能低，避免提取液沸腾起泡或液滴溅散。小体积的提取液浓缩一般用 N_2 流或真空减压蒸发而不用空气流，因为空气会造成氧化反应或引入水分和其他污染物。在对残留分析方法进行验证试验时，要研究提取液中农药残留的稳定性。

四、回收率测定与校准

（一）回收率测定

（1）进行样品的残留分析时，每一批样品测定都应做所有分析物的回收率测定。但如果在多残留分析中，测定量太大，进行回收率测定的最低要求是：每批样品中，选择几种代表性被检测物进行回收率测定，每次回收测定的添加回收浓度大于等于 2 个水平（包括最低校准水平），在回收率测定的滚动计划中，每种分析物都应进行 1 次回收率测定。

当一种分析物包含几种成分且都有最大残留限量（MRL）规定时，只要可能，所有残留成分都应做常规回收率测定。但当这些成分是相同的分子时，常规回收可以只测定主要残留成分或只测定回收率最低的成分。

（2）回收率的添加量应在最低校准水平（lowest calibrated level，LCL）或最大残留限量 1～10 倍的范围，也可以以相应分析样品的残留浓度为添加量。添加浓度可以有规律地间歇性变化，以了解整个添加浓度范围内的分析效率。在最低校准水平或最大残留限量水平的回收率特别重要。

添加空白测定时，如果得不到完全空白的试样，则添加浓度应是空白试样所存在的本底浓度的 5 倍以上（含 5 倍），此本底浓度应从多个样份中重复测定。

（3）常规回收率在 60%～140% 范围都是可以接受的，当常规回收率不可接受地低时，该批样品要重新分析；但是当回收率虽低，但精确度很好，低于 60% 的回收率也可接受，但应尽可能改用更准确的方法。

当回收率不可接受地高，样品中又未测出残留时，就不必对该批样品重新分析来确证有无残留存在。但要研究过高回收率的原因。

如果回收率略微超过 60%～140% 的范围，该批样品的测定结果可以考虑为半定量的。但如果回收率显著超出这个范围，则该批残留数据没有价值。

超过最大残留限量的残留数据回收率必须在 70%～110% 范围内，如果达不到这一范围的回收率，需考虑准确性较差的因素。

回收率测定并不证明分析结果的所有准确性和精确性。残留分析实验室必须定期参加有关的熟练性测试，测试中准确性有问题或不可接受时，应找出问题的原因并进行纠正后，才可以做进一步的分析工作。

（二）回收率校准

1．每批残留分析样品都必须进行校准

如果多残留分析时校准测定数量太大，可以选择代表性的农药（也称作参照农药）在每批分析时校准，但被代表的所有其他分析物至少每 6 个月都应该在滚动计划中分析一次，每次校准要求 2 个以上（含 2 个）浓度水平（包括最低校准水平）。

必须小心地选择代表性的分析物，选择应按照所有分析物能从分析的样品中检出的原则；这些分析物可能有最差、最多变化的响应和（或）回收率。

当样品中检测到一种分析物残留时，必须对该样品再进行一次分析，同时进行检出分析物的校准和回收，在该分析物残留量接近或超出最大残留限量时更必须如此。

2．校准水平

在最低校准水平（LCL）之下的残留报告表示为"<LCL"，如果必须对此残留定量分析，则必须确定更低的最低校准水平并对样品重新测定。

当校准测定应用 3 个以上浓度水平时，可以计算合适的校准函数绘成校准曲线，但如果个别点偏离校准曲线大于±20%（在接近或超过最大残留限量值时大于±10%）则需要用更好的校准函数，或者重新进行测定。用 2 个浓度水平进行内插法校准也是可以接受的，但每个浓度水平重复之间的较高响应因子不可大于较低响应因子的 120%（在最大残留限量左右时为 110%）。

如果检测器响应随时间变化，用单浓度水平校准比多浓度水平校准更准确时，如果大于最大残留限量，样品响应应在校准标准响应的±10%以内，如未超过最大残留限量，样品响应则应在校准标准响应的±50%以内。

当提取液中含高浓度水平的残留时，应稀释至校准范围内测定。

3．每批测定的样品数量调节

按照在线性范围内校准标准溶液的检测器响应漂移，在≥2 倍最低校准水平时不大于 30%；在接近或超过最大残留限量时，则分别为不大于 10%和 15%。当漂移超过这些值时，如果样品中明显不含有残留，且整批样品测定最低校准水平响应均保持可以测定状态，则样品不必重复测定。

当结果为阳性或测定回收率时，则必须在可接受的漂移范围内设置测定。

4．避免交叉污染

微生物检验结果的准确性来自两方面：一是避免微生物交叉污染，主要是检验环境中的气溶胶和检验器具的交叉污染；二是避免培养基中所含抗生素的交叉污染，如大肠杆菌 O157：H7 检验所用改良 EC 肉汤（mEC+n）所含的新生霉素钠盐，因其可杀灭金黄色葡萄球菌等革兰氏阳性菌，导致革兰氏阳性菌检验假阴性结果。因此，实验室应加强对培养基废弃物处理

和器皿洗涤的管理。

五、检测分析结果的表达与数据处理

（一）检测分析结果的记录和取舍

1. 有效数字

为了得到准确的测定结果，不仅要确切地反映测量的精确程度，而且要准确记录和计算。记录的数字不仅表示数量的大小，而且还反映测量的精确程度。

例如在配制残留分析标准溶液时，用感量为 0.0001g 的分析天平称取某农药的质量为 0.5180g，它不仅表明该农药标准品的具体质量，也表示最后一位数字"0"是可疑的，即其实际质量在 0.5180±0.0001g 范围内的某一数值，此时称量的绝对误差为±0.0001g，相对误差为：

$$\frac{\pm 0.0001}{0.5180} \times 100\% = \pm 0.02\%$$

如果将称量结果写成 0.518g，则该农药标准品的实际质量将为 0.518±0.001g 范围内某一数值，其绝对误差为±0.001g，相当于感量为 0.001g 的工业天平的精度，而其相对误差为：

$$\frac{\pm 0.001}{0.518} \times 100\% = \pm 0.2\%$$

可见，记录时多写一位或少写一位数字，从数学角度来看关系不大，但从分析化学角度看，记录所反映的测量精确度无形中被夸大 10 倍或缩小为原来的 1/10。所以在数据中代表一定量的每一个数字都是重要的，这种数字称为有效数字。

在残留量测定过程中，往往要经过几个不同的测量环节。如样品的称量、溶液的定容、待测溶液的量取、测定结果的报出等，由于各个操作环节的测量工具各异，精度也不甚一致，这些数据的准确程度不一定完全相等，确定该用几位数字来表达测量或计算的结果非常重要。

有人认为在一个数值中小数点后面的位数愈多，这个数字愈准确，或在计算结果中，保留的位数愈多，准确度愈大，这两种理解都是片面的。

第一种理解的缺陷，在于没有弄清小数点的位置不是决定准确度的标准，小数点的位置仅与所用的计量单位有关。例如某残留分析试液体积为 21.3μL，与 0.0213mL 的准确度完全相同；记质量 0.0025mg 与 2.5μg 的准确度亦是相同。

第二种理解的缺陷，在于不了解所有测量值，由于仪器和感官的局限性，只能做到一定的准确度。这个准确度一方面取决于所用仪器刻度的精密程度或灵敏程度，另一方面也与分析者所用的方法有关。因此在计算结果中，无论写多少位数，绝不能把准确度增加到超过测量能力所及的允许范围。反之，表示一个数字时，书写位数过少，低于测量所能达到的精度，同样是不合理的。正确的写法，所给出的数字的位数，除末位数字为可疑或不确定外，其余各位数都应该是确切知道的。

在运算精度不相等的数值时，首先应确定有效数字的位数。其中数字"0"，它可以是有效数字，也可以不是有效数字。数字前的"0"不是有效位数，数字后的"0"表示有效数字位数。

例如，从微量注射器上读取 25.03μL 和感量为 0.001g 的天平称量 1.2004g 这两个数据中，所有的"0"均为有效数字；而在残留量 0.0032mg/kg 中的"0"则为非有效数字，它只与所用单位有关，而与测量精度无关，若改用 μg/kg 为单位，则原数中两个"0"全消失，变成 3.2μg/kg，所以 0.0032mg/kg 有效数字只有二位，其中"0"是无效数字。

$3.4×10^2$ 和 $2.15×10^3$ 这类数据写法所表示的有效数字位数，可按 10^n 以前的数字确定，则有效位数应分别为二位和三位。

$3.4×10^2$ 是二位有效数字，表示 340 中的"4"是可变动的，其可能范围为 330～350，若把 $3.4×10^2$ 改写成 340，则为三位有效数字，表示数值在 339～341 范围内变动的可能。

在数据处理中还经常遇到一些乘子（如倍数或分数关系等）。例如将含农药残留的 50.0g 土壤样品，经处理后得定容试液 5.00mL，从中吸取 20.00μL，即吸出 20/5000，相当于样品量的 1/250，这里的 1、20、250、5000 表示自然数，并非测得值，没有不定数字，属于无限多位有效数字，需要几位就可以几位。常数 π、e 等数值的有效数字位数，亦可认为是无限制的。

2. 有效数字运算法则

在残留量的测定中，由各操作环节得到的测量值，其有效数字的位数通常不相等，必须按一定规则进行计算，否则，任意取舍有效数字，会影响计算的准确性。有效数字的计算通常遵循以下原则。

（1）记录测量数值时，只保留一位可疑数字，除非另有规定，可疑数字表示末位上有±1 个单位或其下一位有±5 个单位的误差。如感量为 0.0001g 的分析天平、感量为 0.01g 的扭力天平和感量为 0.1g 的台式天平，称量时必须分别记录到小数点以后四位、二位和一位；滴定管、移液管、刻度定容试管、微量注射器等，可以记到小数点以后第二位。例如微量注射正中液面正好在 15μL 刻度线上，则应记录为 15.00μL。

（2）当有效数字位数确定后，其余数字应一律弃去。整数中多余数字舍去后用 0 代替，其他各数舍弃的办法，一般按四舍五入或四舍六入五留双的方法。前者是当尾数≤4 时弃去，≥5 时进位；后者是当尾数≤4 时弃去，≥6 时进位，当尾数为 5 时，如进位后得偶数则进位，弃去后得偶数则弃去。例如将 2.604、2.605、2.615 分别处理成三位有效数字，用四舍五入方法分别得 2.60、2.61、2.62，四舍六入五留双法则得 2.60、2.60、2.62。五留双时，当被舍弃的第一位等于 5，其后一位又等于零，则将被保留的一位变为偶数，例如将 12.350、12.450 和 2.350 各数变为只留一位小数，则分别得 12.4、12.4 和 2.4。

（3）当第一位有效数字≥8 时，则有效数字位数可多计一位。例如 9.25 和 82.4，实际上虽都只三位，但计算有效数字时，可作四位计算。

（4）有效数字相加、减时，各数及其和、差的有效数字位数，应与所给数中小数点后位数最少的相同。例如，将 13.65 与 0.0082 之和，减去 1.632，应写为：

$$13.65+0.01-1.63=12.03$$

（5）有效数字相乘、除时，各数及其积或商的有效数字位数，以百分误差最大或有效数字位数最少的为标准。即所得积或商的精确度，不应大于精确度最小者。在计算过程中，其他各因素可以暂时多保留一位，得到最后结果时，再舍弃多余的数字。例如，在 0.0121×25.64×1.05782 中，有：

$$0.0121 \text{ 的相对误差为 } \frac{1}{121} \times 100\% = 0.8\%$$

$$25.64 \text{ 的相对误差为 } \frac{1}{2564} \times 100\% = 0.04\%$$

$$1.05782 \text{ 的相对误差为 } \frac{1}{105782} \times 100\% = 0.0009\%$$

因为 0.0121 的相对误差最大，精确度最小，按照计算法则，应以它为准保留三位有效数字，运算时其他二数多保留一位，运算后再舍弃，即：

$$0.0121 \times 25.64 \times 1.058 = 0.328$$

（6）在对数计算中，所取对数的尾数部分，应与真数有效数字位数相等。例如 $\lg X=2.4935$，则 $X=311.5$；$\lg X=2.49853$，则 $X=315.16$。

（7）表示测定结果的精密度时，一般只保留一位有效数字，最多取二位有效数字。质量、容量分析的测量数据多于四位有效数字时，计算结果只须保留四位有效数字。农药残留量测定数据若不足四位有效数字时，按最少的有效数字位数为准保留位数。

（二）真值和平均值

残留量测定中待测组分的实际含量是未知的，需要去测定它。严格地讲，由于仪器精度、测定方法、环境条件、操作程序以及分析者的观察能力和技术水平等存在不足，均不能做到完美无缺，故真值是无法直接测得的。在实验科学中的所谓真值，是指根据误差定律，测定次数为无限多，在无系统误差情况下将各次测定值相加，加以平均时的平均值。但在实际工作中，对同一份样品测定的次数总是有限的，故用有限测定次数求得的平均值，只能是近似真值，或称为最佳值。常用的平均值有下列几种表示形式。

1. 算术平均值

算术平均值是最常用的一种平均值，它是最可信赖的。如果以 X_1、X_2、$\cdots$、X_n 代表各次的测定值，n 代表测定的次数，则算术平均值（$\overline{X}$）为：

$$\overline{X} = \frac{X_1 + X_2 + \cdots + X_n}{n} = \frac{\Sigma X_i}{n}$$

2. 均方根平均值

将一组 X_1、X_2、$\cdots$、X_n 共 n 个测定值的平方和的平均值，开平方求得的值为均方根平均值（U），即：

$$U = \sqrt{\frac{X_1^2 + X_2^2 + \cdots + X_i^2}{n}} = \sqrt{\frac{\Sigma X_i^2}{n}}$$

3. 几何平均值

将一组 X_1、X_2、$\cdots$、X_n 共 n 个测定值连乘，并开 n 次方求得的值为几何平均值（$\bar{X}_g$），即：

$$\bar{X}_g = \sqrt[n]{X_1 \times X_2 \times \cdots \times X_n}$$

或者以对数表示为：

$$\lg \bar{X}_g = \frac{\Sigma \lg X_i}{n}$$

4. 中位值

中位值是指将一组测定值，按一定大小次序排列时的中间值。若测定次数为偶数，则中位值为正中两个值的平均值。中位值的最大优点是求算简单，而且与两端变化无关。中位值在统计学上属于一种次序统计，只有在测定值的分布为正态分布时，它才能代表一组测定值的中心趋向或最佳值。

5. 加权平均值

如果对同一份残留分析样品用不同方法测定，或由不同分析人员测定，计算平均值时，常对比较可靠的数值予以加重平均，故称为加权平均。加权平均值的定义为：

$$W = \frac{W_1 X_1 + W_2 X_2 + \cdots + W_n X_n}{W_1 + W_2 + \cdots + W_n} = \frac{\Sigma W_i X_i}{\Sigma W_i}$$

式中，X_1、X_2、$\cdots$、X_n 代表测定值；W_1、W_2、$\cdots$、W_n 代表各测定值的对应权重。各测定值的权重可以任意给定，但也不是毫无根据，要根据残留分析的经验和测定技术的熟练程度进行确定。

上述各种平均值，都是想从一组测定值中找出接近于真实值的那个值，也就是说，它最能代表这一组测定值的中心趋向。在数据整理中，平均值的选择主要取决于一组测定值的分布类型，一般残留分析上的平均值，符合正态分布类型，多以算术平均值和中位值表示。

（三）异常数据的取舍

通常在一组测定数据中，容易觉察到个别数据偏离其余数值较远。如果保留这一数据，则对平均值及偶然误差都将引起较大影响。一般分析人员多倾向于凭主观判断，随意取舍这一数据，试图获得测定结果的一致性。因此，数据的取舍往往因人而异，缺乏统一的标准。对于怀疑为异常的数据，最好能分析出明确的原因，然后决定取舍，但有时候这种分析往往不容易做到，因此应根据统计学的异常数据处理原则来决定取舍。

异常数据的取舍，可按下列方法之一为标准加以判断。

1. 4σ 法

在一组 4 个以上测定数据中，异常数据舍弃原则为：

$$|可疑值-不包括可疑值在内的平均值| \geqslant 4\sigma$$

式中，σ 表示平均偏差。当计算的绝对值≥4σ 时，可疑值应该舍弃；<4σ 时则应保留，保留值可参与其他数据一起计算平均值。

例如某残留分析样品 7 次测定结果，分别为 0.35mg/kg、0.41mg/kg、0.22mg/kg、0.48mg/kg、0.41mg/kg、0.34mg/kg、0.38mg/kg。分析这些测定结果怀疑 0.22mg/kg 是否偏低而 0.48mg/kg 是否偏高。下面用 4σ 法进行计算。

由表 4-4 得，$\qquad\qquad\qquad$ $4\sigma=4×0.03=0.12$

对可疑值 0.22，因为|可疑值−不包括可疑值在内的平均值|=|0.22−0.38|=0.16>4σ，故 0.22mg/kg 这一数据应该舍弃。

对可疑值 0.48，因为|可疑值−不包括可疑值在内的平均值|=|0.48−0.38|=0.10<4σ，故 0.48mg/kg 这一数据应该保留。

表 4-4　各次测定结果的平均值及平均偏差

测定值（X_i）	平均值（$\bar{X}$）	偏差（$|X_i-\bar{X}|$）	平均偏差（σ）
0.35		0.03	
0.41		0.03	
0.22		0.16	
0.48	0.38	0.10	0.03
0.42		0.04	
0.34		0.04	
0.38		0.00	

2. 2.5σ 法

计算方法同上，仅异常数据的取舍原则为：|可疑值−不包括可疑值在内的平均值|≥2.5σ 时，可疑值舍弃；|可疑值−不包括可疑值在内的平均值|<2.5σ 时可疑值应保留。此法比 4σ 严格。

3. Q检验法

Q 检验法根据计算所得 Q 与 Q 检验表比较后决定取舍。

例某一组平行测定，得到 6 个残留量分析数据：15μg/kg、13μg/kg、14μg/kg、12μg/kg、19μg/kg 和 16μg/kg。其中 19μg/kg 是否舍弃，按 Q 检验法的计算步骤如下：

$$Q = \frac{可疑值-与其最接近的值}{极差} = \frac{19-16}{19-12} = 0.43$$

查 Q 检验表（表 4-5）。若按计算所得的 Q 的大于或等于表 4-5 上的 Q，可疑值舍弃；小于表 4-5 上 Q，不应该舍弃。

表 4-5　Q检验表（90%置信限）

测定次数	3	4	5	6	7	8	9	10
Q	0.90	0.76	0.64	0.56	0.51	0.47	0.44	0.41

由计算求得的 Q=0.43，小于表 4-5 中所列 Q 值 0.56（测定次数为 6），故 19μg/kg 不可舍弃。

思考题

1. 如何理解农药标准物质和农药纯品的区别？
2. 简述农药标准物质在农药残留分析中的作用。
3. 农药标准物质是如何分级和定值的？
4. 简述误差的种类和表示方法。
5. 简述有效数字的表示及运算。

第五章

有害物控制技术

农业系统可以为人类生存提供重要的物质，同时，农业系统也属于生态系统的一个非常重要的组成部分。植物是生态系统中的初级生产者，可以从土壤、水和大气等环境中直接接触农药、多环芳烃、邻苯二甲酸酯、生物毒素、重金属等污染物，并可以通过食物链将其传至生物体内，给人类的健康以及整个生态系统的安全带来一定的威胁。

第一节　有机污染物控制技术

一、农药污染控制技术

农药污染控制技术主要包括产前的作物品种选择、种植基地选择、土壤农药污染修复，产中的科学用药、合理灌溉，产后的物理、化学和生物消减法。

（一）产前农药污染控制技术

1. 作物品种选择
应根据当地自然条件、市场需求和优势区域规划选择优良品种。选择的品种除优质高产外，还应对当地主要病虫害有抗性或耐受性。

2. 种植基地选择
生产基地的选择是指在植物性农产品种植之前，通过对产地环境质量条件进行监测，对产地环境质量现状作出合理判断，优先选择无农药污染的田块进行农产品生产。

3. 土壤农药污染修复
农药是一把双刃剑，农药的发明和使用大大促进了农作物单产水平的提高，为保障农产品有效供给发挥了重要作用，但同时也带来了一系列的生态环境问题。农药不管以何种方式施用，最终都会沉积到土壤中，土壤成为农药的"贮藏库"和"集散地"。因此，土壤中农药残留的修复一直是研究的热点。目前，农药污染土壤的修复技术主要有物理修复、化学修复和生物修复。

（1）物理修复 物理修复（physical remediation）是通过各种物理过程将污染物去除或分离的技术，主要应用于土壤污染及水体底泥污染的修复。物理修复法主要对污染物进行迁移，未能从根本上去除污染物，是一种暂时性的修复方法。物理修复法包括客土法、换土法、热处理法、蒸气浸提技术。

客土法是在污染的土壤上覆盖非污染土壤，水污染底泥的掩蔽是防止污染物向水体迁移造成二次污染的有效手段；换土法是将污染土壤深翻到土壤底层，或将污染土壤挖走换上清洁土壤的方法。这两种方法够有效地将污染土壤与生态系统隔离，从而减少它对环境的影响，但是该方法工程量大、费用高，只适宜用于小面积的、土壤污染严重的状况。同时，不能将污染物质取出也会对环境产生一定风险。热处理法是通过加热的方式处理挥发性污染物或进行热固定等的一种方法，此法工艺简单，但能耗大，操作费用高，且只适用于易挥发的污染物。蒸气浸提技术利用真空泵产生负压，使空气流经污染区域时，解吸并夹带土壤孔隙中的有机污染物经由抽取井流回地上，并最终于地上进行处理。这是去除土壤中挥发性有机污染物的一种原位修复技术。

（2）化学修复 化学修复（chemical remediation）主要通过向污染土壤中添加化学氧化剂（包括 Fenton 试剂、$KMnO_4$、H_2O_2、O_3 等）或还原剂（FeO、SO_2、气态 H_2S 等），使土壤中的污染物转化为无毒或相对毒性较小的物质。化学修复方法包括各种中和去除有毒物质的技术，涉及化学淋洗修复、吸附修复、溶剂浸提修复、化学氧化修复、化学还原修复、化学脱氯修复、电化学修复、真空浸提修复和沉淀修复等。

化学修复技术发展相对成熟，但是由于该修复技术经济投入大，在大规模的实地应用中有一定的局限性。运用化学修复技术修复的同时，引入淋洗助剂、氧化剂、还原剂等化学试剂可能给生态系统带来负面影响。

（3）生物修复 生物修复（biological remediation）是指生物将存在于土壤、地下水和海洋中的有毒、有害污染物降解为无害物质。其作用是帮助过去曾受到污染的场所通过生物过程恢复至原来或清除新排放的污染物。

① 植物修复技术 植物修复（phytoremediation）是利用植物消除由污染物造成的土壤环境污染。植物在其生长发育过程中能改变周围的土壤环境，可直接或间接地吸收、分离或降解污染物。植物修复是植物、土壤和根际微生物相互作用的综合效果。目前已发现，禾本科的苏丹草、黑麦草、雀麦草、高羊茅草，及水生植物如浮萍、凤眼莲和伊乐藻等对农药等有机污染具有修复作用。

植物修复是一种经济、有效、非破坏型的污染土壤修复方式，但植物的生长速度缓慢，修复时间长，并且修复范围有限，易受污染物的理化性质及浓度、植物种类及外界环境条件如土壤理化性质、气象条件等因素的影响。因此，通过人工筛选、培育，及基因工程改造，筛选出生物量大、耐污能力强，且具超富集能力的植物是迫切需要解决的问题。

② 微生物修复 微生物修复（microbial remediation）是指通过微生物的作用清除土壤中的农药污染物，或是使农药污染物无害化的过程。它包括自然和人为控制条件下的污染物降级或无害化的过程。目前，可降解农药微生物的获得途径主要是：从受农药污染严重的土壤

中筛选分离具有优良性状的菌株—定向培育优良菌种—诱变育种及构建工程菌株。到目前为止，研究人员已分离出多种可降解农药的微生物，包括细菌、真菌、放线菌和藻类。

细菌具有多种生化能力，易诱变，在生物修复中占主要地位，其中以假单胞菌属菌株最为活跃，对多种杀虫剂、杀菌剂及除草剂，起到高效降解作用。目前，细菌对农药降解的研究较为广泛，已进入降解酶及基因水平的研究。同细菌一样，真菌也有重要的降解功能，但真菌在遗传学方面比细菌复杂，需深入进行分子水平的研究。真菌的主要代表有曲霉属和青霉属，可降解 DDT、氧乐果、甲胺磷等农药。放线菌中，以诺卡氏菌属和链霉属为主要降解菌代表。藻类中衣藻属可降解莠去津、溴谷隆，小球藻属可降解甲拌磷、对硫磷等农药。

③ 动物修复 动物修复（animal remediation）是指利用土壤动物的直接作用（如吸收、转化和分解）或间接作用（如改善土壤理化性质、提高土壤肥力、促进植物和微生物的生长）来修复土壤农药污染的过程。例如，蚯蚓作为土壤中的主要动物类群，在土壤养分循环、有机残体转化以及修复土壤农药污染过程中发挥着重要作用。

（二）产中农药污染控制技术

1. 科学用药

一般情况下，除了外来入侵的检疫性病虫草害外，少量病虫草的发生对作物生长不会造成经济损失，而且常常有利于农田生物多样性的保持。因此，在防治作物病虫草害时，贯彻"预防为主，综合防治"的植保方针，因地因时制宜，优先合理运用农业的、生物的、物理的方法或手段。只有在必要的时候，才运用化学的方法或手段进行防治，并做到以下几个方面。

（1）科学选药 农药的品种很多，各种农药的理化性质、生物活性、防治对象等都不相同，某种农药对某些甚至某种对象有效。当一种病虫有多种农药可供选择时，应选择对主要病虫效果好，对人畜和农田生物毒性低，对作物安全和经济上可以接受的品种。通常应在农药合理使用准则和作物农药登记资料规定的使用范围内，根据当地的使用经验选择，任何农药产品的使用都不得超出农药登记批准的使用范围。

（2）必要的时候用药 一般情况下，除了外来入侵的检疫性病虫草害外，少量病虫草的发生对作物生长不会造成经济损失，而且常常有利于农田生物多样性的保持。为了避免不必要的用药，对大多数病虫，都可以根据"防治指标"（或称"经济阈值"）来考虑用药。由于杀菌剂需要在发病之前或发病初期施用，是否用药一般要根据病害的严重度预报、当地的历年经验或发病条件的分析来决定。

（3）适时用药 掌握防治最佳时期，可以用少量药剂达到较好防治效果。在不同的时间使用，农药对病虫草害的防治效果对作物及其周围的影响都会有很大的差异。选择一个最合适的施药时间对于提高防治效果、减少不利影响是非常重要的。通常，毒杀作用的杀虫剂以幼（若）虫的初龄期使用最为有效。杀菌剂一般要在发病初期或将要发病的时候施用。除草剂也要根据药剂本身的性质、作物的生育期和主要杂草的生育期确定对杂草防效好、对作物安全的施药时期。

（4）选择恰当的施药方法 农药的施用方法应根据作物病虫草害的危害方式、发生部位和农药的特性来选择。为了避免对环境的污染，保护天敌和作物的安全，要讲究施药方法。药剂性能、剂型不同，施药方法不同。粉剂不能作喷雾处理，可湿性粉剂不能作喷粉处理。

病虫为害传播的方式不同，施药方法不同：在地上部为害的可采用喷雾；防治地下害虫，必须采取撒施毒谷、毒饵、毒土或拌种的方法；防治气流传播的病害，应采取喷粉和喷雾的方法；防治种子传播的病害，应采取种子处理的方法。

（5）适量施药 在施用农药时应根据防治对象的种类、生育期发生量以及环境条件来决定用药量。不同虫龄和杂草叶龄对农药敏感性有差异，防治有耐药性的对象用药量大，病虫草害发生量大时，用药量应大些，反之，用药量可少些。农药使用量还受到环境条件影响，如为了取得相同药效，土壤处理除草剂在土表干燥、有机质含量高的土壤里施用量就要比在湿润、有机质含量低的土壤里施用量高。单位面积喷药量应根据作物植株大小和病、虫危害发生部位来定，苗期作物小，喷施药液就少，成株期作物个体大，喷施药液就多。

（6）控制使用次数和安全间隔期 安全间隔期即最后一次使用农药距离收获时的时间，不同农药由于其稳定性和使用量等的不同，都有不同间隔要求，间隔时期短，农药降解时间不够造成残留超标。应该根据农药使用准则和该农药品种登记时规定的使用规范控制农药的使用次数和安全间隔期，尽量不要连续多次使用同一种农药。

（7）预防病虫草害产生抗药性 在不断受到农药袭击的环境中，病虫草害有一种逐渐产生抵抗力的反应，这就是抗药性。预防病虫草害产生抗药性的措施如下：放宽防治指标；轮换使用农药品种；不同农药品种混合使用；间隔或限制使用；采用正确的施药技术。

2. 合理灌溉

在农产品种植生产中，生产灌溉用水质量要有保证，确保水域、水域上游没有对该产地构成威胁的农药污染源，农田灌溉用水应符合 GB 5084—2021《农田灌溉水质标准》要求。

（三）产后农药残留污染控制技术

农药残留（pesticide residue）是指农药使用后残存于生物体、农副产品和环境中的微量农药原体、有毒代谢物、在毒理学上有重要意义的降解产物和反应杂质的总称。农药残留是施药后的必然现象，但如果超过最大残留限量标准，会产生对人畜不良的影响或通过食物链对生态系中的生物造成毒害的风险。农产品中的农药残留可以通过一些方法加以去除或者减少，主要有物理消减法、化学消减法、生物消减法。

1. 物理消减法

（1）去皮 去皮是去除农产品中农药残留最为简单适用的方法，目前大部分消费者都能够践行或正在践行这种方法，而且研究也发现去皮处理的科学有效性。研究发现苹果、梨、李、杏、黄瓜、番茄等农产品表皮上的农药残留一般都要高于内部组织，去皮能够使得黄瓜、番茄等农产品中的农药残留量减少 90%以上。

（2）清洗 清洗是农产品加工链中最基本的一步，可以减少附着在农产品表面的农药残留，其去除效果主要与清洗类型、农产品种类和农药理化性质等有关。日常生活中便于操作的清洗方法包括：清水清洗、食盐水清洗、碳酸氢钠（小苏打）溶液清洗、超声清洗和专用果蔬洗涤剂清洗。清水和食盐水清洗去除残留农药效果一般，碳酸氢钠溶液清洗、超声清洗和果蔬洗涤剂对农药去除效果较好，但洗涤剂清洗后残留情况未知。清洗时间及溶剂浓度对去除率存在影响。在日常生活中，可选用碳酸氢钠溶液或者超声来清洗蔬菜，清洗时间不宜过长，添加溶剂溶液浓度不宜过高。吡虫啉、杀虫双、乐果、氧乐果等内吸传导性强的农药，其残留清洗去除率相对较低。

2. 化学消减法

（1）臭氧降解　臭氧在去除农药方面具有广谱性高、成本低廉、操作简便、效率高等特点，且其可处理有机磷类、有机氯类、氨基甲酸酯类等多种常见的农药。臭氧是一种强氧化剂，具有很强的氧化、杀菌功能。现在许多学者已经证实臭氧处理可有效降解食品中农药残留且经济安全。研究发现臭氧对蔬菜、水果、中药材的有机磷农药残留去除率可达 40% 以上。

（2）辐照处理　辐照作为标志性的一种冷杀菌方式，日益受到人们的关注，它能使包括农药在内的有机化合物的化学键断裂，从而降低农产品中的农药残留，且降解率随着辐照剂量的增大呈增加的趋势。农药残留的降解率不仅与辐照剂量有关，还与农药的理化性质有关。研究发现在相同条件下有机磷农药辐照降解率按具苯环或杂环的二硫代磷酸酯、一硫代磷酸酯、硫逐硫赶磷酸酯和磷酸胺的顺序减小。

（3）紫外线照射　紫外线降解农残的原理是照射产生的化学效应使农药主要组成物质双键断裂，破坏构成农药成分的有机碳及其他元素间的结合。农药的分子结构被破坏后，将难降解的有机物分解为小分子物质。研究发现用紫外线（波长 253.7nm）照射苹果和梨 1min 后，残留乐果和氰戊菊酯的降解率分别达 50% 和 40% 以上。

（4）存放处理　果蔬在存放过程中，空气中的氧和果蔬中的酶等活性物质能与残留的农药反应，使农药氧化降解，减少农药残留，降低其毒性。对易于保存的瓜果蔬菜可通过一定时间的存放，减少农药残留。如能短期存放的蔬菜，可放于阳光充足的地方适当光照，有助于光分解部分农药残留；适于长期存放的蔬果如冬瓜、南瓜、马铃薯、红薯等，存放能很大程度降低农药残留；且室温存放较冰箱保藏（4℃）蔬菜的农残降解速率要快些。

（5）热处理　大部分不可生食农产品加工工艺的最终操作是漂烫、蒸煮、炒制、灭菌等热处理。其中，农产品种类、热处理方式和农药理化性质是影响农产品中农药残留去除效果的重要因素。在热处理过程中，农产品种类或者热处理方式不同，其农药残留的去除效果是不同的。研究发现番茄和茄子的毒死蜱平均去除率大于蒜薹和黄瓜，与它们的表皮光滑且厚有关，大部分毒死蜱残留在表面，而蒜薹和黄瓜的表面积相对较大，毒死蜱更易进入作物组织内部，故去除较困难。氨基甲酸酯类杀虫剂具有遇高温易分解的特性，因此容易残留此类农药的蔬果，清洗后短时间在沸水中烫一下，也可去除部分农残。

3. 生物消减法

生物消减法降解农药残留主要包括微生物降解和酶法降解，目前经富集培养、分离筛选等技术已发现细菌、放线菌、真菌、藻类等微生物具有降解农药的能力。研究发现利用微生物发酵得到的一种被称为"比亚酶"的生物活性酶能够降解人参中的有机磷农药残留，降解率超过 60%。该酶可以与残留的农药发生反应，并迅速破坏其有毒成分结构，使有毒的农药大分子变为无毒、可溶于水的小分子，降解后的溶液无毒，不会产生二次污染。此外，也有研究表明乳酸菌和霉菌在食品发酵中对氨基甲酸酯类农药的降解有促进作用，其中霉菌的降解率可达到 50% 以上。这给农产品的农药残留去除也提供了思路。

二、多环芳烃污染控制技术

PAHs 污染控制技术主要包括产前的作物品种选择、种植基地选择、土壤污染修复。

1. 作物品种选择

作物除了受供其生长发育的土壤中多环芳烃污染物的浓度影响以外，不同作物的品种可能影响植物体内多环芳烃的含量。研究表明，叶菜类蔬菜比茎菜类蔬菜更容易受到污染，因为叶菜的表皮面积更大，有蜡质，更容易对 PAHs 污染物进行积累。根菜类蔬菜相比于茎类蔬菜更容易从受污染的土壤中吸收多环芳烃。因此，可因地制宜选择 PAHs 污染物低积累品种进行种植。

2. 种植基地选择

生产基地的选择是指在植物性农产品种植之前，通过对产地环境质量条件进行监测，对产地环境质量现状作出合理判断，优先选择无多环芳烃污染的田块进行农产品生产。

3. 土壤多环芳烃污染修复

PAHs 作为环境中典型的持久性有机污染物，因其污染面积大、毒性强、危害大而备受关注。环境中的 PAHs 通过工业排放、污水灌溉、大气沉降等各种途径最终归结到土壤中，造成土壤多环芳烃污染。PAHs 污染土壤的修复技术包括物理修复、化学修复和生物修复。

（1）物理修复　物理修复是指运用各种物理技术和手段，将 PAHs 从土壤中分离或者去除。主要包括热脱附技术和萃取修复。

① 热脱附技术　热脱附技术（thermal desorption technology）是指在真空条件下或通入载气时，通过直接或间接热交换将土壤中的有机污染物加热到一定温度，将 PAHs 从土壤中挥发分离，进入气体处理系统的过程，控制热脱附系统的温度和污染土壤停留时间可选择性使不同污染物挥发分离得到去除。热脱附处理效率高，适用于多环芳烃污染严重的土壤，但能耗较大，修复成本高。土壤含水率、粒径、渗透性以及系统温度等均会影响处理效果。

② 萃取修复　萃取修复（extraction remediation）是利用萃取液将土壤中的多环芳烃洗脱到有机溶剂中，再进一步处理的方法，一般适用于处理高 PAHs 污染的土壤。溶剂萃取的主要优点是操作简单，回收效率高，消耗时间短。但是，在溶剂萃取的过程中往往损失萃取剂，处理成本高。土壤条件、污染物类型、无机盐含量、溶剂种类和运行方式等均会影响萃取效率。

（2）化学修复　化学修复是利用化学物质氧化、还原和催化等性质将土壤中 PAHs 转化或降解为低毒或无毒物质。目前 PAHs 污染土壤化学修复技术主要有芬顿氧化、臭氧氧化、光催化氧化和电化学修复。

① 芬顿氧化　芬顿氧化（Fenton oxidation）是 H_2O_2 和 Fe^{2+} 在催化剂作用下产生羟基自由基使有机污染物降解，具有反应速率快、操作简单、效率高和运行成本低等优点，但设备防腐蚀要求较高。

② 臭氧氧化　臭氧氧化（ozonation）是利用臭氧其自身强氧化性直接氧化污染物或者利用其分解所产生的羟基自由基达到间接氧化污染物的效果，其优点是没有二次污染，但是投

资和运行成本较高。高分子量 PAHs 往往与土壤颗粒结合地更紧密，从而对臭氧氧化具有更强的抗性。

③ 光催化氧化　光催化氧化（photocatalytic oxidation）是利用光能促进催化剂产生活性自由基来降解土壤中 PAHs，具有氧化性强、处理彻底和绿色环保等优点；但土壤透光性差，光催化效果受到一定的影响，工业化应用困难。

④ 电化学修复　电化学修复技术（electrochemical remediation technology）是在电场作用下将土壤中污染物通过电迁移、电渗流和电泳方式迁移出土体并进行后处理。该技术操作方便、成本低、不破坏土壤原有生态环境，但受土壤理化性质影响大等限制，工业化应用困难。

（3）生物修复　生物修复是指利用微生物、植物或动物将土壤中的 PAHs 吸收、代谢或分解，达到修复的目的。主要包括微生物修复和植物修复。生物修复具有操作便捷、二次污染小、修复成本较低和环境友好等优点，但存在修复周期长、不适用于高浓度污染土壤等问题。

① 微生物修复　微生物修复是利用微生物代谢将土壤中 PAHs 转化为简单化合物（二氧化碳、水和脂肪酸）的修复过程。按修复方式可以分为原位修复和异位修复。原位微生物修复不需要移动污染土壤，通过现场翻耕通风、添加营养物质和投加外源菌剂等方法直接降解土壤中的 PAHs。原位微生物修复适用于大面积、低浓度污染土壤，修复成本较低。异位微生物修复则需要将污染土壤取出，采用反应器和预制床等方法进行修复，异位微生物修复则可以处理更高浓度污染的土壤，具有反应时间短、易操作和处理效果好等优点，但修复成本较高。

② 植物修复　植物修复利用植物及其根际微生物吸收、降解、挥发和固定等过程将污染物降解为无毒物质。具有投资少、易实施和环境友好等优点，但采用单一植物修复处理周期长。

三、邻苯二甲酸酯污染控制技术

PAEs 污染控制技术主要包括产前的作物品种选择、种植基地选择、土壤污染修复，产中的减少农膜使用、加强农膜回收管理、使用可降解农膜，产后的使用合格包装材料、避免与污染源接触。

（一）产前邻苯二甲酸酯污染控制技术

1. 作物品种选择

作物除了受供其生长发育的土壤中 PAEs 污染物的浓度影响以外，不同作物的品种可能影响植物体内 PAEs 的含量。因此，应根据当地自然条件、市场需求和优势区域规划选择优良品种。选择的品种除优质高产外，还应对 PAEs 污染物具有低积累的特点。

2. 种植基地选择

生产基地的选择是指在植物性农产品种植之前，通过对产地环境质量条件进行监测，对产地环境质量现状作出合理判断，优先选择无 PAEs 污染的田块进行农产品生产。

3. 土壤邻苯二甲酸酯污染修复

随着现代社会的高速发展，在人类生活水平不断提升的同时，全球环境污染已慢慢成为影响人类社会可持续性发展的严重问题。PAEs 成为分布范围较广的一类有机污染物，研究人员已经在大气、土壤和水体等多种环境介质中发现了 PAEs 的存在。伴随着大量的 PAEs 进入自然环境中，土壤成为了其主要的归宿。对于 PAEs 污染较重的土壤，可采取物理、化学和生物的方法进行修复。

（1）物理修复　使用活性炭进行吸附可以有效控制 PAEs，通过研究发现，不同类型的活性炭产生的吸附效果各不相同，其中木屑中提取的物质，可以获得良好的吸附效果。但是应注意的是，吸附效果主要与吸附剂的比表面积有关，应增加吸附剂的比表面积，这样可以提高 PAEs 的去除效率。此外完成 PAEs 吸附操作后，仍存有一定的毒性，可以采用光催化氧化方法，降解物质中残留的毒性物质。现阶段采用吸附法去除 PAEs，不仅可以循环使用吸附剂，还能提高吸附效率。

（2）化学修复　高级氧化现阶段可有效降解 PAEs，通过使用催化剂等具有较高氧化能力的有机物，与邻苯二甲酸二酯直接反应，生成可降解的物质。

（3）生物修复　生物修复是指利用微生物、植物或动物将土壤中的 PAEs 吸收、代谢或分解，达到修复的目的。主要包括微生物修复和植物修复。与 PAHs 相似，生物修复具有操作便捷、二次污染小、修复成本较低和环境友好等优点。

（二）产中邻苯二甲酸酯污染控制技术

1. 减少农膜使用

农膜覆盖技术已经在农业生产中取得了巨大成功，因此，不可能通过减少农膜覆盖面积来减少农膜使用量、减轻农膜污染。但是，可以加强"白色工程"中各种配套农艺措施研究，通过合理的农艺措施，增加农膜重复使用率，减少农膜相对用量，减轻农膜污染。如"一膜两用"、"一膜多用"、早揭膜、旧膜重复利用、农业生产组合等成熟技术已经在农业生产中得到广泛应用，并取得了一定经济效益和环境效益。

2. 加强农膜回收管理

对于破废农膜的污染，目前还没有切实可行的防治技术，只能通过经济手段和加强管理，促进对破废农膜的回收。因此，我们应加强综合治理农膜对土壤环境污染的力度，并建立相应政策和法规，对农膜质量加强管理，规定每年翻耕土地时，要将残膜尽量拣拾起来集中处理，制定收购、加工废旧农膜的方案，彻底消灭农膜污染。

3. 使用可降解农膜

有些农膜因为难降解而成为"白色污染"，解决农膜降解问题是防治"白色污染"的关键。目前，国内外正在研究和开发的可降解塑料农膜主要有：光降解农膜、生物降解农膜、光/生物降解农膜、水溶性降解农膜几大类。其中，光/生物降解塑料技术是国内外主要开发方向，集中了两项技术的综合优势。我国一些厂家已经开发生产出可降解地膜，并投放市场。

（三）产后邻苯二甲酸酯污染控制技术

1. 使用合格包装材料

农产品采收后，应加强包装环节控制，杜绝使用回收塑料材料制作的聚合物制品以及劣质塑料容器，建议在容器进货前，向包材生产厂家索要含 PAEs 检测的产品检验合格证书。包装环节使用塑料材质的设备设施、管道、垫片、容器、工具等，不得含有 PAEs。

2. 避免农产品与污染源接触

加强贮存、运输、交付、销售等环节控制，防止因贮存温度高、运输交付不当等问题造成 PAEs 污染。鼓励企业使用不锈钢材质的设备设施、管道、容器、工具等，避免农产品接触污染。

四、抗生素污染控制技术

抗生素污染控制技术主要包括产前的作物品种选择、种植基地选择、土壤污染修复，产中的合理灌溉、粪肥科学施用等。

（一）产前抗生素污染控制技术

1. 作物品种选择

应根据当地自然条件、市场需求和优势区域规划选择优良品种。选择的品种除优质高产外，还应对抗生素污染物具有低积累的特点。

2. 种植基地选择

种植基地应选择在远离污染源，生态环境良好，并具有可持续生产能力的农业生产区域。种植区域内及上风向、灌溉水源上游没有对基地环境构成威胁的污染源，包括医院污水及废弃物、抗生素生产厂"三废"、养殖场废弃物、城市垃圾和生活污水等。选择土壤中抗生素背景值低的地区作为农产品产地。

3. 土壤抗生素污染修复

抗生素土壤污染和危害日益被人们所发现和重视。由于其进入土壤方式的隐蔽性及危害的潜伏性，土壤中抗生素污染及治理研究一直滞后于常规土壤污染物。目前，抗生素污染较重的土壤，可采取物理、化学和生物的方法进行修复。

（1）物理修复　目前对于抗生素常见的物理修复方法有吸附、光解、膜分离法等。吸附法指将抗生素由一相介质吸附转移到另一相介质中，从而达到去除残留抗生素的目的。光解法是指在利用自然光和紫外线的条件下，将抗生素转变为激发态，从而使得抗生素进行降解反应。膜分离法是利用半透膜两边的压力差将抗生素留在膜的一侧，从而将抗生素从水中分离出来。虽然物理修复能达到较好效果，但也具有成本较高、操作较为繁琐等缺点，使得物理修复无法较好推广应用。

（2）化学修复　化学修复是通过化学反应使抗生素的结构发生变化，达到降解的目的。常见的方法有：络合沉降、化学氧化。抗生素由多种官能团组成且其结构复杂，因此会与某些金属离子发生络合反应。利用化学修复对土壤环境中的抗生素进行降解，虽然能取得较高降解率，但是容易对环境造成二次污染且操作较为繁琐。

（3）生物修复　生物修复是一种利用生物自身代谢过程来降解抗生素的方法。常见的有植物修复与微生物修复。利用微生物来降解残留抗生素，具有安全、环保、污染小、简便快捷等特点。

（二）产中抗生素污染控制技术

1. 合理灌溉

在农产品种植生产中，生产灌溉用水质量要有保证，水域、水域上游没有对该产地构成威胁的抗生素污染源，农田灌溉用水符合 GB 5084—2021《农田灌溉水质标准》要求。

2. 粪肥科学施用

以畜禽粪便为主要原料的有机肥料是农田抗生素污染的重要来源。施用畜禽粪肥前，可利用堆肥去除畜禽粪便中的抗生素。目前，畜禽粪便中抗生素的去除主要包括两种技术：好氧堆肥和厌氧发酵。好氧堆肥效率高、经济成本低，属于一种环境友好型技术。在实际堆肥生产中，一般会选择添加调理剂来调节堆肥效果，比如锯末、稻草、秸秆等，该方法能有效降低鸡粪中的抗生素含量。

五、生物毒素污染控制技术

生物毒素污染控制技术主要包括产前的作物品种选择、种植基地选择，产中的种植环节和收获污染控制，产后的物理消减、化学脱毒和生物降解等。

（一）产前生物毒素污染控制技术

1. 作物品种选择

利用现代种植技术选育抗性品种，培育抗真菌的作物品种来降低真菌的侵染和毒素的形成，可从源头控制致病性微生物侵染及生物毒素污染。目前，有关通过常规育种和转基因育种培育出抗真菌品种的研究报道很多，美国研究者通过常规选育的技术培育出抗黄曲霉菌的玉米新品系 MP715 和 MP717。中国的小麦种质在世界范围内正被用于抗病育种，中国和加拿大通过育种技术已培育出抗禾谷镰孢菌的品系。通过转基因育种增强作物抗真菌能力的研究也较多，如将编码乙酰转移酶的基因 *Tri101* 转入大麦中，可将禾谷镰孢菌产生的脱氧雪腐镰孢霉烯醇（DON）转化为低毒性的乙酰化形式。

2. 种植基地选择

选择适宜农作物生长而不适宜真菌侵染危害的种植环境尤为重要。真菌通常易在高温潮湿区域发展蔓延，种植基地应选择通风良好、树丛荫蔽较少、光照充足、易于排灌而不易积水的地块，同时调查种植区域的真菌侵染历史。如种植前一至三年真菌的侵染频率较高，则应考虑田间地头是否存在大量的真菌越冬越夏残体，这是真菌的主要来源；另外，查阅往年的种植作物，以及周围片区的种植历史和真菌侵染历史，判断侵染程度，了解真菌和寄主的相互选择关系，综合选择作物的种植基地。

（二）产中生物毒素污染控制技术

1. 种植环节污染控制

采取轮作栽培、隔离种植、土壤处理防治等农艺措施，可减少农产品种养环节致病性微生物感染和生物毒素发生与污染；通过使用农药及其他相关安全防霉脱毒制剂，可防治致病性微生物引起的病害，同时减少生物毒素产生。如多菌灵、甲基硫菌灵、灭菌丹、福美双等农药可防控小麦赤霉病，从而避免和降低小麦脱氧雪腐镰孢霉烯醇的污染。

2. 收获环节污染控制

农产品成熟后要及时收获，避免在阴雨天收获，防止在收获时受损或破裂，减少致病性微生物尤其是霉菌侵染和生物毒素污染发生。新收获的农产品要及时晾晒，迅速脱干水分，将农产品含水量降至安全水分以下，同时要防止农产品在烘干和晾晒过程中发霉变质和产生毒素，最好利用太阳光自然晾晒，太阳光中紫外线具有天然防霉杀菌作用，紫外线照射是传统有效、经济实惠又安全的防霉变和抑制毒素产生的好办法。规模化生产基地、集中连片种植粮油等农产品的区域，可借鉴欧美国家的成功做法，配备干燥机械设备和烤房，对新收获的农产品进行快速干燥，将农产品中水分含量烘干至可入库贮存的安全水平，防止农产品在贮藏环节发霉产毒。小麦、玉米、稻谷、花生等粮油农产品，大多在大田生产过程中已感染霉菌和有发霉籽粒，可采用风选或光选等方法，剔除已霉变籽粒，严防霉变籽粒在贮运过程中扩散和产生霉菌毒素。

（三）产后生物毒素脱毒技术

1. 物理消减

物理消减主要通过水洗挑除、加热、辐照和吸附等技术手段去除生物毒素。水洗剔除法操作简单，但耗费人力，容易在处理过程中产生更严重毒素；加热法主要指高压蒸煮去毒，相比前者无毒无害；辐照法分为电离与非电离辐照，前者主要利用射线、紫外线等分解目标分子结构，后者包括微波、无线电波等，两者通过不同作用机制将生物毒素或转变为无毒、低毒物质，或破坏其结构实现毒素降解；吸附脱毒是依靠吸附材料对毒素的吸附作用阻止人体消化吸收，传统吸附剂一般为黏土、沸石、蒙脱石，新型吸附剂包括硅铝酸盐类、纤维素及壳聚糖等有机类物质，不同吸附材料的效果主要取决于其微观结构，比如孔径、比表面积及电荷总量、分布等，有学者认为吸附法比其他物理化学法效率高。整体来看，物理消减法操作简单、成本低，但使用受限、利用较少，且吸附剂排出体外后容易对环境产生不利影响。

2. 化学脱毒

化学脱毒主要是通过添加化学物破坏毒素化学结构达到脱毒目的。根据化学反应分为酸处理、碱处理、氧化处理等，酸、碱处理通过裂解内酯环分子结构来降低或消除毒性。氧化剂通常为臭氧、过氧化氢、二氧化氯等，研究表明，臭氧对黄曲霉毒素脱除效率可达80%以上，氯水在强碱性 pH 范围内可以高效地清除毒素，此外二氧化氯具有氧化性强、杀菌能力好等特点，已被广泛用于空气、水等处杀菌消毒，有望成为安全、绿色的消毒剂。理论上讲，相比物理法，化学法效率较高，但操作要求高，对微量、难分离的毒素脱除效果并不明显，同时实际运用中存在破坏粮食或饲料中营养物质的可能性，降低营养价值及饲料适口性，并且会引入新污染物及可能存在化学残留，造成二次污染，因此化学脱毒法大规模实际应用不太现实。

3. 生物降解

生物降解法包括微生物吸附法和生物酶法，前者主要利用微生物的吸附作用或代谢能力，研究最多的是酵母菌及其他益生菌，酵母细胞具有减毒甚至消除毒素作用。当前生物脱毒法研究侧重于毒素消减菌株及脱毒酶的筛选，但脱毒活性物质纯化难及菌体脱毒功能不稳定仍是目前研究的瓶颈。随着生物信息技术发展，宏基因、高通量测序、无细胞蛋白表达等技术将对酶法降解毒素意义重大。相比物理、化学法而言，生物法因其具有高效、特异性强、环境友好、不会导致营养物质大量流失等优点被认为是更好的脱毒方法，但存在脱毒技术安全评估研究比较空缺且难于规模化等问题。

第二节 无机污染物控制技术

一、重金属污染控制技术

重金属污染控制技术主要包括产前的作物品种选择、种植基地选择、土壤污染修复，产中的调控土壤肥力、添加土壤改良剂、调整耕作制度等。

（一）产前重金属污染控制技术

1. 作物品种选择

重金属元素在土壤作物系统中的迁移转化规律不仅受土壤理化性质等因素影响，还与作物的种类、部位、生长期、基因型等有关。不同作物对重金属的积累效应差异较大，富集能力表现为叶菜类>花菜类>根茎类>茄果类>禾谷类，叶菜类如菠菜、芹菜等对重金属有较强的富集能力，且对不同重金属的富集有明显的选择性，对 Cr 富集能力最强，其次为 Zn、Cu、Ni，Pb 最弱；作物不同器官对同一重金属的富集能力也有差异，表现为根>叶、茎>果实。鉴于不同作物之间富集能力的差异，在植物性产品生产时，应充分考虑土壤污染程度，根据不同品种植物的富集能力来生产。

2. 种植基地选择

种植基地应选择在生态环境良好，远离污染源，并具有可持续生产能力的农业生产区域。种植区域内及上风向、灌溉水源上游没有对基地环境构成威胁的污染源，包括工业"三废"、农业废弃物、医院污水及废弃物、城市垃圾和生活污水等。产地应避开公路主干线，选择土壤中金属背景值低的地区作为农产品产地。同时，基地应尽可能选择该作物土壤肥沃的主产区、高产区和独特的生态区。

3. 土壤重金属污染修复

土壤受重金属污染后对人类和生态环境造成了严重危害。近十年来，国内外围绕廉价和有效重金属污染修复技术，开展了修复途径和原理实践及理论探索。这些探索和技术大致分为：一种是将土壤中重金属污染物清除出土体，恢复土壤达到原始或清洁水平，另一种是改变重金属在土壤中存在形态，使其固定，将污染物活性降低，减少在土壤中迁移性和生物可利用性，即稳定性。目前，国内外常用物理、化学和生物方法对重金属污染土壤进行修复。

（1）物理修复　首先是客土法，其原理是在被污染的土壤表面覆盖上非污染土壤。部分或全部挖除污染土壤而换上非污染土壤又称换土法。这两种方法是治理重金属严重污染土壤的有效方法。但因为均需花费大量人力、物力与财力，故只适用于小面积严重污染土壤治理。其次是深耕法，是对污染较轻且面积稍大地域采取的方法，通过翻耕把深部未污染土壤翻到表面而更新，使污染土壤被埋藏而对农作物影响降低到最小，该法同样需花费大量人力物力，破坏土壤生态环境和结构，也不是理想方法。

（2）化学修复　化学修复主要是向体系中投入改良剂或抑制剂，通过改变 pH 值等土壤理化性质，使体系中重金属发生沉淀、吸附、抑制和拮抗等作用，以降低有毒重金属生物有效性。目前稻田添加改良剂的修复方法有如下几种。

① 添加碱性物质　钙镁磷肥、石灰、碳酸钙等碱性改良剂通过提高土壤 pH 值，促使土壤中重金属元素形成氢氧化物或碳酸盐结合态盐类沉淀，而降低有毒重金属在植物性农产品中累积。

② 添加吸附物质　利用高岭土、石膏、沸石等矿物材料能吸附固定重金属离子的性质，亦可明显降低土壤重金属活性及污染传递。

③ 采用离子拮抗物质　即利用一些对人体无害或有益的金属元素的拮抗作用降低土壤中有害重金属元素的有效性。例如，由于 Cd 和 Zn 化学性质和化学行为相似，Zn 对于植物吸收而言具有对 Cd 的拮抗作用。总之，利用改良剂治理土壤重金属污染效果及费用适中，对于污染不严重农田可能是一种不错的选择，但吸附或固定的污染物有再度活化风险。

（3）生物修复　生物修复是根据特定生物的生长和生理特性，用来适应、抑制和去除污染重金属的生物和生态方法。此种改良重金属污染土壤的方法是一种经济、有效且非破坏性的修复技术，包括植物修复、微生物修复和动物修复等如下几类。

① 植物修复　通过在污染土壤上栽种对污染物吸收力强、耐受性高的植物，应用植物生长、吸收以及根区修复机理从土壤中去除污染物或将污染物予以固定，这种方法称植物修复。它是一种利用自然生长或遗传培育的植物修复重金属污染土壤的技术，可分为植物提取、植物挥发和植物稳定等三种类型。超积累植物往往植株矮小，生物量较低，生长速度慢，生长周期长，而且受气候、土壤肥力、水分、盐度、酸碱度等的影响较大，通常一种植物只能忍耐或吸收一种或两种重金属元素，对土壤中其他浓度较高重金属则表现出某种中毒症状，由于根系较浅，对深层土壤污染修复能力较差，其实际应用效果和潜力受到很大限制。

② 微生物修复　土壤中某些微生物对特定重金属元素具有吸收、沉淀、氧化还原等作用，因而达到降低土壤重金属毒性的效果，这种过程称作微生物修复。由于微生物反应的温和性和多样性，通过强化微生物代谢分解作用进行污染控制的生物修复技术已成为目前解决难降解化合物污染的关键技术。重金属胁迫下某些土壤微生物能够分泌胞外聚合物，它们含有大量阴离子基团，从而与重金属离子结合而解毒。某些土壤微生物能代谢产生柠檬酸、草酸等有机酸物质，这些代谢产物能与重金属产生整合或是形成草酸盐沉淀，从而减轻重金属对生

物伤害，此外，在重金属胁迫下微生物能通过自身生命活动积极地改变环境中重金属存在的状态。例如，微生物活动可改变土壤溶液 pH 值，从而改变土壤对重金属的吸附特征来影响重金属化学行为；微生物细胞壁或黏液层能直接吸收或吸附重金属。当然，微生物也可通过改善土壤团粒结构、改良土壤理化性质和影响植物根分泌等过程间接地改变重金属形态而发挥修复作用。

③ 动物修复　自然土壤中含有各种不同大小的动物。某些特定的土壤动物（如蚯蚓和鼠类）能吸收土壤中的重金属，因而能一定程度地降低污染土壤中重金属含量。国内外有许多科学家研究蚯蚓对重金属的吸收和富集作用，在重金属污染的土壤中放养威廉环毛蚓，待其富集重金属后，采用电击、灌水等方法驱出蚯蚓集中处理，对重金属污染土壤有一定治理效果。

（二）产中重金属污染控制技术

1. 调控土壤肥力

施肥对植物根区环境及污染物迁移能力有较强影响，从而改变土壤作物系统中重金属的迁移和累积。一方面，化肥中的 K^+、SO_4^{2-} 等离子能活化土壤中的重金属离子，增加其可交换态含量，提高重金属生物有效性。如土壤铵氮可降低向日葵根际土壤 pH 值，促进根际碳酸镉的溶解，且施氮肥量越大，土壤中有效态镉含量越高，从而为超富集植物提取更多的镉创造有利条件。另一方面，化肥还能与土壤中重金属离子形成络合物，如磷肥能通过磷酸根与土壤中多种重金属作用生成磷酸盐化合物，将重金属稳定和固化，降低重金属的生物可利用性，明显降低蔬菜体内的重金属含量，并较好地修复被污染的旱地土壤。此外，施肥可提高植物对污染物的抗逆性，最大限度减轻重金属对植物生长造成不利影响。

2. 添加土壤改良剂

改良剂通过与重金属离子发生氧化还原、沉淀、吸附、络合和螯合等化学反应钝化土壤中的重金属，降低其活性，或通过改变土壤的 pH、Eh 值等理化性质，影响土壤中重金属有效态含量，达到治理和修复重金属污染的目的。土壤改良剂多为生活中常见的物质，因其经济廉价、来源广泛，适用于治理重金属轻中度污染的土壤（表 5-1）。

表 5-1　土壤改良剂对土壤重金属含量的影响

改良剂	作用机理	相关结果
有机物质：农家肥绿肥、草炭和作物秸秆等	其主要成分腐植酸可通过提升土壤 pH 值、增加土壤阳离子交换量和形成难溶性金属有机络合物等方式，降低土壤重金属的生物可利用性	风化煤、草炭和生物炭对 Cd、Pb 等的螯合功能，降低了土壤中 Cd、Pb 高活性态比例，从而减少了植物对重金属的积累，不仅可以原位修复污染土壤，还能改良土壤，刺激作物生长
无机物质：生石灰、碱性煤渣等	通过提高土壤 pH 值，增加土壤表面可变负电荷，增强吸附，或形成金属碳酸盐沉淀等多种机制，对重金属进行吸附、络合、沉淀等	石灰对重金属污染土壤有较好的修复效果，当石灰施用量为 $750kg/hm^2$ 时，Cd 污染土壤中有效态 Cd 含量降低了 15%，但长期利用石灰进行污染土壤修复时，会引起土壤石灰化，导致作物减产。受石灰施用量、土壤类型、重金属污染类型等因素综合影响，在修复中应根据实际情况确定石灰或石灰类物质的最佳施用量

3. 调整耕作制度

通过种植制度来控制土壤重金属含量的方法可以分为两种：一种是间套作，另一种是轮作。这两种方法均能种植重金属富集植物或筛选低富集植物来降低作物中重金属含量，前者是通过植物提取土壤中的重金属来降低其含量，从而控制污染，而后者则是用低富集植物或可食部位低累积性的作物来降低和规避重金属对人或动物的风险。

二、硝酸盐与亚硝酸盐污染控制技术

硝酸盐和亚硝酸盐污染控制技术主要包括产前的作物品种选择，产中的合理施肥，产后的物理、化学、微生物及酶去除法等。

（一）产前硝酸盐和亚硝酸盐污染控制技术

作物品种选择。植物富集硝酸盐和亚硝酸盐的能力受遗传因子控制，对硝酸盐和亚硝酸盐去除效果也受到品种显著影响。积极培育和推荐采用硝酸盐、亚硝酸盐含量低的蔬菜品种。根据具体的环境状况，按不同蔬菜对硝酸盐和亚硝酸盐的富集特点，选用低富集的品种，确保蔬菜等农产品的产量和品质。

（二）产中硝酸盐和亚硝酸盐污染控制技术

合理施肥。在蔬菜等农作物生产中，可配合使用有机肥和无机肥，根据作物需肥规律、土壤供肥性能与肥料效应，在增施有机肥的基础上，按照 N、P、K 和微量元素的适宜用量和比例，采取合理的施肥技术。可通过施用缓效氮肥，增加肥效。根据蔬菜等作物对不同氮肥的硝酸盐和亚硝酸盐富集特点，选用相应低富集种类的氮肥，可使蔬菜等作物中硝酸盐、亚硝酸盐的含量降低，从而减少亚硝胺的产生。

（三）产后硝酸盐和亚硝酸盐污染物控制技术

1. 物理去除法

物理法降解亚硝酸盐主要是通过对食物进行辐照去除，食品原料水中亚硝酸盐含量可通过排污清淤、电渗析、反渗透、离子交换等方法降低，但是这些方法存在污染其他水源、降低水体矿化度的缺点，且耗时耗力、成本高，适用对象有限，因此使用物理方法降解亚硝酸盐有诸多限制。

2. 化学去除法

化学方法降解亚硝酸盐主要是依靠添加物与亚硝酸盐发生氧化反应将亚硝酸盐氧化为硝酸盐而去除，或者是加入还原剂，将亚硝酸盐还原为 N_2，如维生素 C 和维生素 E 能够有效降解亚硝酸盐，从而阻止 N-亚硝胺化合物合成，抑制其致癌、致畸作用。一些植物及其制品如姜汁、大蒜和茶叶等，被发现具有降解亚硝酸盐作用。此外，将它们应用于食品加工中还能增添食品风味。如茶叶有降解亚硝酸盐阻断亚硝胺作用，对茶叶成分进行研究后发现，茶多酚能有效阻止 N-亚硝胺类化合物形成，且茶多酚含量越高，降解亚硝酸盐、阻断亚硝胺形成效果越好。

3. 微生物去除法

微生物方法降解硝酸盐可应用于食品加工和水产养殖中，是当前研究热点。在腌渍食品中添加乳酸菌，可以有效降低食品中硝酸盐含量，同时乳酸菌代谢会产生有机酸、细菌素等抑菌物质，增加食品安全性，延长货架期。使用乳酸菌降解硝酸盐还具有提升食品风味、成本低廉等优点。

4. 酶去除法

亚硝酸盐还原酶（nitrite reductase，NIRs）是一类能将硝酸盐还原为 NO 或 NH_3 的酶，存在范围很广，大多数是胞内酶，其在细胞内可以有效降解硝酸盐。20 世纪 80 年代起，国外学者先后研究了 NIRs 分离纯化、定位、光谱性质、蛋白质结构和编码基因等，国内有关 NIRs 的研究主要集中在分离纯化及其理化性质方面。由于 NIRs 提纯过程耗时耗力，耗费高，且回收率低，所以还未见用于食品生产中。

第三节　致病性微生物污染控制技术

致病性微生物污染控制技术主要包括产前的合理选择作物、选择适合田块，产中的合理灌溉、合理施肥、清洁田园，产后的低温保藏、干燥保藏、可食涂膜保藏、微波处理等。

一、产前致病性微生物控制技术

1. 合理选择作物

尽量避免在施肥当年种植根类和叶类作物。谷物和饲料作物种植可以使用化学肥料。对于多年生作物尽量在播种第一年施肥，可以保证从施肥到收获有较长时间，有利于降低微生物污染风险。

2. 选择适合田块

根据土地历史、肥料使用情况和农作物种类来选择适合农作物种植田块。农场要远离动物养殖场、牧场或牲畜活动场所。同时，应该对水流情况进行调查，确保附近污染物不会流入或渗入农场。

二、产中致病性微生物控制技术

1. 合理灌溉

为减少灌溉水病原微生物污染，要检查灌溉水大肠杆菌数量，如果水质污染则不能直接用于灌溉，必须经过化学处理。灌溉方式要尽可能地选择滴灌，这样可以避免大部分农作物可食用部分与水接触，将微生物污染农作物的风险降到最低程度。采用饮用水进行喷灌可以将微生物污染风险降到最低程度。

2. 合理施肥

注意肥料的来源、贮存和质量，尽可能使肥料贮存地点远离新鲜农产品种植和加工场所。如果肥料还没有进行堆肥处理，在使用之前，必须经过熟化处理或高温堆肥处理。将肥料与土壤充分混合，施肥后要迅速将其混入土壤之中，以防有害病原菌传播。对叶类蔬菜等生长期短的季节作物，必须施用腐熟程度高的堆肥。

3. 清洁田园

农田应远离湿地以减少病原菌传播。施肥用的机械在进入农田前要清洗干净。禁止包括家禽和宠物在内的动物在农田中走动，尤其是在接近收获时，尽可能减少野生动物和鸟类出现在水塘和穿过农田。

三、产后致病性微生物控制技术

1. 低温保藏

低温条件可以有效地抑制微生物繁殖和作用，降低酶活性及内部化学反应速率，有利于保证农产品质量。农产品的腐败变质，主要是由微生物的生命活动和食品中的酶所进行的生物化学反应造成的。从微生物生长的角度看，不同的微生物有一定的温度习性。一般而言，温度降低时，微生物的生长速率降低，当温度降低到-10℃时，大多数微生物会停止繁殖，部分会出现死亡，只有少数微生物可缓慢生长。

2. 干燥保藏

干燥是利用热量使湿物料中的水分等湿分被汽化带走，从而得到固体产品的操作。按热能对湿物料传递方式的不同，干燥可以分为对流干燥（又称热空气干燥）、接触干燥（又称热传导干燥）和辐射干燥。此外，食品工业中还常常应用两种干燥方法：一是喷雾干燥，用于液体的干燥；二是冷冻干燥（又称真空冷冻干燥或者冷冻升华干燥），即物料经过冷冻后，其水分被冻成冰，然后将物料放置于真空状态下，使冰直接升华为水汽，从而达到去除水分的目的，并且还能够较好地保持食品的品质。

3. 可食涂膜保藏

可食性膜一般是指在农产品上覆盖的或置于农产品组分之间的一层由可食性材料形成的薄膜，通过浸渍、涂布、喷洒等方法涂敷在食品表面，使其在农产品表面形成一层具有抑制食品内外气体、水分和溶质交换及阻碍微生物对食品侵害等作用的薄膜，从而达到防止食品腐败变质、保持其原有新鲜度的目的。可食性膜能防止病原微生物的侵染，保护膜可抑制果实表面已附着的菌种的繁殖，防止果蔬由于菌类感染而腐烂变质，同时，保护膜还能抵抗外表浮游和散落的病菌对果实的二次感染。

4. 微波处理

微波是一种频率极高（通常在 300~300000MHz）、波长很短（其相应的波长在 1mm~1m 之间）的电磁波。由于微波的频率很高，所以在某些场合也称为超高频。近年来，随着科学技术的发展，微波作为一种能源技术也迅速发展，微波能被广泛用于对物体进行加热、脱水干燥、杀菌、烘烤、消毒、杀虫、灭酶、萃取、消解以及解冻等方面。目前 915MHz 和 2450MHz 两个频率已广泛地被用于微波杀菌和消毒。

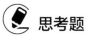 **思考题**

1. 简述产地选择在植物安全生产中的重要性。
2. 植物安全生产的肥料选择和合理施肥有哪些要点？
3. 植物安全生产的农药选择和合理使用有哪些要点？
4. 简述农膜使用与管理对安全植物产品生产的影响。
5. 简述植物安全生产中致病性微生物污染控制的原则与方法。

第六章

有害物法规与管理

有害物污染问题影响着农产品质量安全以及社会公众健康。有害物管理是指政府部门运用法律、技术、行政、教育等手段把有害物的量控制在允许的水平以下，确保消费者获得安全、充足和多样化的农产品及良好生态环境。有害物管理是农产品安全管理的重要组成部分，内容主要涉及法规、登记、监控、风险评价等多个部分。

第一节　有害物管理法规

有害物管理法规的制定涉及环境学、毒理学、经济学、政治学、生态学、社会学等诸多方面，因此制定有害物管理法规应从以上几个方面进行战略性综合考虑。有害物管理法规的制定直接与一个国家或地区的社会发展状态相联系，不仅反映了客观的政治、经济和社会要求，也反映出本国或地区的经济、科学、教育水平和社会公众的生活水平。

世界各国普遍采用毒理学安全性评价作为有害物管理的依据。管理部门以化学品危险度评定结果为基础，结合其他有关因素和实际情况，制定有关管理有害物的法规，对有害物进行卫生管理。1999年，比利时等国发生二噁英食物污染事件，2005年英国等国发生刚果红食物污染事件，包括我国在内的许多国家做出的拒绝进口可疑污染农产品的决定即是以毒理学安全性评价资料为依据的。

我国对有害物的毒性鉴定及毒理学实验开始于20世纪50年代，至20世纪80年代，有关部门以法规形式陆续发布了一些有害物的毒性鉴定程序和方法，国家通过卫生立法规范外源性化学物的管理。目前，有关法律法规体系已逐步形成并不断完善，使得各级卫生行政部门可以依法执法，管理规范、有效，在保障人民身体健康和保护环境等方面发挥着重要作用。

一、中华人民共和国农产品质量安全法

《中华人民共和国农产品质量安全法》进一步明确了农产品安全的相关规定：县级以上地方人民政府农业行政主管部门按照保障农产品质量安全的要求，根据农产品品种特性和生产

区域大气、土壤、水体中有毒有害物质状况等因素，认为不适宜特定农产品生产的，提出禁止生产的区域，报本级人民政府批准后公布。

禁止在有毒有害物质超过规定标准的区域生产、捕捞、采集食用农产品和建立农产品生产基地。禁止违反法律、法规的规定向农产品产地排放或者倾倒废水、废气、固体废弃物或者其他有毒物质。农业生产用水和用作肥料的固体废弃物，应当符合国家规定的标准。农产品生产者应当合理使用化肥、农药、兽药、农用薄膜等化工产品，防止对农产品产地造成污染。

二、中华人民共和国农业法

《中华人民共和国农业法》将农业放在了发展国民经济的首位，确定了农业和农村经济发展的基本目标。《中华人民共和国农业法》第五十八条中明确规定："农民和农业生产经营组织应当保养耕地，合理使用化肥、农药、农用薄膜，增加使用有机肥，采取先进技术，保护和提高地力，防止农用地的污染、破坏和地力衰竭。县级以上人民政府农业行政主管部门应当采取措施，支持农民和农业生产经营组织加强耕地质量建设，并对耕地质量进行定期监测。"

三、中华人民共和国食品安全法

《中华人民共和国食品安全法》已经于 2009 年 2 月 28 日第十一届全国人民代表大会常务委员会第七次会议通过。《中华人民共和国食品安全法》的颁布实施，对规范食品生产经营活动，防范食品安全事故发生，强化食品安全监管，落实食品安全责任，保障公众身体健康和生命安全，具有重要意义。《中华人民共和国食品安全法》共有 10 章，内容包括总则、食品安全风险检测和评估、食品安全标准、食品生产经营、食品检验、食品进出口、食品安全事故处置、监督管理、法律责任和附则。

四、相关的法律法规及标准

（一）无公害农产品管理办法

2002 年 1 月 30 日国家认证认可监督管理委员会第 7 次主任办公会议审议通过《无公害农产品管理办法》，已经在 2002 年 4 月 3 日农业部第 5 次常务会议、2002 年 4 月 11 日国家质量监督检验检疫总局第 27 次局长办公会议审议通过，2002 年 4 月 29 日国家质量监督检验检疫总局第 12 号发布，自发布之日起施行。本办法为加强对无公害农产品的管理，维护消费者权益，提高农产品质量，保护农业生态环境，促进农业可持续发展。

《无公害农产品管理办法》包括 8 章，内容涵盖总则、产地条件与生产管理、产地认定、无公害农产品认证、标志管理、监督管理、罚则和附则。

确定了无公害农产品的内涵即产地环境、生产过程和产品质量符合国家有关标准和规范的要求，经认证合格获得认证证书并允许使用无公害农产品标志的未经加工或者初加工的食用农产品。

明确了管理工作：由政府推动，并实行产地认证和产品认证的工作模式。管理及质量监督工作，由农业部门、国家质量监督检验检疫部门和国家认证认可监督管理委员会按照"三定"方案赋予的职责和国务院的有关规定，分工负责，共同做好工作。

（二）中华人民共和国认证认可条例

《中华人民共和国认证认可条例》分总则、认证机构、认证、认可、监督管理、法律责任、附则共 7 章 77 条。

"总则"明确了制定条例的目的，对条例所称"认证"和"认可"进行了界定，同时提出，认证认可活动应当遵循客观独立、公正公开、诚实信用的原则。国家鼓励平等互利地开展认证认可国际互认活动。认证认可国际互认活动不得损害国家安全和社会公共利益。从事认证认可活动的机构及其人员，对其所知悉的国家秘密和商业秘密负有保密义务。

"认证机构"指出，未经批准，任何单位和个人不得从事认证活动。本章规定了设立认证机构应当具备的条件及申请和批准程序，明确提出，境外认证机构在我国境内设立的代表机构不得从事认证活动，认证机构不得与行政机关存在利益关系。

"认证"制定了认证机构活动、认证证书使用的规范，对"列入目录"产品的认证作出了专门规定。本章指出，认证机构应当公开认证基本规范、认证规则、收费标准等信息，应当完成全部认证程序，及时作出认证结论，不得找借口拒接提供本机构业务范围内的认证服务，不得向委托人提出与认证活动无关的要求或限制条件。

（三）基本农田保护条例

《基本农田保护条例》中明确规定，县级以上人民政府农业行政主管部门应当会同同级环境保护行政主管部门对基本农田污染进行监测和评价，并定期向本级人民政府提出环境质量与发展趋势报告。向基本农田保护区提供肥料和作为肥料的城市垃圾、污泥的，应当符合有关国家标准。

（四）农产品产地安全管理办法

《农产品产地安全管理办法》是《农产品质量安全法》的配套法规，于 2006 年 10 月 17 日由农业部公布实施，将农产品产地安全管理纳入法制管理轨道。该办法从产地监测与评价、禁止生产区划分与调整、产地保护及监督检查等四个方面，对农产品产地安全作出了明确规定。其中关于禁止生产区划定与调整规定：农产品产地有毒有害物质不符合产地安全标准，并导致产品中有毒有害物质不符合农产品质量安全标准的，应当划定为农产品禁止生产区。划定禁产区由县级以上人民政府提出建议，报省级农业行政主管部门。禁止生产区安全状况改善并符合相关标准的，县级以上地方人民政府农业行政主管部门应当及时提出调整建议，并按禁产区划定的程序执行。

（五）产地环境质量要求

农产品的产地应选择在生态环境条件良好、远离污染源，并有可持续发展生产能力的农业生产地区。产地的环境空气、灌溉水、土壤环境中环境污染物的浓度限值必须符合农业农村部颁布的各种农产品的产地环境条件标准。

1. 大气环境质量标准

环境空气质量标准见表6-1。

表6-1　环境空气质量指标（标准状态）　　　　　　单位：mg/m^3

项目	日平均	1h 平均
总悬浮颗粒物（TSP）	≤0.30	—
二氧化硫（SO_2）	≤0.15	≤0.50
氮氧化物（NO_x）	≤0.10	≤0.15
氟化物（F）[$\mu g/(dm^2 \cdot d)$]	≤5.0	—
铅含量/($\mu g/m^2$)	≤1.50	—

2012年国家进行了第三次修订，颁布了新的《环境空气质量标准》（GB 3095—2012），产地应选择空气清新、水质纯净、土壤未受污染、具有良好农业生态环境的地区，应尽量避开繁华都市、工业区和交通要道，多选择在边远地区、农村等。大气产地周围要求不得有大气污染源，特别是上风口应没有污染源，不得有有害气体排放，生产生活用的燃煤锅炉需要除尘除硫装置。大气质量要求稳定，符合大气环境质量标准。

2. 农田灌溉水水质标准

农田灌溉水质量标准见表6-2。

表6-2　农田灌溉水质量指标　　　　　　单位：mg/L

项目	指标	项目	指标
pH 值	5.5～8.5	氟化物含量	≤3.0
总汞含量	≤0.001	氯化物含量	≤250
总镉含量	≤0.005	氰化物含量	≤0.5
总砷含量	≤0.05	石油类含量	≤1.0
总铅含量	≤0.10	化学需氧量	≤150
六价铬含量	≤0.10	粪大肠菌群/(个/L)	≤10000

《农田灌溉水质标准》（GB 5084—2021）规定了农田灌溉水中污染物的最高浓度。产地应选择在地表水、地下水水质清洁无污染的地区；水域上游没有对该产地构成威胁的污染源；生产用水质量符合无公害食品水质环境质量标准。其中农田灌溉用水评价采用国家《农田灌溉水质标准》；加工用水采用《生活饮用水卫生标准》（GB 5749—2006）；主要评价因子包括常规化学性质（pH 值、溶解氧）、重金属及类重金属（Hg、Cd、Pb、As、Cr、F、CN）、有机污染物（生物需氧量、有机氯等）和细菌学标志（大肠杆菌和细菌）。

3. 土壤环境质量标准

土壤中环境质量指标见表6-3。

表6-3　土壤中环境质量指标　　　　　　　　单位：mg/kg

项目	指标		
	pH < 6.5	pH 6.5 ~ 7.5	pH > 7.5
总镉含量	≤0.30	0.30	0.60
总汞含量	≤0.25	0.50	1.00
总砷含量	≤40	30	25
总铅含量	≤100	150	150
总铬（六价）含量	≤150	200	250
六六六含量	≤0.5	0.5	0.5
滴滴涕含量	≤0.5	0.5	0.5

农产品生产要求产地土壤元素位于背景值正常区域，周围没有金属或非金属矿山，并且没有农药残留污染，评价采用《土壤环境质量　农用地土壤污染风险管控标准（试行）》（GB 15618—2018），同时要求有较高的土壤肥力。土壤评价采用该土壤类型背景值的算术平均值加两倍的标准差。

第二节　有毒有害物质限量标准制定的意义与现状

一、限量标准制定的意义

在国际上，农产品安全不仅涉及技术问题，而且还影响政治和经济。联合国粮农组织（FAO）、世界卫生组织（WHO）以及世界动物卫生组织（OIE）都十分重视农产品安全问题，制定了严格的法规和标准，对农产品的生产、加工、运输和国际贸易中的农产品安全质量提出了更高的要求，世界各国也采取了相应的管理和控制措施。

制定农产品中有毒有害物质限量标准的意义在于以下几个方面。

（一）保证农产品的食用安全性

虽然对农产品安全性并无统一定义，但按照现有的普遍认识和理解，农产品的安全性应该是：农产品中不应含有任何可能损害或危害人体健康的有毒、有害物质，从而导致消费者产生急性、慢性或其他特殊毒性危害，危及消费者及其后代的隐患。WHO 对农产品安全的最新解释为"对农产品按原定用途进行制作和食用时不会使消费者受害的一种担保"。不管哪一种表述，其关键是如何对危害的理解和解释。如哪些物质有毒、有害以及对"不应"、"不能"含有和"不超过"这些措辞的把握和界定。这就需要严密的毒理学试验进行安全性评价和制定安全限值，进一步根据被制定物质在农产品中的实际残留量和随食物摄入情况制定限量标准，从而保证食用的安全性。

（二）国家农产品安全质量监督管理的依据

农产品中的危害物关系到人的健康与生命安全，各国都制定有相应的法律法规条款加以约束。在行使农产品安全质量管理时，从技术层面上必须要有相应具有法律效力的标准值作为界定和管理的依据。农产品中有毒有害物质安全限量标准的制定，就是为了便于安全质量问题的仲裁以及依法监督管理。

（三）农产品安全生产的基础

农产品生产过程包括种植、加工、包装、储存、运输等多个环节，涉及农业、环保、工业、卫生、商业等诸多领域，各个环节存在各种安全因素，任何一个环节的危害因素均可导致农产品的安全危害。所以，农产品安全贯穿农产品生产全过程，各个环节按照质量安全标准控制则是农产品安全生产的基础。

（四）农产品贸易的基本条件

中国加入 WTO 后，农产品也参与了广泛的国际贸易，面临大进大出的挑战。一方面国外大批农产品大量走进国门，对国内农产品市场形成冲击；另一方面，中国的水果、蔬菜、畜牧品、水产品等大量出口，这不仅带来极好的市场机遇，也带来了严峻的考验。在国际贸易中，许多国家和地区常常从各自利益出发，以标准的形式筑起各种技术壁垒，限制进口产品的入境。特别是农产品安全质量标准已成为农产品走出国门的又一道门槛，由标准频频引发的农产品出口受阻，越来越成为中国农业走向国际市场的拦路虎。因此，为了满足国内外消费市场需求，参与国际竞争，解决这一系列问题的关键是必须有相应的与国际接轨的质量标准，符合安全质量标准已成为农产品国际贸易的基本条件。

二、限量标准的内容

农产品安全质量标准的内容主要包括农药残留、重金属元素、致病性微生物及其毒素、其他有毒有害物质等。

（一）农药残留

各地在农业生产中所使用的农药种类和品种不尽相同，主要种类有有机氯农药、有机磷农药、氨基甲酸酯类农药和菊酯类农药，以及近年来逐渐增加的生物类农药。农业生产中使用的农药具体品种多达百余种，常见的也有 50 余种。国际标准以及发达国家对农产品农药残留标准所规定的种类也都在 100 种以上。如美国规定的苹果农药残留标准中包括的农药种类有 158 种（2021 年），日本有 334 种（2021 年），欧盟有 506 种（2021 年）。对我国出口的柑橘要求检测的农药残留也多达 217 种。

（二）重金属元素

由于农产品产地自然地理环境和周边地区工农业生产情况以及流域灌溉用水污染的情况不同，农产品中可能会残留多种有害重金属元素。常见的有害重金属元素有铅（Pb）、汞（Hg）、砷（As）、镉（Cd）及铬（Cr）等。这些有害元素多数易在体内蓄积，产生各种急性或慢性毒性作用，有些有致癌、致畸和致突变作用。

（三）致病性微生物及其毒素

常见危害农产品的细菌有假单胞菌属、微球菌属、葡萄球属、芽孢杆菌属、乳杆菌属、致病性大肠杆菌等，其主要危害是引起农产品腐败。常见危害农产品的霉菌有曲霉属、青霉属和镰刀菌属的一些霉菌。霉菌污染农产品后引起的危害包括农产品的变质和霉菌产生的毒素。霉菌污染农产品可使农产品的食用价值降低，甚至完全不能食用，造成巨大的经济损失，同时对食用者造成健康危害。大多数霉菌毒素具有致癌、致畸和致突变作用。国际上对于农产品霉菌毒素含量都有严格的限量要求。

（四）其他有毒有害物质

包括各种环境污染物、农产品生产和加工中带入或产生的有毒有害物质。这些物质主要有金属毒物、N-亚硝基化合物、多环芳烃、抗生素及邻苯二甲酸酯等。这类物质对农产品污染造成的危害已越来越受到重视，一些慢性疾病，尤其是肿瘤、遗传性疾病和先天性疾病均可能与此类化学物质污染有关，N-多环芳香烃类化合物就是农产品污染中危害较大的物质之一，包括多环芳烃和杂环胺，有很强的致癌性。植物性食物中的硝酸盐和亚硝酸盐主要来自自然环境、含氮肥料和农药、工业废水和生活污水等。亚硝酸盐可引起高铁血红蛋白症，摄入一定量可引起中毒甚至死亡，同时，亚硝酸盐可进一步生成亚硝胺或亚硝酰胺类物质产生致癌作用。除了上述化学危害物污染农产品以外，自然界的一些动植物中也含有一些天然毒素。例如河豚、贝类、藻类、蘑菇、苦杏仁、大豆、刀豆、发芽土豆、黄花菜等原料中，就含有一些天然毒素，未经适当处理食用后，会引起中毒，甚至死亡。

三、限量标准的现状

国际食品法典委员会（CAC）已制定了 196 个农药品种的 2485 个农药最大残留限量和 50 个农药最大再残留限量的规定。我国目前已制定的农产品卫生质量标准有 475 个。再残留限量是指一些农药过去曾经在农业上使用，现撤销登记而被禁用，但在禁用前已构成了对环境的污染，环境中积累的这些持久性农药残留物（如六六六、滴滴涕），再次造成了对农产品的污染，在农产品和药材中形成了残留。推荐或制定的再残留限量以监测数据为基准，一般都规定为不得检出，或确定在测定方法的低限范围不大于 0.01～0.05mg/kg。

我国在限量标准制定时，主要参考 FAO 和 WHO 的毒理学基础研究资料及 CAC 和发达国家的标准，在取得大量本国实际调研数据的基础上，结合国情而制定，并考虑到尽量与国际接轨。根据目前我国采用国际标准的程度不同分为以下几种情况。

（1）等同采用　是指技术内容相同、编写方法完全对应。等同采用的符号为"≡"，或用 idt 或 IDT 表示。

（2）等效采用　是指技术内容等效，仅有不影响技术经济效果，同国际标准或国外先进标准可以相互接受的差异，编写方法基本对应。符号为"="，或用 eqv 或 EQV 表示。

（3）不等效采用　是指技术内容有增有减，编写方法不完全相同或对应，但标准水平应和被采用的标准水平相当。符号为"≠"，或用 neq 或 NEQ 表示。

目前，发达国家国家标准 90% 以上采用国际标准；我国只有 40% 国家标准采用或等同采用了国际标准。我国农产品安全标准与发达国家相比，无论从数量还是与国际接轨方面都还有较大差距。目前，我国各种农产品安全质量法规、标准正在修建中。国家已经加大标准研制力度，完善质量标准体系。

第三节　有毒有害物质限量标准

一、农产品中有毒有害物质限量标准制定的一般步骤

根据毒理学研究，由专家在安全性评估的基础上提出，这是科学层面上要做的工作，为风险管理和政策的制定提供科学依据。一般步骤如图 6-1 所示。

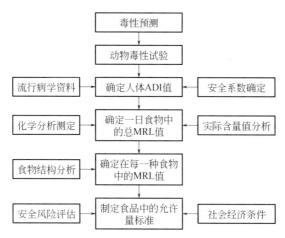

图 6-1　有毒有害物质限量标准制定的一般步骤

二、农产品中有毒有害物质限量标准制定的方法

（一）了解有毒有害物质的化学结构与性质

化学结构和性质与产生的毒性有密切的关系，通过对化学物结构和特性的分析，可预测其可能产生的毒性，特别是化学物的一些结构特点，如所带的官能团、化学键、多环结构等对预知某些特殊毒性有重要的参考价值。某些特殊结构可提示该物质有产生致癌的可能性等，这可以为进一步的毒性试验和观察内容提供线索和方向。

（二）进行动物毒性试验

农产品中有毒有害物质限量标准的制定必须经过一系列的动物毒性试验，取得受试物的一些基本毒理学参数。动物毒性试验应按照卫健委制定的安全性毒理学评价程序和规范，根据受试物的具体情况和国外及国际组织对该物质的安全性毒理学资料选择试验阶段和内容。

一般至少使用两种或两种以上的试验动物（其中必须至少有一种非啮齿类动物），尽量以与实际相一致或相似的接触途径，采用一定的剂量将受试物给予试验动物进行毒理学试验。主要确定出该物质的无可见不良作用水平（no observed adverse effect level，NOAEL）值，这是进一步制定化学物安全限量的重要依据。

（三）确定人体每日允许摄入量

由于人和试验动物存在着物种差异，在试验动物上取得的实验结果显然不能直接适用于人。需要合理的外推，在将动物试验结果推论到人时有很多影响因素。为此，应尽可能收集人体接触被评价物的流行病学资料，若有明确的长期接触史或自愿受试者体内代谢资料，对动物试验结果的外推会有重要的意义。人体每日允许摄入量（acceptable daily intake，ADI）值就是根据被评价物的毒性性质、人体接触资料和风险评估情况选定合理的安全系数（safety factor，SF），将在试验动物上所获得的 NOAEL 值除以 SF 得到的。国际上承认非致癌物的 SF 取 100。若为致癌物或具有其他特殊毒性作用物质，其 SF 值需视具体情况取值，一般要远远大于 100。

（四）确定食物中的 MRL 值

ADI 值是人体安全摄入量的一个理论值，具体到制定食物中的最高允许量时要考虑到食物的多样性、人对不同食物的摄食结构和比例，以及该物质除食物以外的其他可能摄入途径，如某种物质除来源于食物外，还可能来源于饮水和空气等。因此，在确定食物中的 MRL 值时，必须首先了解可能含有该物质的农产品量占一日食物总量的比例，即食物系数，再根据已确定的该物质 ADI 值计算一日总膳食中的 MRL 值，以及分别在各种食物中的 MRL 值。

（五）制定允许量标准

以上述计算确定的 MRL 值为基础，根据该物质在农产品中的实际残留情况，可以适当调整，制定成标准。如果该物质在农产品中的实际含量低于 MRL 值，可将实际含量作为允许量标准；如果实际含量高于 MRL 值时，可将 MRL 值定为允许量标准，并应设法降低该物质在农产品中的实际含量。原则上，允许量标准不能超过 MRL 值。

（六）限量标准制定中应综合考虑的因素

在制定限量标准时，应综合考虑化学物的来源、毒性特点、实际摄入情况以及社会经济发展情况，权衡该物质可能对人体健康造成的危害及可能产生的有益作用，将标准从严制定或加以放宽。一般综合考虑的因素如下。

（1）在体内有蓄积性，不易排泄或解毒者从严；

（2）可能产生"三致"作用者从严；

（3）接触频度高，长期大量食用者从严；

（4）供应幼儿、病人食用者从严；

（5）化学性质稳定，加工或烹调过程不易破坏者从严；

（6）与其他成分产生毒性协同者从严。

总之，标准的制定不仅取决于科学实验的资料，而且与当时的科技发展水平、社会经济条件和政治因素密切相关。所以，制定的限量标准带有一定的相对性。因此，随着科技进步和社会的发展，限量标准应适时修订。

三、标准的起草和审批

国家标准是由政府管理部门依靠专家而制定的，是基于政策层面的工作，以科学研究为依据，结合社会实际，为风险管理提供可执行的法规文本，审定后由政府颁布，具有法律效力。

（一）一般程序

（1）提出标准制定建议（任何单位或个人）；
（2）列入计划；
（3）研制组（协作组）研制草拟；
（4）标准草案；
（5）标委会（农产品卫生、添加剂）审议（各有关部门参加）；
（6）征求各方意见（中央与地方政府各部门、企业界、协会等，包括通过互联网）；
（7）审定与批准、发布。

（二）工作过程

1. 准备阶段
制定国家农产品卫生标准时应考虑的因素包括以下几个。
（1）根据调查研究结果考虑标准的可行性；
（2）现有的危险性评价结果或进行新的危险性评价；
（3）参考国际农产品法典标准及其他国家的相关标准；
（4）引用或参考企业或行业标准制定国家标准。

因此，制定标准时应先查阅大量的相关资料，其中包括相关的国际标准和发达国家标准，以及国内的各级相关标准（国标、地方标准、企业标准）及相关规范。同时，应广泛采集样品，测定含量，掌握实际情况。以便根据毒理学试验结论，结合国内实际情况，参考国际标准制定本国标准。

有害物安全限量标准制定工作程序见图6-2。

2. 起草阶段
起草阶段的主要工作内容包括编制标准草案（征求意见稿）、标准编制说明及有关附件，通过国家市场监督管理总局广泛征求意见，在整理汇总意见基础上进一步编制标准草案（预审稿）及编制说明和有关附件。

3. 审查阶段
审查分预审和终审两个阶段。预审由各专业技术委员会组织有关专家进行，对标准文本及各项指标进行严格审查。同时审查标准草案是否符合《标准化法》和《标准化法实施条例》；技术内容是否符合实际和科学技术发展的方向；技术要求是否先进、合理、安全、可靠等。预审通过后按审定意见进行修改，整理出送审稿，报全国农产品标准化技术委员会进行终审。

4. 报批阶段

终审通过的标准可以报批。行业标准报到上级主管部门；国家标准报到国家市场监督管理总局。批准后编号发布实施。

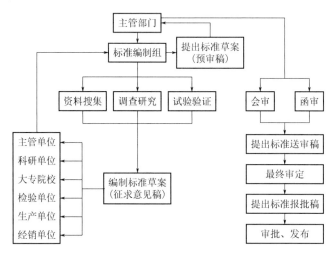

图 6-2　有害物安全限量标准制定工作程序

第四节　有关国际组织对农产品中残留物安全限量制定的方法和工作程序

一、FAO/WHO 对农产品中农药残留限量的制定

农产品中农药的残留限量是由 FAO/WHO 的农药残留专家联席会议（JMPR）进行安全性评价并制定完成的。FAO/WHO 的 JMPR 包括两个独立的农药残留专家小组，即 FAO 农药残留专家小组和 WHO 农药残留专家小组。FAO 农药残留专家小组负责审查农药使用方式、农药的成分和化学资料、农药残留分析方法，评估农药残留的去向以及在良好农业规范（GAP）下粮食作物中的农药残留水平，提出 MRL 推荐值，仅从学术方面评价各国政府、企业等提交的农药残留试验数据、市场监测数据等。WHO 农药残留专家小组负责审查毒理学及其相关作用，根据毒理学参数和生化数据等评估农药残留，并评估在连续两年的情况下农药残留的 ADI 值。

（一）进行毒理学试验

在进行农药残留毒理学安全性评价时，要进行短期试验、长期试验、生化研究（包括吸收、组织分布、代谢、排泄、对酶的作用和生物半衰期等），以及致癌、致畸、致突变等特殊毒性作用研究。如有可能，还要考虑人体研究的资料和其他方面的信息。

（二）动物试验结果的外推和人体 ADI 值的制定

将动物试验研究的结果外推到人所采用的基本方法有三种：安全系数法、代谢动力学推论法及线性低剂量推论模型法。FAO/WHO 的 JMPR 一般采用安全系数法，通常使用 100 倍安全系数。以动物试验所获得的 NOAEL 值除以安全系数制定人体 ADI 值。

二、FAO/WHO 对农产品中其他残留物限量的制定

FAO/WHO 的农产品添加剂专家委员会负责农产品添加剂、农产品污染物和兽药残留的评价和限量标准制定。WHO 专家小组通过评价毒性以确立 ADI 值或推荐 ADI 值；FAO 专家小组则根据 WHO 的 ADI 值和实际残留量提出 MRL 值或推荐 MRL 值。除毒理学数据外，各类食物摄入量是制定农产品中 MRL 值的另一重要因素。在确定 MRL 值时，最大理论摄入量不应超过 ADI 值。为了确保农产品安全，食物摄入量要选取各种农产品摄入量的上限数据。

三、CAC 组织机构及工作程序

（一）法典制定的一般程序

（1）委员会全会批准新的法典制定工作；
（2）拟定法典建议草案第一稿；
（3）送交有关政府征求意见；
（4）CAC 下属委员会审议草案及政府反馈意见；
（5）委员会全会采纳建议草案；
（6）再送交有关政府征求意见；
（7）CAC 下属委员会再次审议草案及政府反馈意见；
（8）CAC 全会批准并公布法典标准。

（二）CAC 制定的食品法典标准的类型

（1）食品标准；
（2）卫生或其他技术规范；
（3）农药及兽药最大残留限值；
（4）污染物指导水平；
（5）准则；
（6）指南；
（7）建议；
（8）农产品添加剂规范。

图 6-3 为 FAO/WHO/CAC 所属组织的分工及限量标准的制定。

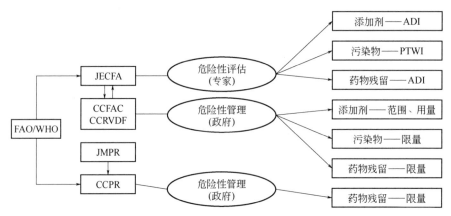

图 6-3 FAO/WHO/CAC 所属组织的分工及限量标准的制定

FAO—世界粮农组织；WHO—世界卫生组织；JECFA—食品添加剂联合专家委员会；CCFAC—食品添加剂和污染物
法典委员会；CCRVDF—食品法典兽药残留委员会；JMPR—农药残留专家联席会议；CCPR—法典农药残留委
员会；ADI—每日容许摄入量；PTWI—每周耐受摄入量

第五节　有害物的监督监测管理

一、有害物监测的目的和程序

有害物的监督监测管理是一个精密复杂的系统工程，它的有效运作需要严密、高效的组织，多部门合作，分工合理，协作协调，以及巨大的财力投入等。

有害物监测的目的是检查农产品上一种有害物是否被正确使用，监测的主要依据是有害物最大残留限量，主要内容包括：各种来源食品中有害物残留限量的执行和遵守情况、各种来源食品中有害物的超标及其来源。

通过这些活动，达到防止和控制各类农产品中的有害物残留量超过限量标准的目的。其工作程序一般为：

（1）由国家有关部委接受或协商监督监测的职能范围和任务，再实施全国统一的和部门制定的监督监测计划；

（2）鼓励和支持有条件的省、自治区、直辖市制定自己的监督监测计划，并将其结合到全国的计划中进行成果利益共享，以避免重复和浪费；

（3）由经过国家或部门认证认可的有害物分析实验室（按照良好实验室规范要求运作）完成监督监测样品的分析检测；

（4）对监督监测的结果采取进一步的调查，采取控制和预防等管理措施；

（5）建立全国统一的有害物残留数据库和评价方法，实现资源共享。

二、有害物监测管理计划

有害物监测计划由 2 个主要组成部分构成，一是一般性商品监测，二是总膳食研究。

（一）一般性商品监测

这个监测计划实施是执行生态环境局制定的残留、加工食品以及动物饲料有害物的检出率和残留量水平。这项监测计划满足以下4方面要求：①根据地理区域测定各自农产品中的有害物残留水平；②在全国范围内调查所选定农产品的有害物的残留量水平；③监测进口商品，阻止有害物残留超标商品的进口；④鉴定超标有害物残留，作为符合性监测和执行限量的根据。

一般性商品监测由4种抽样计划构成：

（1）核心样品，主要是怀疑环境污染地区和有生物富集可能的农药，样品由各行政区域进行检测；

（2）特别强调性调查，允许各行政区抽取国内两种农药/商品样品和进口的两种农药/商品/国家样品进行监测分析；

（3）上级要求的调查，食品安全中心指示各区分析某种特定的商品；

（4）区域抽样计划，允许各区根据其了解的有害物分布和地区作物的情况以及结合本区域计划决定取样的产品。

（二）总膳食研究

总膳食研究（TDS）也称为"市场菜篮子研究"，是目前国际上公认的评价一个国家或地区大规模人群膳食中化学污染物和营养素摄入量的通用、最好的方法。世界卫生组织（WHO）近30年来一直致力于TDS的推广应用，作为一种膳食有害物监测手段，已得到越来越多国家的认同；目前定期开展TDS的国家已达到20多个，包括少数发展中国家。中国TDS拥有一支有经验和高水平的技术队伍，并已摸索出一套适合于中国国情的 TDS 方法，应用中国TDS研究结果对于食品安全暴露评估工作具有深远的意义。

将我国2007年总膳食研究中12个省（自治区、直辖市）的662份单个样品均进行了检测，发现沿海各省（自治区、直辖市）食物中的铅含量明显高于内陆各省（自治区、直辖市）。其中，粉条、酱豆腐、豆制品、皮蛋等食品铅含量较高。但是大多数食品中的铅含量均低于食品安全国家标准中的铅限量卫生标准。超过食品安全国家标准的样品有：黑龙江省的豆腐、千张和马铃薯；辽宁省的食品的超标种类是最多的，这也是辽宁省是全国铅摄入最高省份的原因，主要超标的食品有豆腐、马铃薯、粉条、鸡蛋、鸡羊牛肉和一部分蔬菜（芸豆、茄子、豇豆、酸菜、辣椒、蒜薹和南瓜等）；河北省的酱豆腐铅含量最高，达到了33.4mg/kg；陕西省的黄豆和粉条；宁夏的茶叶；福建省的牛奶和绵白糖；湖北省的花生、皮蛋和豆角；广西的冬瓜和苋菜等。

三、有害物监测工作

随着我国社会经济的发展和建设现代农业进程的推进，有害物残留已逐步成为我国社会关注的热点问题，成为影响我国农产品质量安全的关键和影响我国农产品国际贸易的重要技术壁垒。加强有害物残留监管，提高农产品质量安全是保障我国农业可持续发展、增强农产品国际竞争力的必然选择和现实需求。2008 年，农业部成立了农产品质量安全监管局，20 个省（自治区、直辖市）也相继成立了农产品质量安全管理机构。已启动实施《全国农产品质量安全检验检测体系建设规划》，将投资建成部、省、县三级农产品质量检测机构 451 个，初步形成了覆盖全国的农产品质量安全监管网络，农产品质量安全监管能力显著增强。2010 年，国务院成立了国务院食品安全委员会，卫生部和农业部先后成立了国家食品安全风险评估专家委员会和国家农药残留标准审评委员会。但是有害物残留的监控管理工作，面临着分析成本高、检测样品种类多且数量大、监测结果应能及时应用于市场产品的流通管理这样一些挑战。针对我国实际情况，要建立这样一个监测体系，需要进一步强化农药残留监控能力建设，不断健全有害物残留监管机制。要解决的问题有：

（1）推动监管机构建设，建立健全省、市、县级农产品监管机构，明确职能和人员，保障经费，发挥监管和行政执法作用。

（2）强化检测体系建设，规划并建设好农产品质量安全检测国家中心或区域中心，建立健全省、市、县级检测中心，承担各种执法检测任务。农产品生产基地、市场和连锁超市建立速测站，开展自律性检测。同时鼓励社会力量建立中介性检测中心。

（3）加大投入，完善仪器设备和检测手段，充实检测力量，提高检测能力。

（4）严格检测机构的资质认证和计量认证，统一检测标准，做到检测结果互认。

（5）加强检验检测人员培训，提高检验检测技术水平。

（6）建立部门协调机制。农产品质量安全符合规定的标准，是能上市销售的先决条件，因此在抓好标准制定、产品生产和检测执法等工作中，关键要依法建立部门协调机制，把好农产品产地准出和市场准入关，将有害物残留监管责任落到实处。

（7）建立有害物残留监控信息通报和反馈机制，发挥风险监测、预警和反馈平台作用，以此指导和监督农药登记管理、残留标准制定和修订以及农产品质量安全监管。

（8）建立健全有害物残留限量标准，强化有害物残留风险评估在农药管理中的作用。

第六节　有害物质的风险评估

一、膳食暴露量评估

常用以下指标评估：

1. 理论每日最大摄入量（theoretical maximum daily intake，TMDI）

$$TMDI = \sum (F_i \times MRL_i) / B_w$$

式中　F_i——膳食中每种食品消费量，kg/(人·d)；

　　MRL_i——农产品中某种有害物最高残留限量，mg/kg；

　　　B_w——体重，kg；

　　TMDI——理论每日最大摄入量，mg/(kg·d)。

2. 每日最大摄入评估量（estimated maximum daily intake，EMDI）

$$EMDI = \sum F_i \times R_i \times P_i \times C_i$$

式中　R_i——膳食成分的实际有害物残留水平，mg/kg；

$\quad\quad P_i$——农产品加工中有害物的量的校正因子；

$\quad\quad C_i$——烹调处理中有害物的量增减的校正因子。

膳食农药残留危害的风险评价就是根据上述评估量 TMDI 和 EMDI 与 ADI 值进行比较。如果评估暴露水平低于 ADI 值，就认为膳食中农药残留暴露的危险性不显著。

二、危险度评估

1. 达到危险水平人数的估计

一般以参考剂量（reference dose，RfD）为衡量标准。接触剂量大于 RfD 者，可认为出现危险的可能性较大，由此求出达到危险水平的总人数及所占比例。

2. 高危人群总接触量估计值（estimated exposure dose，EED）

与 RfD 比较，EED 为来自各种途径被评物质的总接触量。如果 EED<RfD，出现危险性的可能性小；反之，则较大。

3. 暴露边界值（margin of exposure，MOE）

$$MOE = NOAEL \text{ 或 } LOAEL/EED$$

用 MOE 与推导 RfD 的 SF 与 MF 之乘积比较，如果 MOE 大于或等于该乘积，说明出现危险的可能性小，反之，可能性则较大。

4. 危险度估计值

根据 RfD 与 EED 计算接触人群的终生危险度。

$$R = (EED/RfD) \times 10^{-6}$$

式中，R 为发生某种健康危害的终生危险度；10^{-6} 为与 RfD 对应的可接受危险度水平。

5. 无阈值危害物危险度

无阈值危害物主要是指致癌物的危险度分析。包括以下指标：

（1）终生超额危险度：终生以 70 岁计。

$$R = 1 - \exp[-(q_1^*(\text{人}) \times D)] \text{ 或 } R = 1 - \exp[-(Q \times D)]$$

式中，R 为因接触致癌物而发生癌症的终生概率（数值为 0～1）；D 为个体日均接触剂量，mg/(kg·d)；q_1^*（人）为化学物对人的致癌强度指数，由毒理学试验而得的对动物致癌强度指数；Q 为人群流行病学调查直接计算的化学物对人的致癌强度指数。

（2）人均年超额危险度（excess risk per man&year）。

$$R_{\text{py}} = R/70$$

式中，70 指 0 岁组人群的期望寿命为 70 岁。

（3）特定人群的年超额病例数（number of excess cases）。

$$EC = R_{py} \times (AG / 70) \times \sum p_n$$

式中，AG 为标准人群平均年龄；p_n 为平均年龄为 n 的年龄组人数。

三、有害物风险管理

风险管理是以危险度评估结果为依据，综合考虑社会发展的实际需要及有毒有害物质暴露剂量与生物标志物和人体健康状况的关系、公共卫生、经济、工程、法律、政治等多方面因素，进行代价/得益分析，确定可接受的危险度，制定有效的法规条例和管理措施。这些措施包括制定和执行特定化学毒物的使用及管理规定和卫生标准，对生活和生产环境进行监测，对接触人群进行观察监护，以及危害发生的应急预防和处置措施，以达到保证人体安全的目的。

需要指出的是，在制定措施的时候，既要尊重科学，本着科学、严谨、实事求是的态度，又要密切结合国情，充分考虑社会各方面的承受能力，把风险控制在一个合理的水平内。如国际上对致癌物的风险管理多采用"社会可接受危险度"的概念来制定相应的实际安全剂量，而不是一味地追求"零"危险度。

在危险度管理过程中经常进行危险-效益分析，每一个减少危险度的措施都会伴随有经费的增加，必须考虑用增加经费或影响其他方面来求得"过度安全"是否值得。例如，虽然有些化学物对人体可能造成一定的危害，但它们是工业生产和人民生活中必不可少的，没有相应更好的替代物质，在利弊分析基础上，可以容许在严格控制和管理条件下，把损害限制到最小水平下使用。对人类危害大的，又可被替代的化学物，坚决禁止使用。

危险度评定是对有毒化学品进行卫生管理的主要依据。在管理毒理学实际工作中，经常需要做出政策性的决定，而政策的决定主要根据危险度进行利弊权衡分析。例如，一种农药的生产使用，其有利方面是可以杀灭某些病虫害，使农作物增产；弊的方面为由于农药的使用造成对环境的污染，引起中毒或使有关人群发病率增加。对某项政策的决定，必须权衡利弊，综合考虑工农业生产需要、环境质量的保护和人民健康的保障等经济效益、社会效益以及卫生效益，全面分析考虑，或利多弊少或利少弊多。如果使用一种农药可使农作物大量增产，虽有一定危险度，但不过高，即可认为利大于弊；反之，一种农药虽有杀虫效果，但不甚明显，危险度又较高，又有其他农药可以代替，则为弊大于利，据此可以决定取舍。但在实际工作中还有许多较为复杂的问题，故利和弊的权衡较为复杂，存在一定难度，并非都是如此简单明确。危害分析、限量标准制定和风险管理的关系见图 6-4。

外来化合物的危险度评定还可为有关卫生标准的制定提供主要依据。例如，某种外来化合物在空气、水、食物中的最高容许量等。通过危险度的评定还可以对环境保护和环境污染治理效果进行比较评定。

风险管理是自然科学和社会科学的交叉学科，需要毒理学工作者、医药卫生工作者以及卫生行政管理、环境保护、工农业生产、工程技术和法律、经济学等多方面专业技术人员共同参与，根据毒理学试验和危险度评估所提供的科学研究结果进行认真论证，充分权衡利弊，在此基础上决定取舍并制定政策。由于该研究领域才刚刚兴起，在理论、方法和实际操作方面还有待发展和完善。

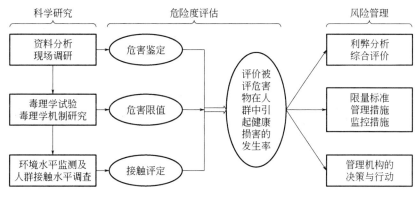

图6-4 危害分析、限量标准制定和风险管理的关系

 思考题

1. 有害物质的管理包括哪些方面的内容？其主要目的和作用是什么？
2. 如何评价有害物的风险性？
3. 根据我国有害物监测和管理的实际，试设计符合我国国情的有害物监测和管理方案。

第七章

植物性农产品有害物检测实例

第一节　90 种有机磷类农药及其代谢物残留量的测定

（一）方法

气相色谱双柱法。

（二）范围

本方法适用于蔬菜、水果、食用菌、油料作物、坚果、谷物、茶叶、植物油中 90 种有机磷类农药及其代谢物残留量的测定。

（三）原理

试样用乙腈提取，提取液经固相萃取或分散固相萃取净化，使用带火焰光度检测器的气相色谱仪检测，根据双柱色谱峰的保留时间定性，外标法定量。

（四）试剂与材料

除非另有说明，在分析中仅使用分析纯的试剂，水为 GB/T 6682—2008 规定的一级水。

1. 试剂

乙腈（CH_3CN，CAS 号：75-05-8）；

丙酮（C_3H_6O，CAS 号：67-64-1）：色谱纯；

甲苯（C_7H_8，CAS 号：108-88-3）：色谱纯；

无水硫酸镁（$MgSO_4$，CAS 号：7487-88-9）；

氯化钠（NaCl，CAS 号：7647-14-5）；

乙酸钠（CH_3COONa，CAS 号：127-09-3）。

2. 溶液配制

乙腈-甲苯溶液（3+1，体积比）：量取 100mL 甲苯加入 300mL 乙腈中，混匀。

3. 标准品

90 种有机磷类农药及其代谢物标准品：参见附录一，纯度≥96%。

4. 标准溶液配制

（1）标准储备溶液（1000mg/L） 准确称取 10mg（精确至 0.1mg）有机磷类农药及其代谢物各标准品，用丙酮溶解并分别定容到 10mL。标准储备溶液避光且低于-18℃保存，有效期一年。

（2）混合标准溶液（Ⅰ、Ⅱ、Ⅲ、Ⅳ、Ⅴ和Ⅵ） 详见附录一，将 90 种有机磷类农药及其代谢物分成 6 个组，分别准确吸取一定量的单个农药储备溶液于 50mL 容量瓶中，用丙酮定容至刻度。混合标准溶液，避光 0～4℃保存，有效期一个月。

（五）试样制备与保存

1. 试样制备

蔬菜和水果的取样量按照相关标准规定执行，食用菌样品随机取样 1kg。样品取样部位按 GB 2763—2021 的规定执行。对于个体较小的样品，取样后全部处理；对于个体较大的基本均匀样品，可在对称轴或对称面上分割或切成小块后处理；对于细长、扁平或组分含量在各部分有差异的样品，可在不同部位切取小片或截成小段后处理；取后的样品将其切碎，充分混匀，用四分法取样或直接放入组织捣碎机中捣碎成匀浆，放入聚乙烯瓶中。

取谷类样品 500g，粉碎后使其全部可通过 425μm 的标准网筛，放入聚乙烯瓶或袋中。取油料作物、茶叶、坚果各 500g，粉碎后充分混匀，放入聚乙烯瓶或袋中。植物油类搅拌均匀，放入聚乙烯瓶中。

2. 试样贮存

将试样按照测试和备用分别存放。于-20～-16℃条件下保存。

（六）分析步骤

1. 提取和净化

（1）蔬菜、水果和食用菌 称取 20g（精确到 0.01g）试样于 150mL 烧杯中，加入 40mL 乙腈，用高速匀浆机 15000r/min 匀浆 2min，提取液过滤至装有 5～7g 氯化钠的 100mL 具塞量筒中，盖上塞子，剧烈振荡 1min，在室温下静置 30min。

准确吸取 10mL 上清液于 100mL 烧杯中，80℃水浴中氮吹蒸发近干，加入 2mL 丙酮溶解残余物，盖上铝箔，备用。

将上述备用液完全转移至 15mL 刻度离心管中，再用约 3mL 丙酮分 3 次冲洗烧杯，并转移至离心管，最后定容至 5.0mL，涡旋 0.5min，用微孔滤膜过滤，待测。

（2）油料作物和坚果 称取 10g（精确到 0.01g）试样于 150mL 烧杯中，加入 20mL 水，混匀后，静置 30min，再加入 50mL 乙腈，用高速匀浆机 15000r/min 匀浆 2min，提取液过滤至装有 5～7g 氯化钠的 100mL 具塞量筒中，盖上塞子，剧烈振荡 1min，在室温下静置 30min。

准确吸取 8mL 上清液于 15mL 刻度离心管中，加入 900mg 无水硫酸镁、150mg PSA、150mg C_{18}，涡旋 0.5min，4200r/min 离心 5min，准确吸取 5mL 上清液加入到 10mL 刻度离心管中，80℃水浴中氮吹蒸发近干，准确加入 1.00mL 丙酮，涡旋 0.5min，用微孔滤膜过滤，待测。

（3）谷物　称取 10g（精确到 0.01g）试样于 150mL 具塞锥形瓶中，加入 20mL 水浸润 30min，加入 50mL 乙腈，在振荡器上以转速为 200r/min 振荡 30min，提取液过滤至装有 5～7g 氯化钠的 100mL 具塞量筒中，盖上塞子，剧烈振荡 1min，在室温下静置 30min。

准确吸取 10mL 上清液于 100mL 烧杯中，80℃水浴中氮吹蒸发近干，加入 2mL 丙酮溶解残余物，盖上铝箔，备用。

将上述溶液完全转移至 10.0mL 刻度试管中，再用 5mL 丙酮分 3 次冲洗烧杯，收集淋洗液于刻度试管中，50℃水浴氮吹蒸发近干，准确加入 2.00mL 丙酮，涡旋 0.5min，用微孔滤膜过滤，待测。

（4）茶叶　称取 5g（精确到 0.01g）试样于 150mL 烧杯中，加入 20mL 水浸润 30min，加入 50mL 乙腈，用高速匀浆机 15000r/min 高速匀浆 2min，提取液过滤至装有 5～7g 氯化钠的 100mL 具塞量筒中，盖上塞子，剧烈振荡 1min，在室温下静置 30min。

准确吸取 10mL 上清液于 100mL 烧杯中，80℃水浴中氮吹蒸发近干，加入 2mL 乙腈-甲苯溶液（3+1，体积比）溶解残余物，待净化。

将固相萃取柱用 5mL 乙腈-甲苯溶液预淋洗。当液面到达柱筛板顶部时，立即加入上述待净化溶液，用 100mL 茄形瓶收集洗脱液，用 2mL 乙腈-甲苯溶液涮洗烧杯后过柱，并重复一次。再用 15mL 乙腈-甲苯溶液洗脱柱子，收集的洗脱液于 40℃水浴中旋转蒸发近干，用 5mL 丙酮冲洗茄形瓶并转移到 10mL 离心管中，50℃水浴中氮吹蒸发近干，准确加入 1.00mL 丙酮，涡旋混匀，用微孔滤膜过滤，待测。

（5）植物油　称取 3g（精确至 0.01g）试样于 50mL 塑料离心管中，加入 5mL 水、15mL 乙腈，并加入 6g 无水硫酸镁、1.5g 醋酸钠及 1 颗陶瓷均质子，剧烈振荡 1min，4200r/min 离心 5min。

准确吸取 8mL 上清液到内有 900mg 无水硫酸镁、150mg PSA、150mg C_{18} 的 15mL 离心管中，涡旋 0.5min，4200r/min 离心 5min，准确吸取 5mL 上清液放入 10mL 刻度离心管中，80℃水浴中氮吹蒸发近干，准确加入 1.00mL 丙酮，涡旋 0.5min，用微孔滤膜过滤，待测。

2. 测定

（1）仪器参数条件

① 色谱柱　A 柱：50%聚苯基甲基硅氧烷石英毛细管柱，30m×0.53mm（内径）×1.0μm，或相当者；B 柱：100%聚苯基甲基硅氧烷石英毛细管柱，30m×0.53mm（内径）×1.5μm，或相当者；

② 色谱柱温度　150℃保持 2min，然后以 8℃/min 程序升温至 210℃，再以 5℃/min 升温至 250℃，保持 15min；

③ 载气　氮气，纯度≥99.999%，流速为 8.4mL/min；

④ 进样口温度 250℃；

⑤ 检测器温度 300℃；

⑥ 进样量 1μL；

⑦ 进样方式 不分流进样；

⑧ 燃气 氢气，纯度≥99.999%；

⑨ 流速 80mL/min；

⑩ 助燃气 空气，流速为 110mL/min。

（2）标准曲线 将混合标准中间溶液用丙酮稀释成质量浓度为 0.005mg/L、0.01mg/L、0.05mg/L、0.1mg/L 和 1mg/L 的系列标准溶液，参考色谱条件测定。以农药质量浓度为横坐标、色谱的峰面积积分值为纵坐标，绘制标准曲线。

（3）定性及定量测定

① 定性测定 以目标农药的保留时间定性。被测试样中目标农药双柱上色谱峰的保留时间与相应标准色谱峰的保留时间相比较，相差应在±0.05min 之内。

② 定量测定 以外标法定量。

3. 试样溶液的测定

将混合标准工作溶液和试样溶液依次注入气相色谱仪中，保留时间定性，测得目标农药色谱峰面积，根据公式，得到各农药组分含量。待测样液中农药的响应值应在仪器检测的定量测定线性范围之内，超过线性范围时，应根据测定浓度进行适当倍数稀释后再进行分析。

4. 平行试验

按上述"1. 提取和净化"、"2. 测定"、"3. 试样溶液的测定"的规定对同一试样进行平行试验测定。

5. 空白试验

除不加试料外，按上述"1. 提取和净化"、"2. 测定"、"3. 试样溶液的测定"的规定进行平行操作。

（七）结果计算

试样中被测农药残留量以质量分数 ω 计，单位以 mg/kg 表示，按下式计算。

$$\omega = \frac{V_1 \times A \times V_3}{V_2 \times A_s \times m} \times \rho$$

式中 ω——样品中被测组分含量，mg/kg；

V_1——提取溶剂总体积，mL；

V_2——提取液分取体积，mL；

V_3——待测溶液定容体积，mL；

A——待测溶液中被测组分峰面积；

A_s——标准溶液中被测组分峰面积；

m——试样质量，g；

ρ——标准溶液中被测组分质量浓度，mg/L。

计算结果应扣除空白值，计算结果以重复性条件下获得的 2 次独立测定结果的算术平均值表示，保留 2 位有效数字。当结果超过 1mg/kg 时，保留 3 位有效数字。

（八）精密度

在重复性条件下，获得的 2 次独立测试结果的绝对差值不得超过重复性限（r），参见附录二。在再现性条件下，获得的 2 次独立测试结果的绝对差值不得超过再现性限（R），参见附录二。

（九）其他

本方法各农药组分定量限见附录三。

（十）色谱图

本方法各农药色谱图见附录四。

第二节 植物源农产品中环己烯酮类除草剂残留量的测定

（一）方法

液相色谱-质谱/质谱法。

（二）范围

本方法可用于大米、大豆、玉米、小白菜、马铃薯、大蒜、葡萄和橙子中进行吡喃草酮（tepraloxydim）、禾草灭（alloxydim）、噻草酮（cycloxydim）、苯草酮（methoxyphenone）、烯禾啶（sethoxydim）和烯草酮（clethodim）等 6 种环己烯酮类除草剂的液相色谱-串联质谱检测。

（三）原理

用乙腈提取试样中残留的环己烯酮类除草剂,提取液经 C_{18} 和 Envi-Carb 固相萃取柱净化,液相色谱-质谱/质谱检测和确证，外标法定量。

（四）试剂和材料

除另有规定外，所有试剂均为分析纯，水为符合 GB/T 6682—2008 中规定的一级水。

1. 试剂

乙腈（CH_3CN）：色谱纯；

正己烷（C_6H_{14}）：色谱纯；

乙酸（CH_3COOH）：色谱纯；

丙酮（C_3H_6O）：优级纯；

氯化钠（NaCl）。

2. 溶液配制

（1）正己烷-丙酮（6+4）　量取 60mL 正己烷，加入 40mL 丙酮，混匀。

（2）乙腈-水溶液（1+1）　量取 500mL 乙腈，用水定容至 1L，混匀。

（3）0.1%乙酸水溶液　取 1.0mL 乙酸，用水稀释并定容至 1000mL。

3. 标准品

吡喃草酮（CAS：79-41-9）、禾草灭（CAS：55635-13-7）、噻草酮（CAS：101205-02-1）、苯草酮（CAS：87820-88-0）、烯禾啶（CAS：74051-80-2）和烯草酮（CAS：99129-21-2），纯度≥99%。

4. 标准溶液配制

（1）环己烯酮类农药标准储备溶液　分别准确称取适量的环己烯酮类农药标准物质，用乙腈配制成浓度为 1000mg/L 的标准储备溶液，标准溶液避光于−18℃保存，保存期为 12 个月。

（2）环己烯酮类农药混合中间标准溶液　吸取适量的各标准储备溶液，用乙腈稀释成浓度为 1.0mg/L 的混合中间标准溶液，0～4℃避光保存，保存期为 3 个月。

（3）基质混合标准工作溶液　吸取适量的混合中间标准溶液，用空白样品提取液配成浓度为 0μg/L、10.0μg/L、20.0μg/L、50.0μg/L、100μg/L 和 200μg/L 的基质混合标准工作溶液。

5. 材料

（1）石墨化碳黑固相萃取柱　3mL 250mg，或相当者。使用前用 3mL 正己烷-丙酮溶液活化，保持柱体湿润。

（2）C_{18} 固相萃取柱　使用前用 5mL 乙腈活化，保持柱体湿润。

（3）微孔滤膜　0.22μm，有机相型。

（五）仪器和设备

液相色谱-质谱/质谱仪：配有电喷雾离子源（ESI）、分析天平（感量 0.01g 和 0.0001g）、组织捣碎机、粉碎机、涡旋混匀器、固相萃取装置、真空泵、氮吹浓缩仪、离心机（转速不低于 5000r/min）、离心管（50mL）、刻度试管（15mL）。

（六）试样制备与保存

1. 试样制备

（1）玉米、大豆和大米　取样品约 500g，用粉碎机充分粉碎，混匀。试样均分为二份，装入洁净容器，密封，并标明标记。

（2）小白菜、马铃薯、大蒜、葡萄和橙子　取样品约 500g，将其（不可用水洗）切碎后，用捣碎机将样品加工成浆状，混匀。试样均分为二份，装入洁净容器，密封，并标明标记。于-18℃以下冷冻存放。

2. 试样保存

在制样的操作过程中，应防止样品受到污染或发生残留物含量的变化。玉米、大豆和大米试样于常温下保存。小白菜、马铃薯、大蒜、葡萄和橙子试样于-18℃以下冷冻存放。

（七）分析步骤

1. 提取

（1）玉米、大豆和大米　称取 5g（精确至 0.01g）试样于 50mL 具塞离心管中，加入 10mL 水，旋涡混匀后放置 1h，然后加入 4.0g 氯化钠，再加入 15mL 乙腈高速均质提取 3min，振荡提取 15min，于 5000r/min 离心 5min，将乙腈层转移至 25mL 容量瓶中。残渣再用 10mL 乙腈重复提取一次，合并提取液，并用乙腈定容至 25mL。

（2）小白菜、马铃薯、大蒜、葡萄和橙子　称取 5g（精确至 0.01g）试样于 50mL 具塞离心管中，然后加入 2.0g 氯化钠，再加入 15mL 乙腈高速均质提取 3min，振荡提取 15min，于 5000r/min 离心 5min，将乙腈层转移至 25mL 容量瓶中。残渣再用 10mL 乙腈重复提取一次，合并提取液，并用乙腈定容至 25mL。

2. 净化

（1）玉米、大豆和大米　吸取 5.0mL 提取液于 C_{18} 固相萃取柱中，以约 1.5mL/min 的流速使样液全部通过固相萃取柱，再用 3mL 乙腈淋洗并抽干固相萃取柱，收集全部流出液于 15mL 离心管中，40℃下用氮气吹至近干。残渣用 3.0mL 正己烷-丙酮溶解，将溶解液加入处理过的 Envi-Carb 固相萃取柱中，以约 1.5mL/min 的流速使样液全部通过固相萃取柱，再用 5mL 正己烷-丙酮润洗样品管，并将润洗液一并加入 Envi-Carb 固相萃取柱，收集全部流出液于 15mL 离心管中，于 40℃水浴中氮吹至近干，残余物用 1.0mL 乙腈-水溶解，旋涡混匀后，过微孔滤膜，供液相色谱-质谱/质谱仪测定。

（2）小白菜、马铃薯、大蒜、葡萄和橙子　取 5.0mL 提取液于 15mL 离心管中，40℃下用 N_2 吹至近干。残渣用 2.0mL 正己烷-丙酮溶解，将溶解液加入处理过的 Envi-Carb 固相萃取柱中，以约 1.5mL/min 的流速使样液全部通过固相萃取柱，再用 5mL 正己烷-丙酮润洗样品管，并将润洗液一并加入 Envi-Carb 固相萃取柱，收集全部流出液于 15mL 离心管中，于 40℃水浴中氮吹至近干，残余物用 1.0mL 乙腈-水溶解，旋涡混匀后，过微孔滤膜，供液相色谱-质谱/质谱仪测定。

3. 测定

（1）液相色谱参考条件

① 色谱柱　Waters Acquity BEH C_{18} 色谱柱，50mm×2.1mm，1.7μm 或相当者；

② 柱温　40℃；

③ 进样量　10μL；

④ 流动相、流速及梯度洗脱条件　见表 7-1。

表 7-1 流动相、流速及梯度洗脱条件

时间/min	流速/(mL/min)	0.1%乙酸水溶液/%	乙腈/%
0	0.30	50	50
5	0.30	10	90
6	0.30	10	90
7.5	0.30	50	50

（2）质谱参考条件 离子化模式：电喷雾离子源；扫描方式：正离子扫描；检测方式：多反应监测（MRM）；分辨率：单位分辨率；电喷雾电压：3000V；辅助气流速：750L/h；碰撞气：氩气；幕帘气流速：50L/h；离子源温度：105℃；辅助气温度：350℃；定性离子对、定量离子对、采集时间、锥孔电压及碰撞能量见表 7-2。

表 7-2 环己烯酮类农药标准物质的质谱参数

化合物名称	参考保留时间/min	定性离子对/(m/z)	定量离子对/(m/z)	采集时间/s	碰撞气能量/eV	锥孔电压/V
吡喃草酮	1.85	342/166	342/250	0.05	30	32
		342/250		0.05	19	32
禾草灭	2.58	324/178	324/178	0.05	30	30
		324/234		0.05	21	30
噻草酮	3.18	326/180	326/280	0.05	29	30
		326/280		0.05	18	30
烯草酮	3.38	360/164	360/164	0.05	29	32
		360/268		0.05	18	32
烯禾啶	3.59	328/178	328/178	0.05	29	30
		328/220		0.05	22	30
苯草酮	3.78	330/138	330/138	0.05	28	30
		330/284		0.05	18	30

（3）色谱测定与确证

① 定性测定 每种被测组分选择 1 个母离子、2 个以上子离子，在相同实验条件下，样品中待测物质的保留时间，与基质标准溶液的保留时间偏差在±2.5%之内；且样品中各组分定性离子的相对丰度与浓度接近的基质混合标准工作溶液中对应的定性离子的相对丰度进行比较，偏差不超过表 7-3 规定的范围，则可判定为样品中存在对应的待测物。

表 7-3 使用液相色谱-串联质谱法定性时相对离子丰度最大容许误差

相对丰度（基峰）	>50%	>20%～50%	>10%～20%	≤10%
允许的相对偏差	±20%	±25%	±30%	±50%

② 定量测定 在仪器最佳工作条件下，对基质混合标准工作溶液进样，以峰面积为纵坐标、基质混合标准工作溶液浓度为横坐标绘制标准工作曲线，用标准工作曲线计算进样溶液中被测组分溶液浓度（C），样品溶液中待测物的响应值均应在仪器测定的线性范围内，如果超出线性响应范围，应用空白基质溶液进行适当稀释。

4．空白实验

除不加试样外，均按上述测定步骤进行。

（八）结果计算和表述

用色谱数据处理机或按以下公式计算试样中各环己烯酮类农药的含量。

$$X_i = \frac{A_i \times C_{si} \times V}{A_{si} \times m}$$

式中　X_i——试样中各环己烯酮类农药的残留含量，mg/kg；

　　　A_i——样液中各环己烯酮类农药的峰面积；

　　　V——样液最终定容体积，mL；

　　　A_{si}——标准工作液中各环己烯酮类农药的峰面积；

　　　C_{si}——标准工作液中各环己烯酮类农药的浓度，μg/mL；

　　　m——最终样液所代表的试样量，g。

（九）定量限和回收率

1．定量限

本方法环己烯酮类农药定量限均为 0.005mg/kg。

2．回收率

样品的添加浓度及回收率的数据见附录五。

第三节　农产品中 9 种氨基甲酸酯类农药及其代谢物残留量的测定

（一）方法

液相色谱-柱后衍生法。

（二）原理

试样用乙腈提取，提取液用固相萃取或分散固相萃取净化，使用带荧光检测器和柱后衍生系统的高效液相色谱仪检测，外标法定量。

（三）试剂和材料

除非另有说明，在分析中仅使用分析纯的试剂，水为 GB/T 6682—2008 规定的一级水。

1．试剂

（1）乙腈（CH_3CN，CAS 号：75-05-8）；

（2）甲醇（CH₃OH，CAS 号：67-56-1）：色谱纯；

（3）二氯甲烷（CH₂Cl₂，CAS 号：75-09-2）：色谱纯；

（4）甲苯（C₇H₈，CAS 号：108-88-3）：色谱纯；

（5）氯化钠（NaCl，CAS 号：7647-14-5）；

（6）邻苯二甲醛（C₈H₆O₂，CAS 号：643-79-8）；

（7）2-二甲氨基乙硫醇盐酸盐（C₄H₁₂ClNS，CAS 号：13242-44-9），或相当者；

（8）无水硫酸镁（MgSO₄，CAS 号：7487-88-9）；

（9）醋酸钠（CH₃COONa，CAS 号：6131-90-4）；

（10）氢氧化钠（NaOH，CAS 号：1310-73-2）；

（11）十水四硼酸钠（Na₂B₄O₇·10H₂O，CAS 号：1303-96-4）。

2. 溶液配制

（1）甲醇-二氯甲烷溶液（1+99，体积比）　量取 10mL 甲醇加入 990mL 二氯甲烷中，混匀。

（2）乙腈-甲苯溶液（3+1，体积比）　量取 100mL 甲苯加入 300mL 乙腈中，混匀。

（3）氢氧化钠溶液（0.05mol/L）　称取 2.0g 氢氧化钠，用水溶解并定容至 1000mL，混匀。

（4）十水四硼酸钠溶液（4g/L）　称取 4.0g 十水四硼酸钠，用水溶解并定容至 1000mL，混匀。

（5）OPA 试剂　称取 50.0mg 邻苯二甲醛，溶于 5mL 甲醇中，混匀；再称取 1.0g 2-二甲氨基乙硫醇盐酸盐，溶于 5mL 配制好的十水四硼酸钠溶液，混匀；将上述 2 种溶液倒入 490mL 配制好的十水四硼酸钠溶液，混匀。

3. 标准品

9 种氨基甲酸酯类农药标准品见表 7-4。

表 7-4　9 种氨基甲酸酯类农药标准品

序号	中文名称	英文名称	分子式	CAS 号	保留时间/min
1	涕灭威	aldicarb	C₇H₁₄N₂O₂S	116-06-3	21.66
	涕灭威砜	aldicarbsulfone	C₇H₁₄N₂O₄S	1646-88-4	7.69
	涕灭威亚砜	aldicarbsulfoxide	C₇H₁₄N₂O₃S	1646-87-3	6.86
2	甲萘威	carbaryl	C₁₂H₁₁NO₂	63-25-2	34.53
3	克百威	carbofuran	C₁₂H₁₅NO₃	1563-66-2	32.71
	三羟基克百威	3-hydroxycarbofuran	C₁₂H₁₅NO₄	16655-82-6	15.68
4	仲丁威	fenobucarb	C₁₂H₁₇NO₂	3766-81-2	37.32
5	异丙威	isoprocarb	C₁₁H₁₅NO₂	2631-40-5	36.16
6	灭多威	methomyl	C₅H₁₀N₂O₂S	16752-77-5	9.78
7	速灭威	metolcarb	C₉H₁₁NO₂	1129-41-5	25.29
8	残杀威	propoxur	C₁₁H₁₅NO₃	114-26-1	31.62
9	混杀威	3,4,5-trimethacarb	C₁₁H₁₅NO₂	2686-99-9	36.61

4．标准溶液配制

（1）标准储备溶液（1000mg/L）　准确称取 10mg（精确至 0.1mg）各农药标准品，用甲醇溶解并分别定容到 10mL。标准储备溶液避光−18℃保存，有效期 1 年。

（2）混合标准溶液　准确吸取一定量的单个农药储备溶液于 10mL 容量瓶中，用甲醇定容至刻度。混合标准溶液，避光 0～4℃保存，有效期 1 个月。

5．材料

（1）固相萃取柱 1　氨基填料（NH$_2$）500mg，6mL；

（2）固相萃取柱 2　石墨化碳黑填料（GCB）500mg，氨基填料（NH$_2$）500mg，6mL；

（3）乙二胺-N-丙基硅烷硅胶（PSA）　40～60μm；

（4）十八烷基甲硅烷改性硅胶（C$_{18}$）　40～60μm；

（5）陶瓷均质子　2cm（长）×1cm（外径）；

（6）微孔滤膜（有机相）　0.22μm×25mm。

（四）仪器设备

液相色谱仪：配有柱后衍生反应装置和荧光检测器（FLD）、分析天平（感量 0.1mg 和 0.01g）、高速匀浆机（转速不低于 15000r/min）、高速离心机（转速不低于 4200r/min）、组织捣碎机、旋转蒸发仪氮吹仪（可控温）、涡旋振荡器。

（五）试样的制备

1．试样制备

蔬菜和水果的取样量按照相关标准的规定执行，食用菌样品随机取样 1kg，样品取样部位按照 GB 2763—2021 的规定执行。对于个体较小的样品，取样后全部处理；对于个体较大的基本均匀样品，可在对称轴或对称面上分割或切成小块后处理；对于细长、扁平或组分含量在各部分有差异的样品，可在不同部位切取小片或截成小段后处理；取后的样品将其切碎，充分混匀，用四分法取样或直接放入组织捣碎机中捣碎成匀浆，放入聚乙烯瓶中。

取谷类样品 500g，粉碎后使其全部可通过 425μm 的标准网筛，放入聚乙烯瓶或袋中。取油料作物、茶叶和坚果各 500g，粉碎后充分混匀，放入聚乙烯瓶或袋中。

植物油类搅拌均匀，放入聚乙烯瓶中。

2．试样储存

试样于−18℃条件下保存。

（六）分析步骤

1．提取和净化

（1）蔬菜、水果和食用菌　称取 20g 试样（精确至 0.01g）于 150mL 烧杯中，加入 40mL 乙腈，用高速匀浆机 15000r/min 匀浆提取 2min，提取液过滤至装有 5～7g 氯化钠的 100mL 具塞量筒中，盖上塞子，剧烈振荡 1min，在室温下静置 30min，准确吸取 10mL 上清液，80℃ 水浴中氮吹蒸发近干，加入 2mL 甲醇溶解残余物，待净化。

　　将固相萃取柱 1 用 4mL 甲醇-二氯甲烷溶液预淋洗，当液面到达柱筛板顶部时，立即加入上述待净化溶液，用 10mL 离心管收集洗脱液，用 2mL 甲醇-二氯甲烷溶液涮洗烧杯后过柱，并重复一次，收集的洗脱液于 50℃水浴中氮吹蒸发近干，准确加入 2.50mL 甲醇，涡旋混匀，用微孔滤膜过滤，待测。

　　（2）谷物　称取 10g 试样（精确至 0.01g）于 250mL 具塞锥形瓶中，加入 20mL 水，混匀后，静置 30min，再加入 50mL 乙腈，用振荡器 200r/ min 振荡提取 30min，提取液过滤至装有 5～7g 氯化钠的 100mL 具塞量筒中，盖上塞子，剧烈振荡 1min，在室温下静置 30min，准确吸取 10mL 上清液，80℃水浴中氮吹蒸发近干，加入 2mL 甲醇溶解残余物，待净化。

　　将固相萃取柱 1 用 4mL 甲醇-二氯甲烷溶液预淋洗，当液面到达柱筛板顶部时，立即加入上述待净化溶液，用 10mL 离心管收集洗脱液，用 2mL 甲醇-二氯甲烷溶液涮洗烧杯后过柱，并重复一次，收集的洗脱液于 50℃水浴中氮吹蒸发近干，准确加入 2.50mL 甲醇，涡旋混匀，用微孔滤膜过滤，待测。

　　（3）茶叶和香辛料　称取 5g 试样（精确至 0.01g）于 150mL 烧杯中，加入 20mL 水，混匀后，静置 30min，再加入 50mL 乙腈，用高速匀浆机 15000r/min 匀浆提取 2min，提取液过滤至装有 5～7g 氯化钠的 100mL 具塞量筒中，盖上塞子，剧烈振荡 1min，在室温下静置 30min。准确吸取 10mL 上清液，80℃水浴中氮吹蒸发近干，加入 2mL 乙腈-甲苯溶液溶解残余物，待净化。

　　将固相萃取柱 2 用 5mL 乙腈-甲苯溶液预淋洗，当液面到达柱筛板顶部时，立即加入上述待净化溶液，用 100mL 旋转蒸发瓶收集洗脱液，用 2mL 乙腈-甲苯溶液涮洗烧杯后过柱，并重复一次，再用 25mL 乙腈-甲苯溶液洗脱柱子，收集的洗脱液于 40℃水浴中旋转蒸发近干，用 5mL 甲醇冲洗旋转蒸发瓶并转移到 10mL 离心管中，50℃水浴中氮吹蒸发近干，准确加入 1.00mL 甲醇，涡旋混匀，用微孔滤膜过滤，待测。

　　（4）油料和坚果　称取 10g 试样（精确至 0.01g）于 150mL 烧杯中，加入 20mL 水，混匀后，静置 30min，再加入 50mL 乙腈，用高速匀浆机 15000r/min 匀浆提取 2min，提取液过滤至装有 5～7g 氯化钠的 100mL 具塞量筒中，盖上塞子，剧烈振荡 1min，在室温下静置 30min。

　　准确吸取 8mL 上清液于内含 1200mg 无水硫酸镁、400mg PSA 和 400mg C_{18} 的 15mL 塑料离心管中，涡旋混匀 1min，然后 4200r/min 离心 5min，吸取 5mL 上清液于 10mL 离心管中，在 50℃水浴中氮吹蒸发近干，准确加入 2.00mL 甲醇，涡旋混匀，用微孔滤膜过滤，待测。

　　（5）植物油　称取 3g 试样（精确至 0.01g）于 50mL 塑料离心管中，加入 5mL 水、15mL 乙腈，并加入 6g 无水硫酸镁、1.5g 醋酸钠及 1 颗陶瓷均质子，剧烈振荡 1min，4200r/min 离心 5min。

　　准确吸取 8mL 上清液于内含 1200mg 无水硫酸镁、400mg PSA 和 400mg C_{18} 的 15mL 塑料离心管中，涡旋混匀 1min，然后 4200r/min 离心 5min，吸取 5mL 上清液于 10mL 离心管中，在 50℃水浴中氮吹蒸发近干，准确加入 1.00mL 甲醇，涡旋混匀，用微孔滤膜滤，待测。

2. 测定

（1）仪器参考条件

① 色谱柱　C_8 柱，250mm×4.6mm（内径），5μm（粒径）；

② 柱温　42℃；

③ 荧光检测器　λ_{ex}=330nm，λ_{em}=465nm；

④ 流动相及梯度洗脱条件　见表 7-5；

表 7-5　流动相及梯度洗脱条件

时间/min	流速/(mL/min)	流动相（水）V（A）	流动相（甲醇）V（B）
0.00	1.0	85	15
2.00	1.0	75	25
6.50	1.0	75	25
10.50	1.0	60	40
28.00	1.0	60	40
33.00	1.0	20	80
35.00	1.0	20	80
35.10	1.0	0	100
37.00	1.0	0	100
37.10	1.0	85	15

⑤ 柱后衍生　0.05mol/L 氢氧化钠溶液，流速 0.3mL/min；OPA 试剂，流速 0.3mL/min；水解温度，100℃；衍生温度，室温；

⑥ 进样体积　10μL。

（2）标准工作曲线　精确吸取一定量的混合标准溶液，逐级用甲醇稀释成质量浓度为 0.01mg/L、0.05mg/L、0.1mg/L、0.5mg/L 和 1.0mg/L 的标准工作溶液，供液相色谱测定。以农药质量浓度为横坐标、色谱峰的峰面积为纵坐标，绘制标准曲线。

（3）定性及定量

① 定性　以目标农药的保留时间定性。被测试样中目标农药色谱峰的保留时间与相应标准色谱峰的保留时间相比较，相差应在±0.05min 之内。阳性试样需更换 C_{18} 柱进行定性确认。

② 定量　外标法定量。

3. 试样溶液的测定

将混合标准工作溶液和试样溶液依次注入液相色谱仪中，保留时间定性，测得目标农药色谱峰面积，根据下述公式，得到各农药组分含量。待测样液中农药的响应值应在仪器检测的定量测定线性范围之内，超过线性范围时，应根据测定浓度进行适当倍数稀释后再进行分析。

4. 平行试验

按相同步骤对同一试样进行平行试验测定。

5. 空白试验

除不加试料外，按相同步骤进行平行操作。

（七）结果计算

试样中各农药残留量以质量分数 ω 计，计算公式如下：

$$\omega = \frac{V_1 \times A \times V_3}{V_2 \times A_s \times m} \times \rho$$

式中 ω——样品中被测组分含量，mg/kg；

     ρ——标准溶液中被测组分质量浓度，mg/L；

     V_1——提取溶剂总体积，mL；

     V_2——提取液分取体积，mL；

     V_3——待测溶液定容体积，mL；

     A——待测溶液中被测组分峰面积；

     A_s——标准溶液中被测组分峰面积；

     m——试样质量，g。

（八）精密度

在重复性条件下，获得的 2 次独立测试结果的绝对差值不得超过重复性限（r），参见表 7-6；在再现性条件下，获得的 2 次独立测试结果的绝对差值不得超过再现性限（R），参见表 7-6。

表 7-6   重复性限（r）和再现性限（R）

序号	农药名称	含量/(mg/kg)	重复性限（r）	再现性限（R）	含量/(mg/kg)	重复性限（r）	再现性限（R）	含量/(mg/kg)	重复性限（r）	再现性限（R）
1	涕灭威	0.01	0.0026	0.0035	0.1	0.019	0.035	1.0	0.22	0.30
	涕灭威砜	0.01	0.0023	0.0034	0.1	0.020	0.027	1.0	0.19	0.30
	涕灭威亚砜	0.01	0.0027	0.0037	0.1	0.060	0.058	1.0	0.21	0.41
2	甲萘威	0.01	0.0024	0.0032	0.1	0.023	0.040	1.0	0.20	0.45
3	克百威	0.01	0.0022	0.0031	0.1	0.019	0.041	1.0	0.19	0.37
	三羟基克百威	0.01	0.0022	0.0042	0.1	0.022	0.041	1.0	0.19	0.38
4	仲丁威	0.01	0.0026	0.0040	0.1	0.020	0.026	1.0	0.24	0.35
5	异丙威	0.01	0.0024	0.0036	0.1	0.023	0.039	1.0	0.23	0.31
6	灭多威	0.01	0.0022	0.0034	0.1	0.020	0.031	1.0	0.21	0.33
7	速灭威	0.01	0.0024	0.0040	0.1	0.020	0.040	1.0	0.19	0.34
8	残杀威	0.01	0.0021	0.0037	0.1	0.019	0.042	1.0	0.21	0.38
9	混杀威	0.01	0.0023	0.0045	0.1	0.020	0.031	1.0	0.21	0.28

（九）其他

本方法的定量限为 0.01mg/kg。

（十）色谱图

0.1mg/L 9 种氨基甲酸酯类农药及其代谢物标准溶液色谱图见图 7-1。

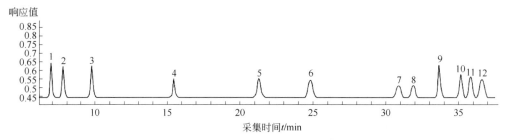

图 7-1　9 种氨基甲酸酯类农药及其代谢物标准溶液色谱图

1—涕灭威亚砜；2—涕灭威砜；3—灭多威；4—三羟基克百威；5—涕灭威；6—速灭威；7—残杀威；
8—克百威；9—甲萘威；10—异丙威；11—混杀威；12—仲丁威

第四节　农产品中多环芳烃检测技术

（一）方法

液相色谱法。

（二）原理

试样中的多环芳烃用有机溶剂提取，提取液浓缩至近干，溶剂溶解，用 PSA（N-丙基乙二胺）和 C_{18} 固相萃取填料净化或用弗罗里硅土固相萃取柱净化。经浓缩定容后，通过高效液相色谱分离，测定各种多环芳烃在不同激发波长和发射波长处的荧光强度，外标法定量。

（三）试剂和材料

除非另有说明，本方法所用试剂均为分析纯，水为 GB/T 6682—2008 规定的一级水。

1. 试剂

乙腈（CH_3CN）：色谱纯；

正己烷（C_6H_{14}）：色谱纯；

二氯甲烷（CH_2Cl_2）：色谱纯；

硫酸镁（$MgSO_4$）：优级纯；

硅藻土：色谱纯；

N-丙基乙二胺（PSA）：粒径 40μm；

封尾 C_{18} 固相萃取填料：粒径 40～63μm；

弗罗里硅土固相萃取柱：500mg，3mL；

有机相型微孔滤膜：0.22μm。

2. 试剂配制

（1）正己烷-二氯甲烷混合溶液（1+1）　量取 500mL 正己烷，加入二氯甲烷 500mL，混匀。

（2）乙腈饱和的正己烷 量取 800mL 正己烷，加入 200mL 乙腈，振摇混匀后，静置分层，上层正己烷层即为乙腈饱和的正己烷。

3. 标准品

多环芳烃（萘、苊、芴、菲、蒽、荧蒽、芘、苯并[a]蒽、䓛、苯并[b]荧蒽、苯并[k]荧蒽、苯并[a]芘、茚并[1, 2, 3-c, d]芘、二苯并[a, h]蒽和苯并[g, h, i]苝）有证标准溶液（200μg/mL），于−18℃下保存。

注意：多环芳烃是已知的致癌、致畸、致突变的物质，并且致癌性随着苯环数的增加而增加，测定时应特别注意安全防护。测定应在通风柜中进行并戴手套，尽量减少暴露。

4. 标准溶液配制

（1）多环芳烃标准中间液（1000ng/mL） 吸取多环芳烃标准溶液 0.5mL，用乙腈定容至 100mL。在−18℃下保存。

（2）多环芳烃标准系列工作液 分别吸取多环芳烃标准中间液 0.10mL、0.50mL、1.0mL、2.0mL、5.0mL、10.0mL，用乙腈定容至 100mL，得到质量浓度为 1ng/mL、5ng/mL、10ng/mL、20ng/mL、50ng/mL、100ng/mL 的标准系列工作液。

5. 仪器和设备

高效液相色谱仪（带荧光检测器）、电子天平（感量为 0.01g）、冷冻离心机（转速≥4500r/min）、涡旋振荡器、超声波振荡器、粉碎机、均质器、氮吹仪、旋转蒸发仪。

（四）分析步骤

1. 试样制备

（1）干样 取样品约 500g，经粉碎机粉碎、混匀，分装于洁净盛样袋中，密封标识后于−18℃冷冻保存。

（2）湿样 取样品约 500g，将其可食部分先切碎，经均质器充分搅碎均匀，分装于洁净盛样袋中，密封标识后于−18℃冷冻保存。

2. 试样提取

（1）粮谷或水分少的农产品 称取 2～5g（精确至 0.01g）试样于 50mL 具塞玻璃离心管 A 中，按以下步骤处理：

① 加入 10mL 正己烷，涡旋振荡 30s 后，放入 40℃水浴超声 30min；以 4500r/min 离心 5min，吸取上清液于玻璃离心管 B 中；离心管 A 下层用 10mL 正己烷重复提取 1 次，提取液合并于离心管 B 中，氮吹（温度控制在 35℃以下）除去溶剂，吹至近干。

② 在离心管 B 中，加入 4mL 乙腈，涡旋混合 30s，再加 900mg 硫酸镁、100mg PSA 和 100mg C_{18} 填料，涡旋混合 30s，以 4500r/min 离心 3min，取上清液于 10mL 玻璃刻度离心管 C 中，离心管 B 下层再用 2mL 乙腈重复提取 1 遍，合并提取液于离心管 C 中，氮吹蒸发溶剂至近 1mL，用乙腈定容至 1mL，混匀后，过 0.22μm 有机相型微孔滤膜，制得试样待测液。

（2）蔬菜类农产品 称取 2～5g（精确至 0.01g）试样于 50mL 具塞玻璃离心管 A 中，加

1～5g 硅藻土，用玻棒搅匀，之后按"（1）粮谷或水分少的农产品"①和②步骤处理，制得试样待测液。

（3）含油脂高的农产品或植物油脂　称取 1～4g（精确至 0.01g）试样于 50mL 具塞玻璃离心管 A 中，按以下步骤处理：

① 加入 20mL 乙腈和 10mL 乙腈饱和的正己烷，涡旋振荡 30s 后，放入 40℃水浴超声 30min；摇匀后，以 4500r/min 冷冻（-4℃）离心 5min，吸取下层乙腈层于 100mL 鸡心瓶中，离心管 A 中溶液用 20mL 乙腈重复提取 1 次，提取液合并于鸡心瓶中，35℃减压旋转蒸发至近干。加入 5mL 正己烷，涡旋振荡 30s 溶解。

② 依次用 5mL 二氯甲烷和 10mL 正己烷活化弗罗里硅土固相萃取柱，将①中获得的 5mL 提取样液全部移入弗罗里硅土固相萃取柱，再用 5mL 正己烷洗涤鸡心瓶并入柱中，用 8mL 正己烷二氯甲烷混合溶液洗脱，收集所有流出物于 20mL 玻璃离心管 B 中。氮吹（温度控制在 35℃以下）除去溶剂，吹至近干，加入 0.5mL 乙腈涡旋振荡 10s，继续氮吹至除尽正己烷、二氯甲烷，用乙腈定容至 1mL，混匀后，过 0.22μm 有机相型微孔滤膜，制得试样待测液。

（五）液相色谱条件

（1）色谱柱　PAH C_{18} 反相键合固定相色谱柱，柱长 250mm，内径 4.6mm，粒径 5μm，或同等性能的色谱柱。

（2）检测器　荧光检测器。

（3）流动相　乙腈和水；梯度洗脱程序见表 7-7，溶剂 A 为乙腈，溶剂 B 为水。

表 7-7　反相 C_{18} 柱梯度洗脱程序

色谱时间/min	溶剂 A/%	溶剂 B/%
0	50	50
5	50	50
20	100	0
28	100	0
32	50	50

（4）流速　1.5mL/min。

（5）检测波长　激发波长和发射波长见表 7-8。

表 7-8　多环芳烃的激发波长、发射波长及其切换色谱时间检测参数

序号	化合物名称	时间/min	激发波长/nm	发射波长/nm
1	萘、苊、芴	0	270	324
2	菲、蒽	12.04	248	375
3	荧蒽	14.00	280	462
4	芘、苯并[a]蒽、䓛	14.85	270	385
5	苯并[b]荧蒽	18.93	256	446
6	苯并[k]荧蒽、苯并[a]芘、二苯并[a, h]蒽、苯并[g, h, i]苝	20.22	292	410
7	茚并[1,2,3-c, d]芘	23.33	274	507

（6）柱温　30℃。

（7）进样量　20μL。

（六）标准曲线的制作

将标准系列工作液分别注入液相色谱仪中，测得相应的峰面积，以标准工作液的质量浓度为横坐标、以峰面积为纵坐标，绘制标准曲线。标准溶液的液相色谱图参见图7-2。

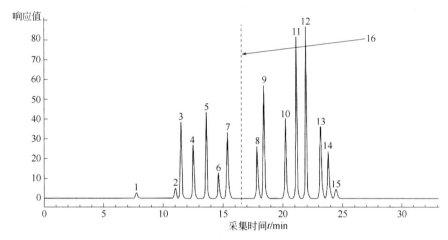

图7-2　多环芳烃标准溶液的液相色谱图

1—萘；2—苊；3—芴；4—菲；5—蒽；6—荧蒽；7—芘；8—苯并[*a*]蒽；9—䓛；10—苯并[*b*]荧蒽；11—苯并[*k*]荧蒽；12—苯并[*a*]芘；13—二苯并[*a, h*]蒽；14—苯并[*g, h, i*]芘；15—茚并[1,2,3-*c,d*]芘；16—波长改变

（七）试样溶液的测定

将试样待测液注入液相色谱仪中，以保留时间定性，测得相应的峰面积，根据标准曲线得到试样待测液中多环芳烃的质量浓度。如果试样待测液中被测物质的响应值超出仪器检测的线性范围，可适当稀释后测定。

（八）空白试验

空白试验除不加试样外，采用与试样完全相同的分析步骤。

（九）分析结果的表述

试样中多环芳烃的含量 X_i 按下式计算：

$$X_i = \frac{\rho_i \times V \times 1000}{m \times 1000}$$

式中　X_i——试样中多环芳烃的含量，μg/kg；

　　　　ρ_i——依据标准曲线计算得到的试样待测液中多环芳烃 i 的浓度，ng/mL；

　　　　V——试样待测液最终定容体积，mL；

　　　1000——单位转换；

　　　　m——试样质量，g。

（十）精密度

在重复性条件下获得的两次独立测定结果的绝对差值不得超过算术平均值的20%。

（十一）其他

当试样取4g，定容体积为1mL时，本方法的检出限和定量限见表7-9。

表7-9　液相色谱法的多环芳烃检出限和定量限

化合物	蒽、苯并[a]蒽、䓛、茚并[1,2,3-c,d]芘、苯并[b]荧蒽、苯并[k]荧蒽、苯并[a]芘、二苯并[a, h]蒽、苯并[g, h, i]苝	菲	萘	荧蒽	苊、芴、芘
检出限	0.33	2.0	3.3	0.5	0.65
定量限	1.0	6.0	10	1.5	2.0

第五节　植物油中邻苯二甲酸酯的测定

本方法适用于食品中邻苯二甲酸二甲酯（DMP）、邻苯二甲酸二乙酯（DEP）、邻苯二甲酸二烯丙酯（DAP）、邻苯二甲酸二异丁酯（DIBP）、邻苯二甲酸二正丁酯（DBP）、邻苯二甲酸二(2-甲氧基)乙酯（DMEP）、邻苯二甲酸二（4-甲基-2-戊基）酯（BMPP）、邻苯二甲酸二(2-乙氧基)乙酯（DEEP）、邻苯二甲酸二戊酯（DPP）、邻苯二甲酸二己酯（DHXP）、邻苯二甲酸丁基苄基酯（BBP）、邻苯二甲酸二(2-丁氧基)乙酯（DBEP）、邻苯二甲酸二环己酯（DCHP）、邻苯二甲酸二(2-乙基)己酯（DEHP）、邻苯二甲酸二苯酯（DPhP）、邻苯二甲酸二正辛酯（DNOP）、邻苯二甲酸二异壬酯（DINP）、邻苯二甲酸二壬酯（DNP）含量的外标法测定和确证。

（一）原理

各类食品提取、净化后采用气相色谱-质谱法测定。采用特征选择离子监测（SIM）扫描模式，以保留时间和定性离子碎片丰度比定性，外标法定量。

（二）试剂和材料

本方法所用试剂均为色谱纯，水为GB/T 6682—2008规定的二级水。

1. 试剂

正己烷（C_6H_{14}）、乙腈（CH_3CN）、丙酮（CH_3COCH_3）、二氯甲烷（CH_2Cl_2）。

2. 标准品

邻苯二甲酸二甲酯（DMP）、邻苯二甲酸二乙酯（DEP）、邻苯二甲酸二异丁酯（DIBP）、邻苯二甲酸二正丁酯（DBP）、邻苯二甲酸二(2-甲氧基)乙酯（DMEP）、邻苯二甲酸二(4-甲基-2-戊基)酯（BMPP）、邻苯二甲酸二(2-乙氧基)乙酯（DEEP）、邻苯二甲酸二戊酯（DPP）、邻苯二甲酸二己酯（DHXP）、邻苯二甲酸丁基苄基酯（BBP）、邻苯二甲酸二(2-丁氧基)乙酯（DBEP）、邻苯二甲酸二环己酯（DCHP）、邻苯二甲酸二(2-乙基)己酯（DEHP）、邻苯二甲酸二正辛酯（DNOP）、邻苯二甲酸二壬酯（DNP）、邻苯二甲酸二苯酯（DPhP），混合液体标准品，浓度为 1000μg/mL，标准品信息、纯度见附录六附表 3。

（三）标准溶液配制

（1）邻苯二甲酸二烯丙酯标准储备液（1000μg/mL） 准确称取邻苯二甲酸二烯丙酯0.025g（精确到 0.0001g）于 25mL 容量瓶中，用正己烷溶解并准确配制成质量浓度为 1000μg/mL 的标准储备液。

（2）邻苯二甲酸二异壬酯标准储备液（1000μg/mL） 准确称取邻苯二甲酸二异壬酯0.025g（精确到 0.0001g）于 25mL 容量瓶中，用正己烷溶解并准确配制成质量浓度为 1000μg/mL 的标准储备液。

（3）17 种邻苯二甲酸酯标准中间液（10μg/mL） 分别准确移取 16 种邻苯二甲酸酯标准品（1000μg/mL）和邻苯二甲酸二烯丙酯标准储备液（1000μg/mL）各 1mL 至 100mL 容量瓶中加入正己烷并准确定容至刻度。

（4）17 种邻苯二甲酸酯标准系列工作液 准确吸取 17 种邻苯二甲酸酯标准中间溶液（10μg/mL），用正己烷逐级稀释，配制成浓度为 0.0μg/mL、0.02μg/mL、0.05μg/mL、0.10μg/mL、0.20μg/mL、0.50μg/mL、1.00μg/mL 的标准系列溶液，临用时配制。

（5）邻苯二甲酸二异壬酯标准系列工作液 准确吸取邻苯二甲酸二异壬酯标准储备液（1000μg/mL），用正己烷逐级稀释，配制成浓度为 0.0μg/mL、0.5μg/mL、1.0μg/mL、2.5μg/mL、5.0μg/mL、10.0μg/mL、20.0μg/mL 的标准系列溶液，临用时配制。

（四）仪器和设备

气相色谱-质谱联用仪（GC-MS）、分析天平（精度 0.0001g）、氮吹仪、涡旋振荡器、超声波发生器、离心机（转速≥4000r/min）、粉碎机、固相萃取（SPE）装置、固相萃取柱［PSA/Silica 复合填料玻璃柱（1000mg，6mL）］。

（五）分析步骤

1. 试样制备
取约 200mL 样品混匀后放置磨口玻璃瓶内待用。

2. 试样处理
将植物油样品混匀后准确称取 0.5g（精确至 0.0001g）于 10mL 具塞磨口离心管中，加入25μL 同位素内标使用液，依次加入 100μL 正己烷和 2mL 乙腈，涡旋 1min，超声提取 20min，4000r/min 离心 5min，收集上清液。残渣中加入 2mL 乙腈，涡旋 1min，4000r/min 离心 5min。再加入 2mL 乙腈重复提取 1 次，合并 3 次上清液，待 SPE 净化。

3. SPE 净化
依次加入 5mL 二氯甲烷、5mL 乙腈活化，弃去流出液；将待净化液加入 SPE 小柱，收集流出液；再加入 5mL 乙腈，收集流出液，合并两次收集的流出液，加入 1mL 丙酮，40℃氮吹至近干，正己烷准确定容至 2mL，涡旋混匀，供 GC-MS 分析。

4. 空白试验

除不加试样外，均按上述测定步骤进行。整个操作过程中，应避免接触塑料制品。

5. 仪器参考条件

（1）气相色谱参考条件

① 色谱柱　5%苯基-甲基聚硅氧烷石英毛细管色谱柱，柱长：30m，内径：0.25mm，膜厚：0.25μm，或性能相当者；

② 进样口温度　260℃；

③ 程序升温　初始柱温60℃，保持1min；以20℃/min升温至220℃，保持1min；再以5℃/min升温至250℃，保持1min；再以20℃/min升温至290℃，保持7.5min；

④ 载气　高纯氦（纯度>99.999%），流速：1.0mL/min；

⑤ 进样方式　不分流进样；

⑥ 进样量　1μL。

（2）质谱条件

① 电离方式　电子轰击电离源（EI）；

② 电离能量　70eV；

③ 传输线温度　280℃；

④ 离子源温度　230℃；

⑤ 监测方式　选择离子监测（SIM），监测离子参数见附录六附表4；

⑥ 溶剂延迟　7min。

17种邻苯二甲酸酯标准溶液的总离子流色谱图和标准品的质谱图见图7-3、图7-4。

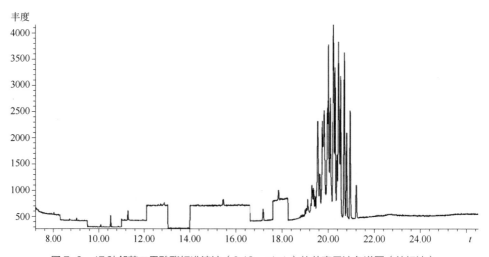

图7-3　17种邻苯二甲酸酯标准溶液（0.12μg/mL）的总离子流色谱图（外标法）

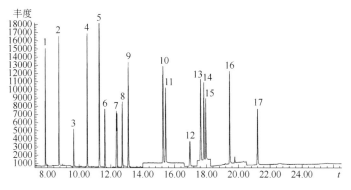

图 7-4　17 种邻苯二甲酸酯标准品的质谱图

1—DMP；2—DEP；3—DAP；4—DIBP；5—DBP；6—DMEP；7—BMPP；8—DEEP；9—DPP；10—DHXP；
11—BBP；12—DBEP；13—DCHP；14—DEHP；15—DPhP；16—DNOP；17—DNP

6．标准曲线的制作

将标准系列工作液分别注入气相色谱-质谱联用仪中，测定相应的邻苯二甲酸酯的色谱峰面积，以标准工作液的质量浓度为横坐标，以相应的峰面积为纵坐标，绘制标准曲线。邻苯二甲酸二异壬酯的标准系列工作液单独进样测定。

7．试样溶液的测定

将试样溶液注入气相色谱-质谱联用仪中，得到相应的邻苯二甲酸酯的峰面积，根据标准曲线得到待测液中邻苯二甲酸酯的浓度。

8．定性确认

在上述的仪器条件下，试样待测液和邻苯二甲酸酯标准品的目标化合物在相同保留时间处（±0.5%）出现，并且对应质谱碎片离子的质荷比与标准品的质谱图一致，可定性目标化合物。

（六）分析结果的表述

试样中邻苯二甲酸酯的含量按下式计算。

$$X = \rho \times \frac{V}{m} \times \frac{1000}{1000}$$

式中　X——试样中邻苯二甲酸酯的含量，mg/kg；

　　　ρ——从标准工作曲线上查出的试样溶液中邻苯二甲酸酯的质量浓度，μg/mL；

　　　V——试样定容体积，mL；

　　　m——试样的质量，g；

　　　1000——换算系数。

计算结果应扣除空白值。结果大于等于 1.0mg/kg 时，保留三位有效数字；结果小于 1.0mg/kg 时，保留两位有效数字。

（七）精密度

在重复性条件下获得的两次独立测定结果的绝对差值不得超过算术平均值的 10%。

（八）其他

本方法的定量限为：邻苯二甲酸二异壬酯（DINP）的定量限为 9.0mg/kg，邻苯二甲酸二正丁酯（DBP）定量限为 0.3mg/kg，除 DINP 和 DBP 外其他 16 种目标化合物定量限均为 0.5mg/kg。

第六节　抗生素检测技术

（一）方法

液相色谱-质谱/质谱法。

（二）范围

适用于大米、卷心菜、葱、胡萝卜、番茄、黄瓜、菠菜、木耳、梨、柠檬、杏仁、茶叶中井冈霉素残留的检测和确证。

（三）原理

试样中的井冈霉素残留用甲醇水溶液提取，经 HLB 固相萃取柱或乙酸乙酯液液萃取净化，用液相色谱-质谱/质谱仪检测和确证，外标法定量。

（四）试剂和材料

除非另有说明，本方法所用试剂均为液相色谱纯，水为符合 GB/T 6682—2008 中规定的一级水。

1. 试剂

甲醇（CH_3OH，CAS 号：67-56-1）；

乙腈（CH_3CN，CAS 号：75-05-8）；

乙酸乙酯（$CH_3COOCH_2CH_3$，CAS 号：141-78-6）；

冰乙酸（CH_3COOH，CAS 号：64-19-7）。

2. 标准品

井冈霉素标准品（validamycin A，分子式：$C_{20}H_{35}NO_{13}$，CAS：37248-47-8）：纯度≥91.0%。

3. 标准溶液配制

（1）井冈霉素标准储备溶液　称取 2mg（精确到 0.1mg）井冈霉素的标准品，用水溶解并定容至 25mL 棕色容量瓶中，配制成浓度为 80mg/L 的标准储备溶液。

（2）井冈霉素基质标准工作溶液　根据需要，用空白样品按照样品处理步骤得到的提取液，配制不同浓度的基质标准溶液，现用现配。

4. 材料

（1）HLB 柱 6mL/200mg 或相当者；使用前依次用 6mL 甲醇和 6mL 水活化。

（2）滤膜 0.22μm，双相。

（五）仪器和设备

液相色谱-质谱/质谱仪［配大气压电喷雾离子源正离子模式（ESI）］、分析天平（感量 0.01g 和 0.0001g）、旋涡混合器、均质器、离心机（转速大于 3000r/min）、氮吹浓缩仪、离心管（50mL 聚四氟乙烯离心管和 50mL 具塞玻璃离心管）、刻度试管（30mL，最小刻度为 0.1mL）、pH 计（感量 0.1）。

（六）样品制备和保存

1. 制样要求

制样操作过程中应防止样品受到污染或发生残留物含量的变化。

2. 茶叶及粮谷类

取代表性样品约 500g，经磨碎机全部磨碎并通过 2.0mm 圆孔筛，混匀，装入洁净容器内密封，标明标记，于 0~4℃冷藏存放。

3. 蔬菜及水果类

取代表性样品约 500g，切碎，经多功能食品搅拌机充分捣碎均匀，装入洁净容器内密封，标明标记，于-18℃以下冷冻存放。

4. 坚果

取代表性样品约 500g，用磨碎机全部磨碎并通过 20mm 圆孔筛，混匀，装入洁净容器内密封，标明标记，于 0~4℃冷藏存放。

以上样品取样部位按 GB 2763—2021 附录 A 执行。

（七）分析步骤

1. 提取

（1）大米、木耳、杏仁、卷心菜、葱、胡萝卜、番茄、黄瓜、菠菜、梨、柠檬 称取 2.5g 试样（精确至 0.01g），置于 50mL 聚四氟乙烯离心管中，加入 20mL 甲醇溶液，用均质器高速匀浆提取 2min，3000r/min 离心 5min，收集上清液于一刻度试管中。离心后的残渣用 5mL 甲醇溶液重复上述提取步骤 1 次，合并上清液，在 45℃水浴下吹氮浓缩至 2.5mL 以下，待净化。

（2）茶叶 称取 1g 试样（精确到 0.01g），加 1.5mL 水，混匀，其余按上述操作进行。

2. 净化

（1）固相萃取（SPE）净化 将"1. 提取"中所得提取溶液转入经过预处理的 HLB 固相萃取柱中，以约 1 滴/s 流速使样品溶液通过固相萃取柱，用 2mL 水淋洗柱子，收集全部流出液和淋洗液到刻度试管，加水定容至 5.00mL，混匀，过 0.22μm 滤膜，供测定。

（2）液-液分配净化　将"1. 提取"中所得提取溶液用水定容至 5.00mL，混匀，转入 50mL 具塞玻璃离心管中，加入 5mL 乙酸乙酯，旋涡振荡 3min，3000r/min 离心 5min，弃去上层乙酸乙酯相，再用 5mL 乙酸乙酯重复操作一次。过 0.22μm 滤膜，供液相色谱-串联质谱仪测定。

3. 测定

（1）液相色谱参考条件

① 色谱柱　EclipsePlus C$_{18}$ RRHD，1.8μm（2.1mm×50mm）或相当者；

② 流动相　甲醇+0.1%甲酸水溶液（70∶30），等度洗脱；

③ 流速　0.15mL/min；

④ 柱温　30℃；

⑤ 进样量　5μL。

（2）质谱参考条件

① 离子化模式　大气压电喷雾离子源正离子模式（ESI+）；

② 质谱扫描方式　多反应监测（MRM）；

③ 分辨率　单位分辨率；

④ 气帘气压力（CUR）　207kPa（氮气）；

⑤ 电晕放电电流（NC）　5.00μA；

⑥ 雾化温度（TEM）　600℃；

⑦ 雾化气压力　138kPa（氮气）；

⑧ 碰撞气压力（CAD）　34.5kPa（氮气）；

⑨ 其他质谱参数见表 7-10。

表 7-10　主要参考质谱参数

化合物	离子对（m/z）	驻留时间/ms	去簇电压（DP）/V	入口电压（EP）/V	碰撞能量（CE）/eV	碰撞池出口电压（CXP）/V
井冈霉素	498.3/336.3	200	160	4	20	12.08
	498.3/178.1a	200	160	4	25	12.08

注：对于不同质谱仪器，仪器参数可能存在差异，测定前应将质谱参数优化到最佳。

a 表示离子对为定量离子对。

（3）色谱测定与确证　在仪器最佳工作条件下，根据样液中被测化合物的含量情况，选定峰高相近的基质标准工作溶液，对基质标准工作溶液和样液等体积参差进样测定。以峰面积为纵坐标、浓度为横坐标绘制标准工作曲线，用标准工作曲线对样品进行定量，基质标准工作溶液和样液中待测化合物的响应值均应在仪器测定的线性范围内。在上述仪器条件下，井冈霉素的参考保留时间约为 0.796min；井冈霉素标准品色谱图参见图 7-5。

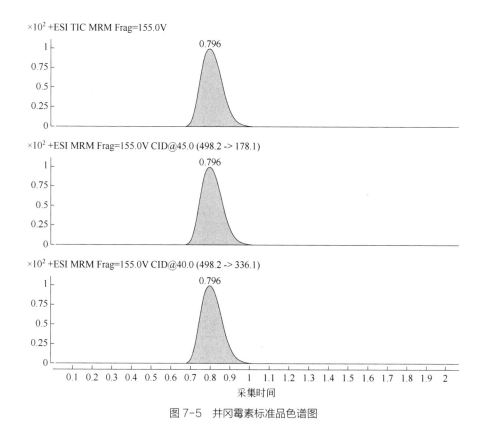

图 7-5　井冈霉素标准品色谱图

　　在相同实验条件下，样液中待测物质的保留时间，与基质标准工作溶液的保留时间偏差在±2.5%之内；且样液中定性离子对的相对丰度与浓度接近的基质标准工作溶液进行比较，偏差不超过表 7-11 规定的范围，则可判定为样品中存在对应的待测物。

表 7-11　使用液相色谱−质谱/质谱定性时相对离子丰度的最大允许偏差

相对离子丰度	>50%	>20%～50%	>10%～20%	≤10%
允许的相对偏差	±20%	±25%	±30%	±50%

4. 空白试验

除不加试样外，均按上述测定步骤进行。

（八）结果计算与表述

采用外标法定量，按下式计算试样中井冈霉素残留量，计算结果应扣除空白值。

$$X = \frac{c \times V}{m} \times \frac{1000}{1000}$$

式中　X——试样中井冈霉素残留量，μg/kg；

　　　c——从标准工作曲线得到的样液中被测组分浓度，μg/L；

　　　V——样液最终定容体积，mL；

m——最终样液所代表的试样质量，g。

（九）精密度

（1）在重复性条件下获得的两次独立测定结果的绝对差值与其算术平均值的比值（百分率），应符合表 7-12 的要求。

表 7-12 实验室内重复性要求

被测组分含量/(mg/kg)	精密度/%	被测组分含量/(mg/kg)	精密度/%
≤0.001	36	>0.1，≤1	18
>0.001，≤0.01	32	>1	14
>0.01，≤0.1	22		

（2）在再现性条件下获得的两次独立测定结果的绝对差值与其算术平均值的比值（百分率），应符合表 7-13 的要求。

表 7-13 实验室间再现性要求

被测组分含量/(mg/kg)	精密度/%	被测组分含量/(mg/kg)	精密度/%
≤0.001	54	>0.1，≤1	25
>0.001，≤0.01	46	>1	19
>0.01，≤0.1	34		

（十）定量限和回收率

（1）定量限　本方法井冈霉素的定量限为 10μg/kg。

（2）回收率　当添加水平为 10μg/kg、25μg/kg、50μg/kg 时，不同基质中井冈霉素的添加回收率参见表 7-14。

表 7-14 不同基质中井冈霉素的添加回收率

样品	添加浓度/(μg/kg)	回收率范围/%	样品	添加浓度/(μg/kg)	回收率范围/%
大米	10	87.2～101.8	梨	10	86.6～111.0
	25	92.8～101.6		25	87.2～108.8
	50	89.2～100.8		50	87.2～113.6
卷心菜	10	96.8～109.4	柠檬	10	86.2～111.6
	25	94.4～108.0		25	89.6～102.4
	50	96.0～108.0		50	87.6～106.8
葱	10	94.6～108.4	杏仁	10	90.6～105.4
	25	93.6～109.6		25	87.2～111.2
	50	93.6～108.0		50	99.6～113.2
胡萝卜	10	91.6～109.2	茶叶	10	86.0～107.8
	25	91.2～105.6		25	87.2～106.4
	50	91.2～108.4		50	86.8～104.0

样品	添加浓度/(μg/kg)	回收率范围/%	样品	添加浓度/(μg/kg)	回收率范围/%
番茄	10	91.6～107.2	菠菜	10	87.0～104.2
	25	91.2～111.2		25	92.8～108.8
	50	94.8～111.6		50	89.6～108.0
黄瓜	10	98.6～111.4	木耳	10	92.8～107.2
	25	89.6～108.8		25	92.8～109.6
	50	95.2～111.6		50	89.2～108.8

第七节　生物毒素检测技术

（一）方法

免疫亲和柱-高效液相色谱法测定。

（二）原理

试样经过甲醇-水提取，提取液经过滤、稀释后，滤液经过含有黄曲霉毒素特异抗体的免疫亲和层析净化，此抗体对黄曲霉毒素 B_1、B_2、G_1、G_2 具有专一性，黄曲霉毒素交联在层析介质中的抗体上。用水或吐温-20/PBS 将免疫亲和柱上杂质除去，以甲醇通过免疫亲和层析柱洗脱，洗脱液通过带荧光检测器的高效液相色谱仪，用柱后衍生溶液测定黄曲霉毒素的含量，也可将洗脱液的一部分用荧光光度计进行定量。

（三）仪器与设备

高速均质器：18000～22000r/min；黄曲霉毒素免疫亲和柱；玻璃纤维滤纸：直径 11cm，孔径 1.5μm；玻璃注射器：10mL、20mL；玻璃试管：直径 12mm，长 75mm，无荧光特性；高效液相色谱仪：具有 360nm 激发波长和大于 420nm 发射波长的荧光检测器；空气压力泵；微量注射器：100μL；色谱柱：C_{18} 柱（柱长 150mm，内径 4.6mm，填料直径 5cm）。

（四）材料与试剂

甲醇：色谱纯；苯：色谱纯；乙腈：色谱纯；PBS 缓冲溶液：称取 8.0g 氯化钠，1.2g 磷酸氢二钠，0.2g 磷酸二氢钾，0.2g 氯化钾，用 990mL 纯水溶解，然后用浓盐酸调节 pH 至 7.0，最后用纯水稀释至 1000mL；吐温-20/PBS 溶液（0.1%）：取 1mL 吐温-20，加入 PBS 缓冲溶液并定容至 1000mL；pH 7.0 磷酸盐缓冲溶液：取 25.0mL 0.2mol/L 的磷酸二氢钾溶液与 29.1mL 0.1mol/L 的氢氧化钠溶液混匀后，稀释到 100mL；黄曲霉毒素标准品（黄曲霉毒素 B_1、B_2、G_1、G_2）：纯度>99%；黄曲霉毒素标准储备溶液：用苯-乙腈（98+2）溶液分别配制 0.100mg/mL 的黄曲霉毒素 B_1、B_2、G_1、G_2 标准储备液，保存于 4℃备用；黄曲霉毒素混合标准工作液：准确移取适量的黄曲霉毒素 B_1、B_2、G_1、G_2 标准储备液，用苯-乙腈（98+2）

溶液稀释成混合标准工作液；柱后衍生溶液（0.05%碘溶液）：称取 0.1g 碘，溶解于 20mL 甲醇后，加纯水定容至 200mL，以 0.45μm 的尼龙滤膜过滤，4℃避光保存。

（五）操作方法

1. 提取

（1）大米、玉米、小麦、花生及其制品　准确称取经过磨细（粒度小于 2mm）的试样 25.0g 于 250mL 具塞锥形瓶中，加入 5.0g 氯化钠及甲醇-水（7+3）至 125.0mL（V_1），以均质器高速搅拌提取 2min。定量滤纸过滤，准确移取 15.0mL（V_2）滤液并加入 30.0mL（V_3）水稀释，用玻璃纤维滤纸过滤 1~2 次，至滤液澄清，备用。

（2）植物油脂　准确称取试样 25.0g 于 250mL 具塞锥形瓶中，加入 5.0g 氯化钠及加入甲醇-水（7+3）至 125.0mL（V_1），以均质器高速搅拌提取 2min。定量滤纸过滤，准确移取 15.0mL（V_2）滤液并加入 30.0mL（V_3）水稀释，用玻璃纤维滤纸过滤 1~2 次，至滤液澄清，备用。

2. 净化

将免疫亲和柱连接于 20.0mL 玻璃注射器下。准确移取 15.0mL（V_4）样品提取液注入玻璃注射器中，将空气压力泵与玻璃注射器连接，调节压力使溶液以约 6mL/min 流速缓慢通过免疫亲和柱，直至 2~3mL 空气通过柱体。以 10mL 水淋洗柱子 2 次，弃去全部流出液，并使 2~3mL 空气通过柱体。准确加入 1.0mL（V）色谱级甲醇洗脱，流速为 1~2mL/min，收集全部洗脱液于玻璃试管中，供检测用。

3. 测定

（1）高效液相色谱条件

① 流动相：甲醇-水（45+55）。

② 流速：0.8mL/min。

③ 柱后衍生化系统：衍生溶液 0.05%碘溶液，衍生溶液流速 0.2mL/min，反应管温度 70℃，反应时间 1min。

（2）定量　用进样器吸取 100μL 黄曲霉毒素混合标准工作液注入高效液相色谱仪，在上述色谱条件下测定标准溶液的响应值（峰高或峰面积），得到黄曲霉毒素 B_1、B_2、G_1、G_2 标准溶液高效液相色谱图（图7-6）。

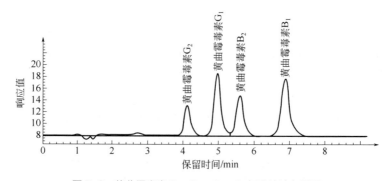

图 7-6　黄曲霉毒素 B_1、B_2、G_1、G_2 标准溶液色谱图

取样品洗脱液 1.0mL 加入重蒸馏水定容至 2.0mL，用进样器吸取 100μL 注入高效液相色谱仪，在上述色谱条件下测定试样的响应值（峰高或峰面积）。经过与黄曲霉毒素标准溶液谱图比较响应值得到试样中黄曲霉毒素 B_1、B_2、G_1、G_2 的浓度 c。

4. 空白试验

用水代替试样，按上述提取净化步骤做空白试验，得到试样中黄曲霉毒素 B_1、B_2、G_1、G_2 的浓度 c_0。

（六）结果计算

样品中黄曲霉毒素 B_1、B_2、G_1、G_2 的含量（x_1）以 μg/kg 表示，按下式计算。

$$x_1 = \frac{(c_1 - c_0)V}{W}$$

$$W = \frac{m}{V_1} \times \frac{V_2}{(V_2 + V_3)} \times V_4$$

式中　x_1——样品中黄曲霉毒素 B_1、B_2、G_1 或 G_2 的含量，μg/kg；

　　　c_1——试样中黄曲霉毒素 B_1、B_2、G_1 或 G_2 的含量，μg/kg；

　　　c_0——空白试验中黄曲霉毒素 B_1、B_2、G_1 或 G_2 的含量，μg/kg；

　　　V——最终甲醇洗脱液体积，mL；

　　　W——最终净化洗脱液所含的试样质量，g；

　　　V_1——样品和提取液总体积，mL；

　　　V_2——稀释用样品滤液体积，mL；

　　　V_3——稀释液体积，mL；

　　　V_4——通过亲和柱的样品提取液体积，mL；

　　　m——称取的试样的质量，g。

黄曲霉毒素总量为 B_1、B_2、G_1、G_2 的含量之和，即 $B_1+B_2+G_1+G_2$。计算结果表示到小数点后 2 位。

第八节　重金属检测技术

（一）方法

电感耦合等离子体质谱法（ICP-MS）。

（二）范围

适用于植物性农产品中硼、钠、镁、铝、钾、钙、钛、钒、铬、锰、铁、钴、镍、铜、锌、砷、硒、锶、钼、镉、锡、锑、钡、汞、铊、铅的测定。

（三）原理

试样经消解后，由电感耦合等离子体质谱仪测定，以元素特定质量数（质荷比，m/z）定性，采用外标法，以待测元素质谱信号与内标元素质谱信号的强度比与待测元素的浓度呈正比进行定量分析。

（四）试剂和材料

除非另有说明，本方法所用试剂均为优级纯，水为 GB/T 6682—2008 规定的一级水。

1. 试剂

硝酸（HNO_3）：优级纯或更高纯度；

氩气（Ar）：氩气（≥99.995%）或液氩；

氦气（He）：氦气（≥99.995%）；

金元素（Au）溶液（1000mg/L）。

2. 试剂配制

（1）硝酸溶液（5+95）　取 50mL 硝酸，缓慢加入 950mL 水中，混匀。

（2）汞标准稳定剂　取 2mL 金元素（Au）溶液，用硝酸溶液（5+95）稀释至 1000mL，用于汞标准溶液的配制。汞标准稳定剂亦可采用 2g/L 半胱氨酸盐酸盐+硝酸（5+95）混合溶液，或其他等效稳定剂。

3. 标准品

（1）元素储备液（1000mg/L 或 100mg/L）　铅、镉、砷、汞、硒、铬、锡、铜、铁、锰、锌、镍、铝、锑、钾、钠、钙、镁、硼、钡、锶、钼、铊、钛、钒和钴，采用经国家认证并授予标准物质证书的单元素或多元素标准储备液。

（2）内标元素储备液（1000mg/L）　钪、锗、铟、铑、铼、铋等采用经国家认证并授予标准物质证书的单元素或多元素内标标准储备液。

4. 标准溶液配制

（1）混合标准工作溶液　吸取适量单元素标准储备液或多元素混合标准储备液，用硝酸溶液（5+95）逐级稀释配成混合标准工作溶液系列，各元素质量浓度见附录七（可依据样品消解溶液中元素质量浓度水平，适当调整标准系列中各元素质量浓度范围）。

（2）汞标准工作溶液　取适量汞储备液，用汞标准稳定剂逐级稀释配成标准工作溶液系列，浓度范围见附录七。

（3）内标使用液　取适量内标单元素储备液或内标多元素标准储备液，用硝酸溶液（5+95）配制合适浓度的内标使用液，内标溶液既可在配制混合标准工作溶液和样品消化液中手动定量加入，亦可由仪器在线加入。内标使用液浓度由于不同仪器采用的蠕动泵管内径有所不同，当在线加入内标时，需考虑使内标元素在样液中的浓度，样液混合后的内标元素参考浓度范围为 25～100μg/L，低质量数元素可以适当提高使用液浓度。

（五）仪器和设备

电感耦合等离子体质谱仪（ICP-MS）；

天平：感量为 0.1mg 和 1mg；

微波消解仪：配有聚四氟乙烯消解内罐；

压力消解罐：配有聚四氟乙烯消解内罐；

样品粉碎设备：匀浆机；

恒温干燥箱、控温电热板、超声水浴箱、高速粉碎机。

（六）分析步骤

1. 试样制备

（1）固态样品

① 干样　豆类、谷物、菌类、茶叶、干制水果、焙烤食品等低含水量样品，取可食部分，必要时经高速粉碎机粉碎均匀。

② 鲜样　蔬菜、水果、水产品等高含水量样品必要时洗净，晾干，取可食部分匀浆均匀。

（2）液态样品

需将样品摇匀。

（3）半固态样品

需将样品搅拌均匀。

2. 试样消解

可根据试样中待测元素的含量水平和检测水平要求选择相应的消解方法及消解容器。

（1）微波消解法　称取固体样品 0.2～0.5g（精确至 0.001g，含水分较多的样品可适当增加取样量至 1g）或准确移取液体试样 1.00～3.00mL，于微波消解内罐中，含乙醇或二氧化碳的样品先在电热板上低温加热除去乙醇或二氧化碳，加入 5～10mL 硝酸，加盖放置 1h 或过夜，旋紧罐盖，按照微波消解仪标准操作步骤进行消解（消解参考条件见表 7-15）。冷却后取出，缓慢打开罐盖排气，用少量水冲洗内盖，将消解罐放在控温电热板上或超声水浴箱中，于 100℃加热 30min 或超声脱气 2～5min。用水定容至 25mL 或 50mL，混匀备用，同时做空白试验。

表 7-15　样品消解仪参考条件

消解方式	步骤	控制温度/℃	升温时间/min	恒温时间
微波消解	1	120	5	5min
	2	150	5	10min
	3	190	5	20min
压力罐消解	1	80	—	2h
	2	120	—	2h
	3	160～170	—	4h

（2）压力罐消解法　称取固体干样 0.2～1g（精确至 0.001g，含水分较多的样品可适当增加取样量至 2g）或准确移取液体试样 1.00～5.00mL 于消解内罐中，含乙醇或二氧化碳的样品先在电热板上低温加热除去乙醇或二氧化碳，加入 5mL 硝酸，放置 1h 或过夜，旋紧不锈钢外套，放入恒温干燥箱消解（消解参考条件见表 7-15），于 150～170℃消解 4h。冷却后，缓慢旋松不锈钢外套，将消解内罐取出，在控温电热板上或超声水浴箱中，于 100℃

加热 30min 或超声脱气 2～5min，用水定容至 25mL 或 50mL，混匀备用，同时做空白试验。

3. 仪器参考条件

（1）仪器操作条件　仪器操作条件见表 7-16；元素分析模式见表 7-17。对没有合适消除干扰模式的仪器，需采用干扰校正方程对测定结果进行校正，铅、镉、砷、钼、硒、钒等元素干扰校正方程见表 7-18。

表 7-16　电感耦合等离子体质谱仪操作参考条件

参数名称	参数	参数名称	参数
射频功率	1500W	雾化器	高盐/同心雾化器
等离子体气流量	15L/min	采样锥/截取锥	镍/铂锥
载气流量	0.80L/min	采样深度	8～10mm
辅助气流量	0.40L/min	采集模式	跳峰（spectrum）
氦气流量	4～5mL/min	检测方式	自动
雾化室温度	2℃	每峰测定点数	1～3
样品提升速率	0.3r/s	重复次数	2～3

表 7-17　电感耦合等离子体质谱仪元素分析模式

序号	元素名称	元素符号	分析模式	序号	元素名称	元素符号	分析模式
1	硼	B	普通/碰撞反应池	14	铜	Cu	碰撞反应池
2	钠	Na	普通/碰撞反应池	15	锌	Zn	碰撞反应池
3	镁	Mg	碰撞反应池	16	砷	As	碰撞反应池
4	铝	Al	普通/碰撞反应池	17	硒	Se	碰撞反应池
5	钾	K	普通/碰撞反应池	18	锶	Sr	普通/碰撞反应池
6	钙	Ca	碰撞反应池	19	钼	Mo	碰撞反应池
7	钛	Ti	碰撞反应池	20	镉	Cd	碰撞反应池
8	钒	V	碰撞反应池	21	锡	Sn	碰撞反应池
9	铬	Cr	碰撞反应池	22	锑	Sb	碰撞反应池
10	锰	Mn	碰撞反应池	23	钡	Ba	普通/碰撞反应池
11	铁	Fe	碰撞反应池	24	汞	Hg	普通/碰撞反应池
12	钴	Co	碰撞反应池	25	铊	Tl	普通/碰撞反应池
13	镍	Ni	碰撞反应池	26	铅	Pb	普通/碰撞反应池

表 7-18　元素干扰校正方程

同位素	推荐的校正方程
51V	[51V]=[51]+0.3524×[52]−3.108×[53]
75As	[75V]=[75]−3.1278×[77]+1.0177×[78]
78Se	[78Se]=[78]−0.1869×[76]
98Mo	[98Mo]=[98]−0.146×[99]
114Cd	[114Cd]=[114]−1.6285×[108]−0.0149×[118]
208Pb	[208Pb]=[206]+[207]+[208]

注：1. [X]为质量数 X 处的质谱信号强度——离子每秒计数值（CPS）。

2. 对于同量异位素干扰能够通过仪器的碰撞/反应模式得以消除的情况下，除铅元素外，可不采用干扰校正方程。

3. 低含量铬元素的测定需采用碰撞/反应模式。

（2）测定参考条件　在调谐仪器达到测定要求后，编辑测定方法，根据待测元素的性质选择相应的内标元素，待测元素和内标元素的 m/z 见表 7-19。

表 7-19　待测元素推荐选择的同位素和内标元素

序号	元素	m/z	内标	序号	元素	m/z	内标
1	B	11	45Sc/72Ge	14	Ca	43	45Sc/72Ge
2	Na	23	45Sc/72Ge	15	Ti	48	45Sc/72Ge
3	Mg	24	45Sc/72Ge	16	V	51	45Sc/72Ge
4	Al	27	45Sc/72Ge	17	Cr	52/53	45Sc/72Ge
5	K	39	45Sc/72Ge	18	Mn	55	45Sc/72Ge
6	Fe	56/57	45Sc/72Ge	19	Mo	95	103Rh/115In
7	Co	59	72Ge/103Rh/115In	20	Cd	111	103Rh/115In
8	Ni	60	72Ge/103Rh/115In	21	Sn	118	103Rh/115In
9	Cu	63/65	72Ge/103Rh/115In	22	Sb	123	103Rh/115In
10	Zn	66	72Ge/103Rh/115In	23	Ba	137	103Rh/115In
11	As	75	72Ge/103Rh/115In	24	Hg	200/202	185Re/209Bi
12	Se	78	72Ge/103Rh/115In	25	Tl	205	185Re/209Bi
13	Sr	88	103Rh/115In	26	Pb	206/207/208	185Re/209Bi

4. 标准曲线的制作

将混合标准溶液注入电感耦合等离子体质谱仪中，测定待测元素和内标元素的信号响应值，以待测元素的浓度为横坐标、待测元素与所选内标元素响应信号值的比值为纵坐标，绘制标准曲线。

5. 试样溶液的测定

将空白溶液和试样溶液分别注入电感耦合等离子体质谱仪中，测定待测元素和内标元素的信号响应值，根据标准曲线得到消解液中待测元素的浓度。

（七）分析结果的表述

1. 低含量待测元素的计算

试样中低含量待测元素的含量按下式计算。

$$X = \frac{(\rho - \rho_0) \times V \times f}{m \times 1000}$$

式中　X——试样中待测元素含量，mg/kg 或 mg/L；

　　　ρ——试样溶液中被测元素质量浓度，μg/L；

　　　ρ_0——试样空白液中被测元素质量浓度，μg/L；

　　　V——试样消化液定容体积，mL；

　　　f——试样稀释倍数；

　　　m——试样称取质量或移取体积，g 或 mL；

1000——换算系数。

计算结果保留三位有效数字。

2. 高含量待测元素的计算

试样中高含量待测元素的含量按下式计算。

$$X = \frac{(\rho - \rho_0) \times V \times f}{m}$$

式中　X——试样中待测元素含量，mg/kg 或 mg/L；

ρ——试样溶液中被测元素质量浓度，mg/L；

ρ_0——试样空白液中被测元素质量浓度，mg/L；

V——试样消化液定容体积，mL；

f——试样稀释倍数；

m——试样称取质量或移取体积，g 或 mL。

计算结果保留三位有效数字。

（八）精密度

样品中各元素含量大于 1mg/kg 时，在重复性条件下获得的两次独立测定结果的绝对差值不得超过算术平均值的 10%；小于或等于 1mg/kg 且大于 0.1mg/kg 时，在重复性条件下获得的两次独立测定结果的绝对差值不得超过算术平均值的 15%；小于或等于 0.1mg/kg 时，在重复性条件下获得的两次独立测定结果的绝对差值不得超过算术平均值的 20%。

（九）其他

固体样品以 0.5g 定容体积至 50mL，液体样品以 2mL 定容体积至 50mL 计算，本方法各元素的检出限和定量限见表 7-20。

表 7-20　电感耦合等离子体质谱法（ICP-MS）检出限及定量限

序号	元素名称	元素符号	检出限 1 /(mg/kg)	检出限 2 /(mg/L)	定量限 1 /(mg/kg)	定量限 2 /(mg/L)
1	硼	B	0.1	0.03	0.3	0.1
2	钠	Na	1	0.3	3	1
3	镁	Mg	1	0.3	3	1
4	铝	Al	0.5	0.2	2	0.5
5	钾	K	1	0.3	3	1
6	钙	Ca	1	0.3	3	1
7	钛	Ti	0.02	0.005	0.05	0.02
8	钒	V	0.002	0.0005	0.005	0.002
9	铬	Cr	0.05	0.02	0.2	0.05
10	锰	Mn	0.1	0.03	0.3	0.1
11	铁	Fe	1	0.3	3	1
12	钴	Co	0.001	0.0003	0.003	0.001
13	镍	Ni	0.2	0.05	0.5	0.2
14	铜	Cu	0.05	0.02	0.2	0.05
15	锌	Zn	0.5	0.2	2	0.5

续表

序号	元素名称	元素符号	检出限 1 /(mg/kg)	检出限 2 /(mg/L)	定量限 1 /(mg/kg)	定量限 2 /(mg/L)
16	砷	As	0.002	0.0005	0.005	0.002
17	硒	Se	0.01	0.003	0.03	0.01
18	锶	Sr	0.2	0.05	0.5	0.2
19	钼	Mo	0.01	0.003	0.03	0.01
20	镉	Cd	0.002	0.0005	0.005	0.002
21	锡	Sn	0.01	0.003	0.03	0.01
22	锑	Sb	0.01	0.003	0.03	0.01
23	钡	Ba	0.02	0.005	0.05	0.02
24	汞	Hg	0.001	0.0003	0.003	0.001
25	铊	Tl	0.0001	0.00003	0.0003	0.0001
26	铅	Pb	0.02	0.005	0.05	0.02

第九节　亚硝酸盐与硝酸盐检测技术

（一）方法

离子色谱法。

（二）范围

适用于蔬菜、水果、粮食及其他植物样品中的亚硝酸盐与硝酸盐检测。

（三）原理

试样经沉淀蛋白质、除去脂肪后，采用相应的方法提取和净化，以氢氧化钾溶液为淋洗液，阴离子交换柱分离，电导检测器或紫外检测器检测。以保留时间定性，外标法定量。

（四）试剂和材料

除非另有说明，本方法所用试剂均为分析纯，水为 GB/T 6682—2008 规定的一级水。

1. 试剂

乙酸（CH_3COOH）、氢氧化钾（KOH）。

2. 试剂配制

（1）乙酸溶液（3%）　量取乙酸 3mL 于 100mL 容量瓶中，以水稀释至刻度，混匀。

（2）氢氧化钾溶液（1mol/L）　称取 6g 氢氧化钾，加入新煮沸过的冷水溶解，并稀释至 100mL，混匀。

3．标准品

（1）亚硝酸钠（NaNO$_2$，CAS 号：7632-00-0）　基准试剂，或采用具有标准物质证书的亚硝酸盐标准溶液。

（2）硝酸钠（NaNO$_3$，CAS 号：7631-99-4）　基准试剂，或采用具有标准物质证书的硝酸盐标准溶液。

4．标准溶液的制备

（1）亚硝酸盐标准储备液（100mg/L，以 NO$_2^-$计，下同）　准确称取 0.1500g 于 110～120℃干燥至恒重的亚硝酸钠，用水溶解并转移至 1000mL 容量瓶中，加水稀释至刻度，混匀。

（2）硝酸盐标准储备液（1000mg/L，以 NO$_3^-$计，下同）　准确称取 1.3710g 于 110～120℃干燥至恒重的硝酸钠，用水溶解并转移至 1000mL 容量瓶中，加水稀释至刻度，混匀。

（3）亚硝酸盐和硝酸盐混合标准中间液　准确移取亚硝酸根离子（NO$_2^-$）和硝酸根离子（NO$_3^-$）的标准储备液各 1.0mL 于 100mL 容量瓶中，用水稀释至刻度，此溶液每升含亚硝酸根离子 1.0mg 和硝酸根离子 10.0mg。

（4）亚硝酸盐和硝酸盐混合标准使用液　移取亚硝酸盐和硝酸盐混合标准中间液，加水逐级稀释，制成系列混合标准使用液，亚硝酸根离子浓度分别为 0.02mg/L、0.04mg/L、0.06mg/L、0.08mg/L、0.10mg/L、0.15mg/L、0.20mg/L；硝酸根离子浓度分别为 0.2mg/L、0.4mg/L、0.6mg/L、0.8mg/L、1.0mg/L、1.5mg/L、2.0mg/L。

（五）仪器和设备

（1）离子色谱仪：配电导检测器及抑制器或紫外检测器，高容量阴离子交换柱，50μL 定量环；

（2）食物粉碎机；

（3）超声波清洗器；

（4）分析天平：感量为 0.1mg 和 1mg；

（5）离心机：转速≥10000r/min，配 50mL 离心管；

（6）0.22μm 水性滤膜针头滤器；

（7）净化柱：包括 C$_{18}$柱、Ag 柱和 Na 柱或等效柱；

（8）注射器：1.0mL 和 2.5mL。

所有玻璃器皿使用前均需依次用 2mol/L 氢氧化钾和水分别浸泡 4h，然后用水冲洗 3～5 次，晾干备用。

（六）分析步骤

1．试样预处理

（1）蔬菜、水果　将新鲜蔬菜、水果试样用自来水洗净后，用水冲洗，晾干后，取可食部分切碎混匀。将切碎的样品用四分法取适量，用食物粉碎机制成匀浆，备用。如需加水应记录加水量。

（2）粮食及其他植物样品　除去可见杂质后，取有代表性试样 50～100g，粉碎后，过 0.30mm 孔筛，混匀，备用。

2. 提取

称取试样 5g（精确至 0.001g，可适当调整试样的取样量，以下相同），置于 150mL 具塞锥形瓶中，加入 80mL 水，1mL 1mol/L 氢氧化钾溶液，超声提取 30min，每隔 5min 振摇 1 次，保持固相完全分散。于 75℃水浴中放置 5min，取出放置至室温，定量转移至 100mL 容量瓶中，加水稀释至刻度，混匀。溶液经滤纸过滤后，取部分溶液于 10000r/min 离心 15min，上清液备用。

取上述备用溶液约 15mL，通过 0.22μm 水性滤膜针头滤器、C_{18} 柱，弃去前面 3mL（如果氯离子大于 100mg/L，则需要依次通过针头滤器、C_{18} 柱、Ag 柱和 Na 柱，弃去前面 7mL），收集后面洗脱液待测。

固相萃取柱使用前需进行活化，C_{18} 柱（1.0mL）、Ag 柱（1.0mL）和 Na 柱（1.0mL），其活化过程为：C_{18} 柱（1.0mL）使用前依次用 10mL 甲醇、15mL 水通过，静置活化 30min。Ag 柱（1.0mL）和 Na 柱（1.0mL）用 10mL 水通过，静置活化 30min。

3. 仪器参考条件

（1）色谱柱　氢氧化物选择性，可兼容梯度洗脱的二乙烯基苯-乙基苯乙烯共聚物基质，烷醇基季铵盐功能团的高容量阴离子交换柱，4mm×250mm（带保护柱 4mm×50mm），或性能相当的离子色谱柱。

（2）淋洗液　氢氧化钾溶液，浓度为 6～70mmol/L；洗脱梯度为 6mmol/L 30min、70mmol/L 5min、6mmol/L 5min；流速 1.0mL/min。

（3）检测器　电导检测器，检测池温度为 35℃；或紫外检测器，检测波长为 226nm。

（4）进样体积　50μL（可根据试样中被测离子含量进行调整）。

4. 测定

（1）标准曲线的制作　将标准系列工作液分别注入离子色谱仪中，得到各浓度标准工作液色谱图，测定相应的峰高（μS）或峰面积，以标准工作液的浓度为横坐标，以峰高或峰面积为纵坐标，绘制标准曲线（亚硝酸盐和硝酸盐标准色谱图见图 7-7）。

（2）试样溶液的测定　将空白和试样溶液注入离子色谱仪中，得到空白和试样溶液的峰高或峰面积，根据标准曲线得到待测液中亚硝酸根离子或硝酸根离子的浓度。

（七）分析结果的表述

试样中亚硝酸离子或硝酸根离子的含量按下式计算。

$$X = \frac{(\rho - \rho_0) \times V \times f \times 1000}{m \times 1000}$$

式中　X——试样中亚硝酸根离子或硝酸根离子的含量，mg/kg；

　　　ρ——测定用试样溶液中的亚硝酸根离子或硝酸根离子浓度，mg/L；

    ρ_0——试剂空白液中亚硝酸根离子或硝酸根离子的浓度，mg/L；

    V——试样溶液体积，mL；

    f——试样溶液稀释倍数；

  1000——换算系数；

    m——试样取样量，g。

    试样中测得的亚硝酸根离子含量乘以换算系数 1.5，即得亚硝酸盐（按亚硝酸钠计）含量；试样中测得的硝酸根离子含量乘以换算系数 1.37，即得硝酸盐（按硝酸钠计）含量。结果保留 2 位有效数字。

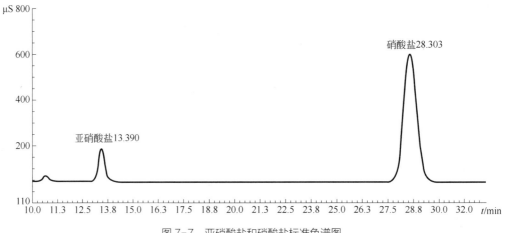

图 7-7　亚硝酸盐和硝酸盐标准色谱图

（八）精密度

在重复性条件下获得的两次独立测定结果的绝对差值不得超过算术平均值的 10%。

（九）其他

本方法中亚硝酸盐和硝酸盐检出限分别为 0.2mg/kg 和 0.4mg/kg。

第十节　致病性微生物检测技术

（一）方法

实时荧光 PCR 检测方法。

（二）范围

本方法适用于粮食、果蔬中金黄色葡萄球菌、沙门氏菌、单核细胞增生李斯特菌、大肠杆菌 O157:H7、副溶血性弧菌和志贺氏菌的检测。

（三）设备和材料

除微生物实验室常规灭菌及培养设备外，其他设备和材料如下：

实时荧光 PCR 仪、冷冻离心机（12000r/min，4℃）、均质器、恒温空气振荡摇床（36℃±1℃、30℃±1℃、42℃±1℃）、恒温水浴锅（95℃±1℃）、天平（感量0.01g）、冰箱（2～5℃、−20℃）、微量移液器（0.1～2.5μL、1～10μL、10～100μL、100～1000μL）、灭菌吸头（10μL、200μL、1000μL）、厌氧培养装置、灭菌 1.5mL 离心管。

（四）试剂与培养基

1. 试剂

（1）PCR 实验用水应符合 GB/T 6682—2008 中一级水的规格，121℃高压灭菌 30min。

（2）*Taq* DNA 聚合酶 5U/μL。

（3）脱氧核苷酸三磷酸（dNTP） 10mmol/L。

（4）DNA 提取试剂 称取 0.1g Chelex 100 粉末，加入灭菌蒸馏水定容至 100mL，保存于−20℃备用；或使用商品化的 DNA 提取试剂盒。

（5）10×PCR 缓冲液 200mmol/L Tris-HCl（pH 8.4），200mmol/L 氯化钾，15mmol/L 氯化镁。

（6）引物和探针 引物和探针序列见附录八，加水稀释至 10μmol/L，其中探针的 5′端标记 FAM，3′端标记 TAMRA。

2. 培养基

（1）7.5%氯化钠肉汤 将蛋白胨 10.0g、牛肉膏 5.0g、氯化钠 75g、蒸馏水 1000mL 加热溶解，调节 pH 至 7.4±0.2，分装，每瓶 225mL，121℃高压灭菌 15min。

（2）缓冲蛋白胨水（BPW） 将蛋白胨 10.0g、氯化钠 5.0g、磷酸氢二钠（含 12 个结晶水）9.0g、磷酸二氢钾 1.5g 加入 1000mL 蒸馏水中，搅混均匀，静置约 10min，煮沸溶解，调节 pH 至 7.2±0.2，121℃高压灭菌 15min。

（3）亚硒酸盐胱氨酸（SC）增菌液 将蛋白胨 5.0g、乳糖 4.0g、磷酸氢二钠 10.0g 加入 1000mL 蒸馏水中，煮沸溶解，冷至 55℃以下，以无菌操作加入亚硒酸氢钠 4.0g 和 1g/L L-胱氨酸溶液 10mL（称取 0.1g L-胱氨酸，加 1mol/L 氢氧化钠溶液 15mL，使溶解，再加无菌蒸馏水至 100mL 即成，如为 DL-胱氨酸，用量应加倍）。摇匀，调节 pH 至 7.0±0.2。

（4）四硫磺酸钠煌绿（TTB）增菌液 将蛋白胨 10.0g、牛肉膏 5.0g、氯化钠 3.0g 加入 1000mL 蒸馏水中，煮沸溶解，再加碳酸钙 45.0g，调节 pH 至 7.0±0.2，121℃高压灭菌 20min。

（5）李氏增菌肉汤 LB（LB1，LB2） 将胰胨 5.0g、多价胨 5.0g、酵母膏 5.0g、氯化钠 20.0g、磷酸二氢钾 1.4g、磷酸氢二钠 12.0g、七叶苷 1.0g 加入至蒸馏水 1000mL 中，加热溶解，调节 pH 至 7.2±0.2，分装，121℃高压灭菌 15min，备用。

（6）改良 EC 肉汤（mEC+n） 将胰蛋白胨 20.0g、3 号胆盐 1.12g、乳糖 5.0g、$K_2HPO_4 \cdot 7H_2O$ 4.0g、KH_2PO_4 1.5g、NaCl 5.0g 溶解在 1000mL 蒸馏水中，加热煮沸，在 20～25℃下校正 pH 至 6.9±0.1，分装。于 121℃高压灭菌 15min，备用。制备浓度为 20mg/mL 的新生霉素

储备溶液，过滤法除菌。待培养基温度冷至 50℃以下时，按 1000mL 培养基内加 1mL 新生霉素储备液，使最终浓度为 20mg/L。

（7）3%氯化钠碱性蛋白胨水 将蛋白胨 10.0g、氯化钠 30.0g 溶于 1000mL 蒸馏水中，校正 pH 至 8.5±0.2，121℃高压灭菌 10min。

（8）志贺氏菌增菌肉汤-新生霉素

① 志贺氏菌增菌肉汤 将胰蛋白胨 20.0g、葡萄糖 1.0g、磷酸氢二钾 2.0g、磷酸二氢钾 2.0g、氯化钠 5.0g、吐温 80（Tween 80）1.5mL、蒸馏水 1000.0mL 混合加热溶解，冷却至 25℃左右校正 pH 至 7.0±0.2，分装于适当的容器，121℃灭菌 15min。取出后冷却至 50～55℃，加入除菌过滤的新生霉素溶液（0.5μg/mL），分装 225mL 备用。如不立即使用，在 2～8℃条件下可储存一个月。

② 新生霉素溶液 将新生霉素 25.0mg 溶解于 1000.0mL 蒸馏水中，用 0.22μm 过滤膜除菌，如不立即使用，在 2～8℃条件下可储存一个月。

使用时每 225mL 志贺氏菌增菌肉汤加入 5mL 新生霉素溶液，混匀。

（五）操作步骤

1. 样品制备和增菌培养

（1）金黄色葡萄球菌 称取 25g 样品至盛有 225mL 7.5%氯化钠肉汤的无菌均质杯内，8000～10000r/min 均质 1～2min，或放入盛有 225mL 7.5%氯化钠肉汤无菌均质袋中，用拍击式均质器拍打 1～2min。若样品为液态，吸取 25mL 样品至盛有 225mL 7.5%氯化钠肉汤的无菌锥形瓶（瓶内可预置适当数量的无菌玻璃珠）中，振荡混匀。将处理后的 7.5%氯化钠肉汤样品匀液放置于恒温空气振荡摇床中，36℃±1℃，200r/min 振摇 8h。

（2）沙门氏菌 无菌操作称取 25g（mL）样品，置于盛有 225mL BPW 的无菌均质杯或合适容器内，以 8000～10000r/min 均质 1～2min，或置于盛有 225mL BPW 的无菌均质袋中，用拍击式均质器拍打 1～2min。若样品为液态，不需要均质，振荡混匀。如需调整 pH，用 1mol/L 无菌 NaOH 或 HCl 调 pH 至 6.8±0.2。无菌操作将样品转至 500mL 锥形瓶或其他合适容器内（如均质杯本身具有无孔盖，可不转移样品），如使用均质袋，可直接进行培养，于 36℃±1℃培养 8～18h。将处理后的 BPW 样品匀液放置于恒温空气振荡摇床中，36℃±1℃、200r/min 振摇 4h。从培养后的样品匀液中移取 1mL，转接种于 10mL SC 增菌液，置于 36℃±1℃恒温空气振荡摇床，200r/min 振摇 4h。另取 1mL，转接种于 10mL TTB 增菌液，置于 42℃±1℃恒温空气振荡摇床，200r/min 振摇 4h。

（3）单核细胞增生李斯特菌 以无菌操作取样品 25g（mL）加入到含有 225mL LB1 增菌液的均质袋中，在拍击式均质器上连续均质 1～2min；或放入盛有 225mL LB1 增菌液的均质杯中，以 8000～10000r/min 均质 1～2min。于 30℃±1℃培养 24h±2h，移取 0.1mL，转种于 10mL LB2 增菌液内，于 30℃±1℃培养 24h±2h。将处理后的 LB1 样品匀液放置于恒温空气振荡摇床中，30℃±1℃、200r/min 振摇 4h；移取 0.1mL，转种于 10mL LB2 增菌液内，30℃±1℃，200r/min 振摇 4h。

（4）大肠杆菌 O157:H7 以无菌操作取检样 25g（或 25mL）加入到含有 225mL mEC+n 肉汤的均质袋中，在拍击式均质器上连续均质 1～2min；或放入盛有 225mL mEC+n 肉汤的均质杯中，8000～10000r/min 均质 1～2min。36℃±1℃培养 18～24h。将处理后的改良 EC 肉汤样品匀液放置于恒温空气振荡摇床中，36℃±1℃，200r/min 振摇 8h。

（5）副溶血性弧菌 以无菌操作取样品 25g（mL），加入至 3%氯化钠碱性蛋白胨水（225mL）中，用旋转刀片式均质器以 8000r/min 均质 1min，或拍击式均质器拍击 2min，制备成 1∶10 的样品匀液。如无均质器，则将样品放入无菌乳钵，自 225mL 3%氯化钠碱性蛋白胨水中取少量稀释液加入无菌乳钵，样品磨碎后放入 500mL 无菌锥形瓶，再用少量稀释液冲洗乳钵中的残留样品 1～2 次，洗液放入锥形瓶，最后将剩余稀释液全部放入锥形瓶，充分振荡，制备 1∶10 的样品匀液。将处理后的 3%氯化钠碱性蛋白胨水样品匀液放置于恒温空气振荡摇床中，36℃±1℃，200r/min 振摇 8h。

（6）志贺氏菌 以无菌操作取检样 25g（mL），加入装有灭菌 225mL 志贺氏菌增菌肉汤的均质杯，用旋转刀片式均质器以 8000～10000r/min 均质；或加入装有 225mL 志贺氏菌增菌肉汤的均质袋中，用拍击式均质器连续均质 1～2min，液体样品振荡混匀即可。于 41.5℃±1℃，厌氧培养 16～20h。将处理后的志贺氏菌增菌肉汤样品匀液放置于厌氧培养装置中，41.5℃±1℃厌氧培养 8h。

2. 致病菌 DNA 提取

分别取培养后的增菌液 1mL，加入 1.5mL 无菌离心管中，8000r/min 离心 5min，吸弃上清；加入 50μL DNA 提取试剂（使用前室温解冻并充分混匀，快速吸取），混匀后置于 95℃±1℃水浴 5min，12000r/min，4℃离心 5min，取上清，−20℃保存，作为模板 DNA 备用。也可使用商品化的细菌 DNA 提取试剂盒，按照试剂盒说明书操作提取致病菌 DNA。

3. 实时荧光 PCR 检测

（1）配制 PCR 反应体系（25μL） 10×PCR 缓冲液 2.5μL，引物各 0.5μL，探针 1μL，dNTP 1μL，*Taq* DNA 聚合酶 0.5μL，无菌水 17μL，模板 DNA 2μL。

（2）反应条件 95℃预变性 30s；94℃变性 5s，60℃退火延伸 40s，进行 40 个循环（PCR 反应参数可根据 PCR 仪型号的不同进行适当的调整）。

（3）检测过程中分别设阳性对照、阴性对照和空白对照 阳性对照为阳性标准菌株 DNA，阴性对照为用无菌水代替样品进行增菌得到的 DNA 提取液，空白对照为无菌水。

（六）实验结果与判定

阳性对照应出现典型扩增曲线，Ct 值<30；同时，阴性对照和空白对照应无扩增曲线，Ct 值≥40；否则，实验视为无效，需重新实验。实验结果 Ct 值≥40，可判定样品结果为阴性，直接报告目标致病菌未检出；Ct 值≤35，样品结果为阳性；35<Ct 值<45，为可疑结果。阳性结果与可疑结果须按照相应 GB 4789 系列标准进行检验，根据国家标准方法得出的结果判定。

（七）检测过程中防止交叉污染及生物安全要求

检测过程中防止交叉污染按照 GB/T 27403—2008 中的规定执行，实验室生物安全要求应符合 GB 19489—2008 的规定。

附录

一、90 种有机磷类农药及其代谢物中英文名称、CAS 号、分子式、质量浓度和分组

序号	农药中文名	农药英文名	CAS 号	分子式	质量浓度/(mg/L)	组别
1	敌敌畏	dichlorvos	62-73-7	$C_4H_7C_{12}O_4P$	20	I
2	乙酰甲胺磷	acephate	30560-19-1	$C_4H_{10}NO_3PS$	40	I
3	虫线磷	thionazin	297-97-2	$C_8H_{13}N_2O_3PS$	20	I
4	甲基异内吸磷	demeton-S-methyl	919-86-8	$C_6H_{15}O_3PS_2$	20	I
5	百治磷	dicrotophos	141-66-2	$C_8H_{16}NO_5P$	20	I
6	乙拌磷	disulfoton	298-04-4	$C_8H_{19}O_2PS_3$	20	I
7	乐果	dimethoate	60-51-5	$C_5H_{12}NO_3PS_2$	20	I
8	甲基对硫磷	parathion-methyl	298-00-0	$C_8H_{10}NO_5PS$	20	I
9	毒死蜱	chlorpyriphos	2921-88-2	$C_9H_{11}C_{13}NO_3PS$	20	I
10	嘧啶磷	pirimiphos-ethyl	23505-41-1	$C_{13}H_{24}N_3O_3PS$	20	I
11	倍硫磷	fenthion	55-38-9	$C_{10}H_{15}O_3PS_2$	20	I
12	灭蚜磷	mecarbam	2595-54-2	$C_{10}H_{20}NO_5PS_2$	20	I
13	丙虫磷	propaphos	7292-16-2	$C_{13}H_{21}O_4PS$	20	I
14	抑草磷	butamifos	36335-67-8	$C_{13}H_{21}N_2O_4PS$	20	I
15	灭菌磷	ditalimfos	5131-24-8	$C_{12}H_{14}NO_4PS$	20	I
16	硫丙磷	sulprofos	35400-43-2	$C_{12}H_{19}O_2PS_3$	20	I
17	三唑磷	triazophos	24017-47-8	$C_{12}H_{16}N_3O_3PS$	20	I
18	莎稗磷	anilofos	64249-01-0	$C_{13}H_{19}ClNO_3PS_2$	20	I
19	亚胺硫磷	phosmet	732-11-6	$C_{11}H_{12}NO_4PS_2$	40	I
20	灭线磷	ethoprophos	13194-48-4	$C_8H_{19}O_2PS_2$	20	II
21	甲拌磷	phorate	298-02-2	$C_7H_{17}O_2PS_3$	20	II
22	氧乐果	omethoate	1113-02-6	$C_5H_{12}NO_4PS$	40	II
23	二嗪磷	diazinon	333-41-5	$C_{12}H_{21}N_2O_3PS$	20	II
24	地虫硫磷	fonofos	944-22-9	$C_{10}H_{15}OPS_2$	20	II
25	异稻瘟净	iprobenfos	26087-47-8	$C_{13}H_{21}O_3PS$	20	II
26	甲基毒死蜱	chlorpyrifos-methyl	5598-13-0	$C_7H_7Cl_3NO_3PS$	20	II
27	对氧磷	paraoxon	311-45-5	$C_{10}H_{14}NO_6P$	20	II

续表

序号	农药中文名	农药英文名	CAS 号	分子式	质量浓度/(mg/L)	组别
28	杀螟硫磷	fenitrothion	122-14-5	$C_9H_{12}NO_5PS$	20	II
29	溴硫磷	bromophos	2104-96-3	$C_8H_8BrCl_2O_3PS$	20	II
30	乙基溴硫磷	bromophos-ethyl	4824-78-6	$C_{10}H_{12}BrCl_2O_3PS$	20	II
31	巴毒磷	crotoxyphos	7700-17-6	$C_{14}H_{19}O_6P$	40	II
32	丙溴磷	profenofos	41198-08-7	$C_{11}H_{15}BrClO_3PS$	20	II
6-2	乙拌磷砜	disulfotonsulfone	2497-06-5	$C_8H_{19}O_4PS_3$	20	II
33	乙硫磷	ethion	563-12-2	$C_9H_{22}O_4P_2S_4$	20	II
34	溴苯磷	leptophos	21609-90-5	$C_{13}H_{10}BrCl_2O_2PS$	40	II
35	吡菌磷	pyrazophos	13457-18-6	$C_{14}H_{20}N_3O_5PS$	20	II
36	甲胺磷	methamidophos	10265-92-6	$C_2H_8NO_2PS$	20	III
37	治螟磷	sulfotep	3689-24-5	$C_8H_{20}O_5P_2S_2$	20	III
38	特丁硫磷	terbufos	13071-79-9	$C_9H_{21}O_2PS_3$	20	III
39	久效磷	monocrotophos	6923-22-4	$C_7H_{14}NO_5P$	20	III
40	除线磷	dichlofenthion	97-17-6	$C_{10}H_{13}Cl_2O_3PS$	20	III
41	皮蝇磷	fenchlorphos	299-84-3	$C_8H_8Cl_3O_3PS$	20	III
42	甲基嘧啶磷	pirimiphos-methyl	29232-93-7	$C_{11}H_{20}N_3O_3PS$	20	III
43	对硫磷	parathion	56-38-2	$C_{10}H_{14}NO_5PS$	20	III
44	异柳磷	isofenphos	25311-71-1	$C_{15}H_{24}NO_4PS$	20	III
45	脱叶磷	merphos	150-50-5	$C_{12}H_{27}PS_3$	20	III
46	杀扑磷	methidathion	950-37-8	$C_6H_{11}N_2O_4PS_3$	20	III
47	虫螨磷	chlorthiophos	60238-56-4	$C_{11}H_{15}Cl_2O_3PS_2$	20	III
48	伐灭磷	famphur	52-85-7	$C_{10}H_{16}NO_5PS_2$	20	III
49	哌草磷	piperophos	24151-93-7	$C_{14}H_{28}NO_3PS_2$	20	III
50	伏杀硫磷	phoslone	2310-17-0	$C_{12}H_{15}ClNO_4PS_2$	20	III
51	益棉磷	azinphos-ethyl	2642-71-9	$C_{12}H_{16}N_3O_3PS_2$	40	III
52	速灭磷	mevinphos	7786-34-7	$C_7H_{13}O_6P$	20	IV
53	胺丙畏	propetamphos	31218-83-4	$C_{10}H_{20}NO_4PS$	20	IV
54	八甲磷	schradan	152-16-9	$C_8H_{24}N_4O_3P_2$	20	IV
55	磷胺	phosphamidon	13171-21-6	$C_{10}H_{19}ClNO_5P$	20	IV
56	地毒磷	trichloronat	327-98-0	$C_{10}H_{12}Cl_3O_2PS$	20	IV
57	马拉硫磷	malathion	121-75-5	$C_{10}H_{19}O_6PS_2$	20	IV
21-1	甲拌磷亚砜	phoratesulfoxide	2588-05-8	$C_7H_{17}O_4PS_2$	20	IV
58	水胺硫磷	isocarbophos	24353-61-5	$C_{11}H_{16}NO_4PS$	20	IV
59	喹硫磷	quinalphos	13593-03-8	$C_{12}H_{15}N_2O_3PS$	20	IV
60	丙硫磷	prothiofos	34643-46-4	$C_{11}H_{15}Cl_2O_2PS_2$	20	IV
61	杀虫畏	tetrachlorvinphos	22248-79-9	$C_{10}H_9Cl_4O_4P$	20	IV
62	苯线磷	fenamiphos	22224-92-6	$C_{13}H_{22}NO_3PS$	40	IV
63	甲基硫环磷	phosfolan-methyl	5120-23-0	$C_5H_{10}NO_3PS_2$	20	IV
64	三硫磷	carbophenothion	786-19-6	$C_{11}H_{16}ClO_2PS_3$	20	IV

序号	农药中文名	农药英文名	CAS 号	分子式	质量浓度/(mg/L)	组别
65	苯硫磷	EPN	2104-64-5	$C_{14}H_{14}NO_4PS$	20	Ⅳ
62-1	苯线磷亚砜	fenamiphos-sulfoxide	31972-43-7	$C_{13}H_{22}NO_4PS$	40	Ⅳ
6-1	乙拌磷亚砜	disulfotonsulfoxide	2497-07-6	$C_8H_{19}O_3PS_3$	40	Ⅴ
66	内吸磷 GS	demeton-s	126-75-0	$C_8H_{19}O_3PS_2$	20	Ⅴ
	内吸磷 GO	demeton-o	298-03-3	$C_8H_{19}O_3PS_2$	20	Ⅴ
67	乙嘧硫磷	etrimfos	38260-54-7	$C_{10}H_{17}N_2O_4PS$	20	Ⅴ
68	氯唑磷	isazofos	42509-80-8	$C_9H_{17}ClN_3O_3PS$	20	Ⅴ
69	甲基立枯磷	tolclofos-methyl	57018-04-9	$C_9H_{11}Cl_2O_3PS$	20	Ⅴ
70	甲基异柳磷	lsofenphos-methyl	99675-03-3	$C_{14}H_{22}NO_4PS$	20	Ⅴ
38-1	特丁硫磷砜	terbufossulfone	56070-16-7	$C_9H_{21}O_4PS_3$	20	Ⅴ
71	噻唑膦	fosthiazate	98886-44-3	$C_9H_{18}NO_3PS_2$	20	Ⅴ
72	溴苯烯磷	bromfenvinfos	33399-00-7	$C_{12}H_{14}BrCl_2O_4P$	20	Ⅴ
73	蚜灭磷	vamidothion	2275-23-2	$C_8H_{18}NO_4PS_2$	20	Ⅴ
74	丰索磷	fensulfothion	115-90-2	$C_{11}H_{17}O_4PS_2$	20	Ⅴ
11-2	倍硫磷砜	fenthion-sulfone	3761-42-0	$C_{10}H_{15}O_5PS_2$	20	Ⅴ
75	甲基吡啶磷	azamethiphos	35575-96-3	$C_9H_{10}ClN_2O_5PS$	20	Ⅴ
76	哒嗪硫磷	pyridaphenthion	119-12-0	$C_{14}H_{17}N_2O_4PS$	20	Ⅴ
77	保棉磷	azinphos-methyl	86-50-0	$C_{10}H_{12}N_3O_3PS_2$	20	Ⅴ
78	蝇毒磷	coumaphos	56-72-4	$C_{14}H_{16}ClO_5PS$	20	Ⅴ
79	吡唑硫磷	pyraclofos	89784-60-1	$C_{14}H_{18}ClN_2O_3PS$	20	Ⅵ
80	甲基内吸磷	demeton-O-methyl	8022-00-2	$C_6H_{15}O_4PS$	20	Ⅵ
81	硫线磷	cadusafos	95465-99-9	$C_{10}H_{23}O_2PS_2$	10	Ⅵ
82	丁基嘧啶磷	tebupirimfos	96182-53-5	$C_{13}H_{23}N_2O_3PS$	20	Ⅵ
83	敌噁磷	dioxathion	78-34-2	$C_{12}H_{26}O_6P_2S_4$	20	Ⅵ
84	甲基对氧磷	paraoxon-methyl	950-35-6	$C_8H_{10}NO_6P$	20	Ⅵ
85	安硫磷	formothion	2540-82-1	$C_6H_{12}NO_4PS_2$	20	Ⅵ
44-1	氧异柳磷	isofenphosoxon	31120-85-1	$C_{15}H_{24}NO_5P$	20	Ⅵ
21-2	甲拌磷砜	phoratesulfone	2588-04-7	$C_7H_{17}O_4PS_3$	20	Ⅵ
86	稻丰散	phenthoate	2597-03-7	$C_{12}H_{17}O_4PS_2$	20	Ⅵ
87	碘硫磷	iodofenphos	18181-70-9	$C_8H_8Cl_2IO_3PS$	20	Ⅵ
88	噁唑磷	isoxathion	18854-01-8	$C_{13}H_{16}NO_4PS$	20	Ⅵ
89	硫环磷	phosfolan	947-02-4	$C_7H_{14}NO_3PS_2$	20	Ⅵ
11-1	倍硫磷亚砜	fenthion-sulfoxide	3761-41-9	$C_{10}H_{15}O_4PS_2$	20	Ⅵ
90	敌瘟磷	edifenphos	17109-49-8	$C_{14}H_{15}O_2PS_2$	20	Ⅵ
62-2	苯线磷砜	fenamiphos-sulfone	31972-44-8	$C_{13}H_{22}NO_4PS$	40	Ⅵ

二、90 种有机磷类农药及其代谢物重复性限

附表 1 重复性限

序号	农药	含量/(mg/kg)	重复性限（r）	含量/(mg/kg)	重复性限（r）	含量/(mg/kg)	重复性限（r）	含量/(mg/kg)	重复性限（r）
1	敌敌畏	0.01	0.0044	0.05	0.022	0.1	0.03	1	0.24
2	乙酰甲胺磷	0.02	0.0085	0.05	0.02	0.1	0.035	1	0.24
3	虫线磷	0.01	0.0058	0.05	0.014	0.1	0.03	1	0.16
4	甲基异内吸磷	0.01	0.006	0.05	0.025	0.1	0.026	1	0.23
5	百治磷	0.01	0.0059	0.05	0.019	0.1	0.03	1	0.26
6	乙拌磷	0.01	0.0058	0.05	0.021	0.1	0.032	1	0.24
6-1	乙拌磷亚砜	0.02	0.0094	0.05	0.018	0.1	0.026	1	0.17
6-2	乙拌磷砜	0.01	0.0034	0.05	0.028	0.1	0.038	1	0.24
7	乐果	0.01	0.0036	0.05	0.025	0.1	0.033	1	0.22
8	甲基对硫磷	0.01	0.0064	0.05	0.011	0.1	0.033	1	0.22
9	毒死蜱	0.01	0.0048	0.05	0.018	0.1	0.022	1	0.2
10	嘧啶磷	0.01	0.0047	0.05	0.019	0.1	0.029	1	0.26
11	倍硫磷	0.01	0.003	0.05	0.023	0.1	0.019	1	0.19
11-1	倍硫磷亚砜	0.01	0.006	0.05	0.02	0.1	0.029	1	0.2
11-2	倍硫磷砜	0.01	0.0047	0.05	0.023	0.1	0.031	1	0.24
12	灭蚜磷	0.01	0.0058	0.05	0.032	0.1	0.028	1	0.21
13	丙虫磷	0.01	0.0058	0.05	0.017	0.1	0.032	1	0.34
14	抑草磷	0.01	0.0064	0.05	0.025	0.1	0.035	1	0.2
15	灭菌磷	0.01	0.0061	0.05	0.017	0.1	0.036	1	0.25
16	硫丙磷	0.01	0.0061	0.05	0.014	0.1	0.029	1	0.19
17	三唑磷	0.01	0.0058	0.05	0.017	0.1	0.031	1	0.28
18	莎稗磷	0.01	0.0067	0.05	0.028	0.1	0.029	1	0.3
19	亚胺硫磷	0.02	0.0091	0.05	0.018	0.1	0.028	1	0.23
20	灭线磷	0.01	0.0034	0.05	0.016	0.1	0.027	1	0.21
21	甲拌磷	0.01	0.0038	0.05	0.017	0.1	0.028	1	0.17
21-1	甲拌磷亚砜	0.01	0.006	0.05	0.014	0.1	0.028	1	0.33
21-2	甲拌磷砜	0.01	0.0058	0.05	0.024	0.1	0.038	1	0.19
22	氧乐果	0.02	0.0096	0.05	0.022	0.1	0.028	1	0.23
23	二嗪磷	0.01	0.0064	0.05	0.019	0.1	0.033	1	0.25
24	地虫硫磷	0.01	0.005	0.05	0.018	0.1	0.023	1	0.17
25	异稻瘟净	0.01	0.0054	0.05	0.016	0.1	0.032	1	0.17

序号	农药	含量/(mg/kg)	重复性限(r)	含量/(mg/kg)	重复性限(r)	含量/(mg/kg)	重复性限(r)	含量/(mg/kg)	重复性限(r)
26	甲基毒死蜱	0.01	0.0055	0.05	0.015	0.1	0.044	1	0.17
27	对氧磷	0.01	0.005	0.05	0.021	0.1	0.032	1	0.22
28	杀螟硫磷	0.01	0.006	0.05	0.011	0.1	0.031	1	0.21
29	溴硫磷	0.01	0.0056	0.05	0.019	0.1	0.026	1	0.21
30	乙基溴硫磷	0.01	0.0053	0.05	0.023	0.1	0.022	1	0.21
31	巴毒磷	0.02	0.0063	0.05	0.009	0.1	0.031	1	0.27
32	丙溴磷	0.01	0.0039	0.05	0.02	0.1	0.031	1	0.23
33	乙硫磷	0.01	0.0031	0.05	0.023	0.1	0.028	1	0.22
34	溴苯磷	0.02	0.01	0.05	0.016	0.1	0.039	1	0.18
35	吡菌磷	0.01	0.0064	0.05	0.02	0.1	0.031	1	0.24
36	甲胺磷	0.01	0.0035	0.05	0.008	0.1	0.028	1	0.16
37	治螟磷	0.01	0.0055	0.05	0.012	0.1	0.028	1	0.24
38	特丁硫磷	0.01	0.0057	0.05	0.014	0.1	0.034	1	0.27
38-1	特丁硫磷砜	0.01	0.0038	0.05	0.019	0.1	0.032	1	0.18
39	久效磷	0.01	0.0058	0.05	0.017	0.1	0.021	1	0.24
40	除线磷	0.01	0.0041	0.05	0.013	0.1	0.027	1	0.34
41	皮蝇磷	0.01	0.0057	0.05	0.011	0.1	0.031	1	0.29
42	甲基嘧啶磷	0.01	0.0033	0.05	0.01	0.1	0.026	1	0.25
43	对硫磷	0.01	0.0049	0.05	0.011	0.1	0.027	1	0.18
44	异柳磷	0.01	0.0035	0.05	0.018	0.1	0.029	1	0.26
44-1	氧异柳磷	0.01	0.006	0.05	0.022	0.1	0.033	1	0.25
45	脱叶磷	0.01	0.0059	0.05	0.024	0.1	0.024	1	0.26
46	杀扑磷	0.01	0.0056	0.05	0.01	0.1	0.035	1	0.27
47	虫螨磷	0.01	0.0051	0.05	0.006	0.1	0.033	1	0.19
48	伐灭磷	0.01	0.0063	0.05	0.021	0.1	0.029	1	0.23
49	哌草磷	0.01	0.0061	0.05	0.025	0.1	0.03	1	0.22
50	伏杀硫磷	0.01	0.0058	0.05	0.014	0.1	0.046	1	0.2
51	益棉磷	0.02	0.01	0.05	0.015	0.1	0.034	1	0.23
52	速灭磷	0.01	0.0038	0.05	0.015	0.1	0.032	1	0.19
53	胺丙畏	0.01	0.0062	0.05	0.013	0.1	0.035	1	0.25
54	八甲磷	0.01	0.0055	0.05	0.032	0.1	0.034	1	0.29
55	磷胺	0.01	0.0051	0.05	0.021	0.1	0.037	1	0.21
56	地毒磷	0.01	0.0053	0.05	0.02	0.1	0.025	1	0.21
57	马拉硫磷	0.01	0.0051	0.05	0.008	0.1	0.019	1	0.22
58	水胺硫磷	0.01	0.0063	0.05	0.015	0.1	0.03	1	0.23
59	喹硫磷	0.01	0.0048	0.05	0.027	0.1	0.035	1	0.22
60	丙硫磷	0.01	0.0062	0.05	0.017	0.1	0.025	1	0.26
61	杀虫畏	0.01	0.0058	0.05	0.016	0.1	0.03	1	0.22

续表

序号	农药	含量/(mg/kg)	重复性限(r)	含量/(mg/kg)	重复性限(r)	含量/(mg/kg)	重复性限(r)	含量/(mg/kg)	重复性限(r)
62	苯线磷	0.02	0.0097	0.05	0.016	0.1	0.041	1	0.28
62-1	苯线磷亚砜	0.02	0.01	0.05	0.021	0.1	0.022	1	0.19
62-2	苯线磷砜	0.02	0.01	0.05	0.022	0.1	0.031	1	0.22
63	甲基硫环磷	0.01	0.0049	0.05	0.007	0.1	0.031	1	0.3
64	三硫磷	0.01	0.0052	0.05	0.018	0.1	0.032	1	0.23
65	苯硫磷	0.01	0.005	0.05	0.027	0.1	0.032	1	0.24
66	内吸磷	0.01	0.0052	0.05	0.016	0.1	0.022	1	0.21
67	乙嘧硫磷	0.01	0.0045	0.05	0.014	0.1	0.027	1	0.2
68	氯唑磷	0.01	0.0068	0.05	0.023	0.1	0.029	1	0.22
69	甲基立枯磷	0.01	0.0056	0.05	0.027	0.1	0.033	1	0.22
70	甲基异柳磷	0.01	0.0034	0.05	0.023	0.1	0.03	1	0.18
71	噻唑膦	0.01	0.0041	0.05	0.022	0.1	0.04	1	0.28
72	溴苯烯磷	0.01	0.0048	0.05	0.03	0.1	0.035	1	0.28
73	蚜灭磷	0.01	0.0066	0.05	0.02	0.1	0.028	1	0.28
74	丰索磷	0.01	0.005	0.05	0.022	0.1	0.035	1	0.28
75	甲基吡啶磷	0.01	0.007	0.05	0.037	0.1	0.04	1	0.33
76	哒嗪硫磷	0.01	0.0053	0.05	0.025	0.1	0.037	1	0.3
77	保棉磷	0.01	0.0069	0.05	0.028	0.1	0.029	1	0.28
78	蝇毒磷	0.01	0.0069	0.05	0.023	0.1	0.033	1	0.35
79	吡唑硫磷	0.01	0.0063	0.05	0.019	0.1	0.028	1	0.18
80	甲基内吸磷	0.01	0.0056	0.05	0.015	0.1	0.039	1	0.28
81	硫线磷	0.005	0.0026	0.05	0.027	0.1	0.031	1	0.27
82	丁基嘧啶磷	0.01	0.0056	0.05	0.013	0.1	0.026	1	0.2
83	敌噁磷	0.01	0.005	0.05	0.027	0.1	0.039	1	0.23
84	甲基对氧磷	0.01	0.0048	0.05	0.026	0.1	0.033	1	0.26
85	安硫磷	0.01	0.0052	0.05	0.018	0.1	0.03	1	0.21
86	稻丰散	0.01	0.006	0.05	0.022	0.1	0.026	1	0.18
87	碘硫磷	0.01	0.0054	0.05	0.026	0.1	0.024	1	0.22
88	噁唑磷	0.01	0.0044	0.05	0.021	0.1	0.028	1	0.21
89	硫环磷	0.01	0.0045	0.05	0.021	0.1	0.027	1	0.26
90	敌瘟磷	0.01	0.0063	0.05	0.028	0.1	0.029	1	0.26

附表 2　再现性限

序号	农药	含量 /(mg/kg)	再现性限 （R）	含量 /(mg/kg)	再现性限 （R）	含量 /(mg/kg)	再现性限 （R）	含量 /(mg/kg)	再现性限 （R）
1	敌敌畏	0.01	0.0063	0.05	0.033	0.1	0.048	1.0	0.41
2	甲胺磷	0.01	0.0059	0.05	0.011	0.1	0.044	1.0	0.41
3	乙酰甲胺磷	0.02	0.011	0.05	0.032	0.1	0.051	1.0	0.48
4	虫线磷	0.01	0.0074	0.05	0.019	0.1	0.056	1.0	0.42
5	氧乐果	0.02	0.012	0.05	0.038	0.1	0.062	1.0	0.44
6	乙拌磷	0.01	0.0072	0.05	0.036	0.1	0.048	1.0	0.57
7	异稻瘟净	0.01	0.0063	0.05	0.029	0.1	0.045	1.0	0.50
8	安硫磷	0.01	0.0056	0.05	0.030	0.1	0.062	1.0	0.46
9	氧异柳磷	0.01	0.0065	0.05	0.030	0.1	0.049	1.0	0.63
10	甲基异柳磷	0.01	0.0063	0.05	0.026	0.1	0.047	1.0	0.39
11	特丁硫磷砜	0.01	0.0057	0.05	0.023	0.1	0.042	1.0	0.35
12	苯线磷	0.02	0.011	0.05	0.031	0.1	0.059	1.0	0.35
13	虫螨磷	0.01	0.0077	0.05	0.011	0.1	0.061	1.0	0.38
14	三硫磷	0.01	0.0064	0.05	0.021	0.1	0.046	1.0	0.38
15	倍硫磷砜	0.01	0.058	0.05	0.027	0.1	0.050	1.0	0.43
16	苯线磷亚砜	0.02	0.091	0.05	0.035	0.1	0.068	1.0	0.53
17	溴苯磷	0.02	0.082	0.05	0.032	0.1	0.061	1.0	0.39
18	益棉磷	0.02	0.098	0.05	0.033	0.1	0.042	1.0	0.49
19	乙拌磷亚砜	0.02	0.088	0.05	0.035	0.1	0.090	1.0	0.45
20	速灭磷	0.01	0.0056	0.05	0.020	0.1	0.055	1.0	0.32
21	内吸磷	0.01	0.0073	0.05	0.035	0.1	0.071	1.0	0.45
22	甲拌磷	0.01	0.0054	0.05	0.044	0.1	0.054	1.0	0.47
23	地虫硫磷	0.01	0.0072	0.05	0.024	0.1	0.065	1.0	0.47
24	磷胺	0.01	0.0085	0.05	0.039	0.1	0.062	1.0	0.36
25	倍硫磷	0.01	0.0062	0.05	0.023	0.1	0.059	1.0	0.37
26	甲拌磷砜	0.01	0.0061	0.05	0.030	0.1	0.055	1.0	0.59
27	稻丰散	0.01	0.0069	0.05	0.023	0.1	0.041	1.0	0.29
28	乙拌磷砜	0.01	0.0065	0.05	0.028	0.1	0.050	1.0	0.35
29	硫环磷	0.01	0.010	0.05	0.021	0.1	0.041	1.0	0.33
30	硫丙磷	0.01	0.0072	0.05	0.019	0.1	0.065	1.0	0.42
31	倍硫磷亚砜	0.01	0.0082	0.05	0.026	0.1	0.047	1.0	0.36
32	敌瘟磷	0.01	0.0066	0.05	0.027	0.1	0.043	1.0	0.44
33	苯线磷砜	0.02	0.012	0.05	0.028	0.1	0.064	1.0	0.46
34	亚胺硫磷	0.01	0.011	0.05	0.030	0.1	0.067	1.0	0.39

三、90 种有机磷类农药及其代谢物农药组分定量限

序号	中文名称	英文名称	相对保留时间		定量限 /(mg/kg)	茶叶定量限 /(mg/kg)
			A柱-RRT	B柱-RRT		
I 组						
1	敌敌畏	dichlorvos	0.21	0.21	0.01	0.05
2	乙酰甲胺磷	acephate	0.49	0.34	0.02	0.05
3	虫线磷	thionazin	0.6	0.55	0.01	0.05
4	甲基异内吸磷	demeton-*S*-methyl	0.65	0.56	0.01	0.05
5	百治磷	dicrotophos	0.74	0.6	0.01	0.05
6	乙拌磷	disulfoton	0.79	0.79	0.01	0.05
7	乐果	dimethoate	0.84	0.67	0.01	0.05
8	甲基对硫磷	methylparathion	0.95	0.87	0.01	0.05
9	毒死蜱	chlorpyriphos	1	1	0.01	0.05
10	嘧啶磷	pirimiphos-ethyl	1.04	1.06	0.01	0.05
11	倍硫磷	fenthion	1.08	0.98	0.01	0.05
12	灭蚜磷	mecarbam	1.15	1.1	0.01	0.05
13	丙虫磷	propaphos	1.2	1.14	0.01	0.05
14	抑草磷	butamifos	1.23	1.2	0.01	0.05
15	灭菌磷	ditalimfos	1.32	1.17	0.01	0.05
16	硫丙磷	sulprofos	1.47	1.4	0.01	0.05
17	三唑磷	triazophos	1.61	1.37	0.01	0.05
18	莎稗磷	anilofos	1.89	1.65	0.01	0.05
19	亚胺硫磷	phosmet	1.95	1.56	0.02	0.05
II 组						
20	灭线磷	ethoprophos	0.6	0.59	0.01	0.05
21	甲拌磷	phorate	0.67	0.66	0.01	0.05
22	氧乐果	omethoate	0.71	0.52	0.02	0.05
23	二嗪磷	diazinon	0.76	0.78	0.01	0.05
24	地虫硫磷	fonofos	0.79	0.76	0.01	0.05
25	异稻瘟净	iprobenfos	0.84	0.83	0.01	0.05
26	甲基毒死蜱	chlorpyrifos-methyl	0.92	0.88	0.01	0.05
27	对氧磷	paraxon	0.96	0.9	0.01	0.05
28	杀螟硫磷	fenitrothion	1.02	0.94	0.01	0.05
29	溴硫磷	bromophos	1.07	1.05	0.01	0.05
30	乙基溴硫磷	bromophos-ethyl	1.13	1.16	0.01	0.05
31	巴毒磷	crotoxyphospantozol	1.21	1.11	0.02	0.05
32	丙溴磷	profenofos	1.27	1.23	0.01	0.05
6-2	乙拌磷砜	disulfotonsulfone	1.31	1.14	0.01	0.05

序号	中文名称	英文名称	相对保留时间		定量限 /(mg/kg)	茶叶定量限 /(mg/kg)
			A柱-RRT	B柱-RRT		
33	乙硫磷	ethion	1.42	1.36	0.01	0.05
34	溴苯磷	leptophos	1.93	1.74	0.02	0.05
35	吡菌磷	pyrazophos	2.03	1.86	0.01	0.05
Ⅲ组						
36	甲胺磷	methamidophos	0.27	0.19	0.01	0.05
37	治螟磷	sulfotep	0.66	0.64	0.01	0.05
38	特丁硫磷	terbufos	0.73	0.76	0.01	0.05
39	久效磷	monocrotophos	0.8	0.6	0.01	0.05
40	除线磷	dichlofenthion	0.84	0.87	0.01	0.05
41	皮蝇磷	fenchlorphos	0.92	0.92	0.01	0.05
42	甲基嘧啶硫磷	pirimiphos-methyl	0.97	0.95	0.01	0.05
43	对硫磷	parathion	1.02	1	0.01	0.05
44	异柳磷	isofenphos	1.11	1.1	0.01	0.05
45	脱叶磷	merphos	1.2	1.26	0.01	0.05
46	杀扑磷	methidathion	1.3	1.13	0.01	0.05
47	虫螨磷1	chlorthiophos-1	1.37	1.32	0.01	0.05
	虫螨磷2	chlorthiophos-2	1.39	1.35		
	虫螨磷3	chlorthiophos-3	1.42	1.38		
48	伐灭磷	famphur	1.61	1.4	0.01	0.05
49	哌草磷	piperphos	1.72	1.62	0.01	0.05
50	伏杀硫磷	phoslone	1.91	1.71	0.01	0.05
51	益棉磷	azinphos-ethyl	2.39	1.83	0.02	0.05
Ⅳ组						
52	速灭磷	mevinphos	0.4	0.35	0.01	0.05
53	胺丙畏	propetamphos	0.75	0.75	0.01	0.05
54	八甲磷	schradan	0.78	0.7	0.01	0.05
55	磷胺1	phosphamidon-1	0.85	0.77	0.01	0.05
	磷胺2	phosphamidon-2	0.94	0.85		
56	地毒磷	trichloronat	0.98	1.05	0.01	0.05
57	马拉硫磷	malathion	1.02	0.96	0.01	0.05
21-1	甲拌磷亚砜	phoratesulfoxide	1.08	0.95	0.01	0.05
58	水胺硫磷	isocarophos	1.13	1	0.01	0.05
59	喹硫磷	quinalphos	1.17	1.1	0.01	0.05
60	丙硫磷	prothiofos	1.21	1.23	0.01	0.05
61	杀虫畏	tetraclorvinphose	1.25	1.17	0.01	0.05
62	苯线磷	fenamiphos	1.27	1.19	0.02	0.05
63	甲基硫环磷	phosfolan-methyl	1.37	1.04	0.01	0.05
64	三硫磷	carbophenothion	1.48	1.43	0.01	0.05
65	苯硫磷	EPN	1.76	1.6	0.01	0.05
62-1	苯线磷亚砜	fenamiphos-sulfoxide	1.83	1.54	0.02	0.05

续表

序号	中文名称	英文名称	相对保留时间		定量限 /(mg/kg)	茶叶定量限 /(mg/kg)
			A柱-RRT	B柱-RRT		
V组						
6-1	乙拌磷亚砜	disulfotonsulfoxide	0.26	0.28	0.02	0.05
66	内吸磷-1	demeton-1	0.56	0.56	0.01	0.05
	内吸磷-2	demeton-2	0.73	0.69		
67	乙嘧硫磷	etrimfos	0.81	0.82	0.01	0.05
68	氯唑磷	isazophos	0.86	0.8	0.01	0.05
69	甲基立枯磷	tolclofos-methyl	0.96	0.89	0.01	0.05
70	甲基异柳磷	isofenphos-methyl	1.09	1.06	0.01	0.05
38-1	特丁硫磷砜	terbufossulfone	1.18	1.07	0.01	0.05
71	噻唑膦	fosthiazate	1.21	1.01	0.01	0.05
72	溴苯烯磷	bromfonvinfos	1.27	1.2	0.01	0.05
73	蚜灭磷	vamidothion	1.38	1.13	0.01	0.05
74	丰索磷	fensulfothion	1.5	1.31	0.01	0.05
11-2	倍硫磷砜	fenthion-sulfone	1.57	1.32	0.01	0.05
75	甲基吡啶磷	azamethiphos	1.65	1.38	0.01	0.05
76	哒嗪硫磷	pyridafenthion	1.84	1.57	0.01	0.05
77	保棉磷	azinphos-methyl	2.26	1.69	0.01	0.05
78	蝇毒磷	coumaphos	2.45	2.03	0.01	0.05
VI组						
79	吡唑硫磷-1	pyraclofos-1	0.3	0.3	0.01	0.05
	吡唑硫磷2	pyraclofos-2	2.19	1.88		
80	甲基内吸磷	demeton-O-methyl	0.47	0.45	0.01	0.05
81	硫线磷	cadusafos	0.62	0.66	0.005	0.05
82	丁基嘧啶磷	tebupirimfos	0.73	0.84	0.01	0.05
83	敌噁磷-1	dioxathion-1	0.82	0.73	0.01	0.05
	敌噁磷-2	dioxathion-2		2.06		
84	甲基对氧磷	paraoxon-methyl	0.89	0.77	0.01	0.05
85	安硫磷	formothion	0.97	0.81	0.01	0.05
44-1	氧异柳磷	isofenphosoxon	1.05	1.01	0.01	0.05
21-2	甲拌磷砜	phoratesulfone	1.1	0.96	0.01	0.05
86	稻丰散	phenthoate	1.21	1.1	0.01	0.05
87	碘硫磷	idofenphos	1.29	1.21	0.01	0.05
88	噁唑磷	isoxathion	1.37	1.28	0.01	0.05
89	硫环磷	phosfolan	1.42	1.03	0.01	0.05
11-1	倍硫磷亚砜	fenthion-sulfoxide	1.56	1.31	0.01	0.05
90	敌瘟磷	edifenphos	1.65	1.42	0.01	0.05
62-2	苯线磷砜	fenamiphos-sulfone	1.84	1.55	0.02	0.05

四、90 种有机磷类农药及其代谢物色谱图

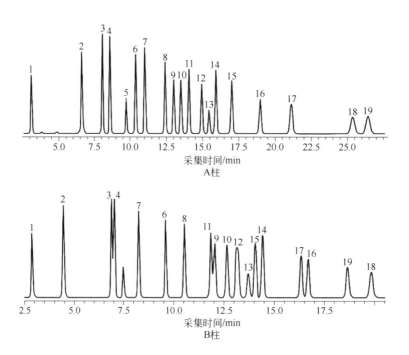

附图 1　有机磷类农药及其代谢物色谱图（一）

1—敌敌畏；2—乙酰甲胺磷；3—虫线磷；4—甲基异内吸磷；5—百治磷；6—乙拌磷；7—乐果；8—甲基对硫磷；
9—毒死蜱；10—嘧啶磷；11—倍硫磷；12—灭蚜磷；13—丙虫磷；14—抑草磷；15—灭菌磷；
16—硫丙磷；17—三唑磷；18—莎稗磷；19—亚胺硫磷

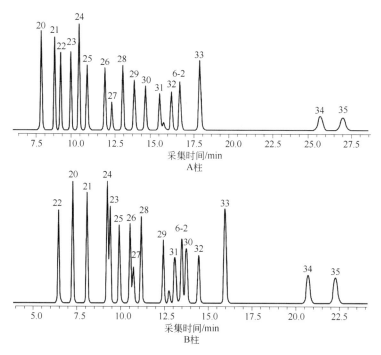

附图2　有机磷类农药及其代谢物色谱图（二）

20—灭线磷；21—甲拌磷；22—氧乐果；23—二嗪磷；24—地虫硫磷；25—异稻瘟净；26—甲基毒死蜱；
27—对氧磷；28—杀螟硫磷；29—溴硫磷；30—乙基溴硫磷；31—巴毒磷；32—丙溴磷；
6-2—乙拌磷砜；33—乙硫磷；34—溴苯磷；35—吡菌磷

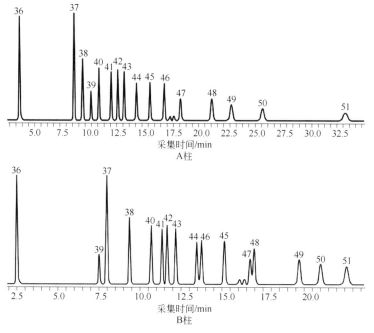

附图3　有机磷类农药及其代谢物色谱图（三）

36—甲胺磷；37—治螟磷；38—特丁硫磷；39—久效磷；40—除线磷；41—皮蝇磷；42—甲基嘧啶硫磷；43—对硫磷；
44—异柳磷；45—脱叶磷；46—杀扑磷；47—虫螨磷；48—伐灭磷；49—哌草磷；50—伏杀硫磷；51—益棉磷

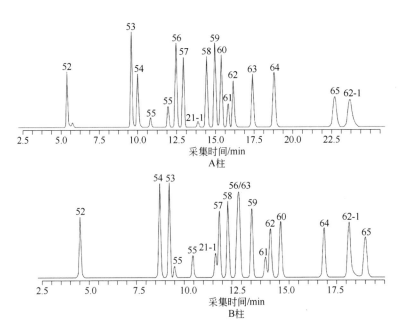

附图 4　有机磷类农药及其代谢物色谱图（四）

52—速灭磷；53—胺丙畏；54—八甲磷；55—磷胺；56—地毒磷；57—马拉硫磷；58—水胺硫磷；
21-1—甲拌磷亚砜；59—喹硫磷；60—丙硫磷；61—杀虫畏；62—苯线磷；63—甲基硫环磷；
64—三硫磷；65—苯硫磷；62-1—苯线磷亚砜

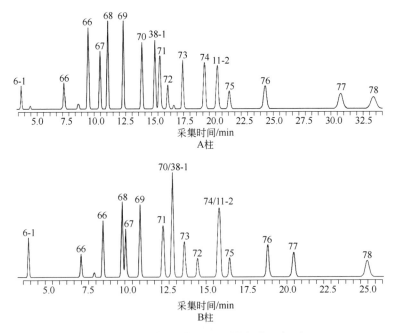

附图 5　有机磷类农药及其代谢物色谱图（五）

6-1—乙拌磷亚砜；66—内吸磷；67—乙嘧硫磷；68—氯唑磷；69—甲基立枯磷；70—甲基异柳磷；
38-1—特丁硫磷砜；71—噻唑膦；72—溴苯烯磷；73—蚜灭磷；74—丰索磷；11-2—倍硫磷砜；
75—甲基吡啶磷；76—哒嗪硫磷；77—保棉磷；78—蝇毒磷

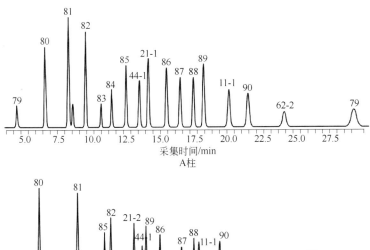

附图 6　有机磷类农药及其代谢物色谱图（六）

79—吡唑硫磷；80—甲基内吸磷；81—硫线磷；82—丁基嘧啶磷；83—敌噁磷；84—甲基对氧磷；
85—安硫磷；44-1—氧异柳磷；21-2—甲拌磷砜；86—稻丰散；87—碘硫磷；88—噁唑磷；
89—硫环磷；11-1—倍硫磷亚砜；90—敌瘟磷；62-2—苯线磷砜

五、环己烯酮类除草剂样品的添加浓度及回收率

化合物名称	添加水平 /(μg/kg)	大米回收率范围/%	玉米回收率范围/%	大豆回收率范围/%	小白菜回收率范围/%	大蒜回收率范围/%	马铃薯回收率范围/%	橙子回收率范围/%	葡萄回收率范围/%
吡喃草酮	5	83.8~104	84.8~94.8	82.6~96.4	84.1~103	72.9~82.7	77.3~93.8	88.3~103	81.7~98.7
	10	80.0~89.9	86.0~97.7	75.8~89.7	84.6~101	71.5~77.7	79.2~94.9	85.2~94.8	80.1~101
	50	78.5~87.0	77.5~89.0	82.0~91.0	95.3~113	70.0~77.4	79.5~86.2	80.9~87.4	84.4~99.9
	1000	92.6~106	81.1~90.2	80.4~84.4	89.3~92.2	92.9~97.4	83.2~89.4	80.5~86.2	80.4~84.4
	10000	99.3~112	80.6~90.7	85.8~86.2	90.0~96.1	86.3~88.4	98.1~112	80.4~88.1	85.8~87.3
禾草灭	5	86.6~107	87.8~97.6	87.8~99.8	70.0~84.0	75.5~82.9	92.4~110	84.0~90.1	80.9~92.3
	10	84.9~93.8	83.2~93.4	84.7~93.8	81.2~95.6	68.4~73.8	105~116	80.4~87.5	82.0~97.5
	50	79.5~89.0	75.0~84.0	83.0~94.2	89.0~95.0	70.3~78.6	87.2~97.2	74.3~80.6	88.3~106
	1000	101~120	90.7~97.4	81.7~86.0	89.8~90.0	87.1~91.5	87.0~109	80.4~88.0	81.7~86.0
	10000	87.8~114	88.6~90.2	78.5~86.2	80.2~82.3	83.1~96.5	99.6~106	86.6~88.8	81.5~86.2
噻草酮	5	70.0~81.2	70.0~77.8	70.0~74.8	70.0~82.9	70.2~82.6	70.3~82.7	88.1~92.6	85.0~100
	10	72.4~76.6	70.0~75.5	70.0~76.0	72.8~81.3	72.8~79.4	77.6~80.0	83.6~94.3	84.9~95.6
	50	70.0~75.5	70.0~78.0	70.0~76.5	70.0~78.7	86.1~92.9	70.4~74.7	78.8~89.0	86.8~101
	1000	80.7~88.8	82.4~89.9	80.0~82.3	80.3~86.6	82.2~87.4	84.7~89.3	87.1~87.4	80.0~82.3
	10000	80.1~82.1	84.3~87.9	80.0~82.8	84.8~89.2	80.0~86.0	80.8~90.2	86.4~95.8	83.4~87.8
烯草酮	5	70.4~79.0	71.0~79.0	70.0~87.0	75.0~91.3	79.1~84.9	71.7~84.7	75.0~91.3	70.6~83.2
	10	70.0~78.4	70.0~77.4	71.0~78.6	89.7~105	86.2~91.3	84.7~91.8	89.7~105	77.0~85.5
	50	70.0~78.0	70.0~74.0	70.3~78.5	88.9~104	92.5~101	71.8~78.7	88.9~104	83.9~94.1
	1000	80.5~88.1	81.8~85.9	80.9~84.3	88.0~91.1	86.5~99.4	88.6~90.3	92.2~108	78.5~82.8
	10000	80.1~89.7	84.8~88.4	85.4~89.6	83.3~95.5	96.7~102	81.1~88.1	97.4~107	85.4~89.6
苯草酮	5	85.4~110	85.2~94.6	91.8~107	75.9~90.8	83.8~96.4	79.0~83.3	89.2~92.3	68.3~84.8
	10	78.4~94.8	74.8~79.7	80.9~93.6	86.0~103	88.4~95.4	90.2~98.5	88.9~97.1	82.5~96.5
	50	87.0~104	84.5~87.5	83.0~94.0	92.0~106	88.7~93.5	81.5~87.9	87.6~91.7	83.7~101
	1000	81.8~120	83.9~90.0	85.8~90.9	80.5~87.9	86.6~90.0	84.3~88.3	86.9~88.3	85.8~90.9
	10000	99.3~112	80.9~82.0	81.0~89.0	80.8~81.0	80.1~83.0	81.8~90.4	87.1~89.4	83.1~89.0
烯禾啶	5	73.4~83.2	70.0~75.0	70.0~79.0	73.3~82.3	76.5~83.6	74.1~83.4	73.3~82.3	81.4~94.4
	10	70.3~77.0	71.1~76.8	70.0~80.4	86.5~103	83.2~91.3	78.4~90.1	86.5~103	80.5~97.8
	50	70.0~75.0	70.0~77.0	70.0~78.0	87.3~104	87.7~95.5	72.7~76.6	87.3~104	83.5~101
	1000	82.6~106	80.6~85.2	92.6~97.8	83.9~84.6	80.1~81.8	80.9~88.2	94.4~111	82.8~97.8
	10000	91.7~97.4	80.6~85.3	87.5~100	81.4~88.7	90.4~98.9	80.0~89.2	99.1~110	97.5~101

六、18 种常用的邻苯二甲酸酯类增塑剂中英文名称、缩写、CAS 号、分子式、纯度及其监测离子参数

附表 3　18 种常用的邻苯二甲酸酯类增塑剂中英文名称、缩写、CAS 号、分子式、纯度

序号	中文名称	英文名称	缩写	CAS 号	分子式	纯度/%
1	邻苯二甲酸二甲酯	dimethyl phthalate	DMP	131-11-3	$C_{10}H_{10}O_4$	99.5
2	邻苯二甲酸二乙酯	diethyl phthalate	DEP	84-66-2	$C_{12}H_{14}O_4$	99.0
3	邻苯二甲酸二烯丙酯	diallyl phthalate	DAP	131-17-9	$C_{14}H_{14}O_4$	97.0
4	邻苯二甲酸二异丁酯	disobutyl phthalate	DIBP	84-69-5	$C_{16}H_{22}O_4$	99.0
5	邻苯二甲酸二正丁酯	dibutyl phthalate	DBP	84-74-2	$C_{16}H_{22}O_4$	99.0
6	邻苯二甲酸二(2-甲氧基)乙酯	bis(2-methoxyethyl)phthalate	DMEP	117-82-8	$C_{14}H_{18}O_6$	94.0
7	邻苯二甲酸二(4-甲基-2-戊基)酯	bis(4-methyl-2-pentyl)phthalate	BMPP	146-50-9	$C_{20}H_{30}O_4$	98.0
8	邻苯二甲酸二(2-乙氧基)乙酯	bis(2-ethoxyethyl)phthalate	DEEP	605-54-9	$C_{16}H_{22}O_6$	99.5
9	邻苯二甲酸二戊酯	dipentyl phthalate	DPP	131-18-0	$C_{18}H_{26}O_4$	99.2
10	邻苯二甲酸二己酯	dihexyl phthalate	DHXP	84-75-3	$C_{20}H_{30}O_4$	99.0
11	邻苯二甲酸丁基苄基酯	benzyl butyl phthalate	BBP	85-68-7	$C_{19}H_{20}O_4$	97.0
12	邻苯二甲酸二(2-丁氧基)乙酯	bis(2-n-butoxyethyl)phthalate	DBEP	117-83-9	$C_{20}H_{30}O_6$	98.5
13	邻苯二甲酸二环己酯	dicyclohexyl phthalate	DCHP	84-61-7	$C_{20}H_{26}O_4$	99.5
14	邻苯二甲酸二(2-乙基)己酯	bis(2-ethylhexyl)phthalate	DEHP	117-81-7	$C_{24}H_{38}O_4$	99.0
15	邻苯二甲酸二苯酯	diphenyl phthalate	DPhP	84-62-8	$C_{20}H_{14}O_4$	99.5
16	邻苯二甲酸二正辛酯	di-n-octyl phthalate	DNOP	117-84-0	$C_{24}H_{38}O_4$	97.5
17	邻苯二甲酸二异壬酯	disononyl ortho-phthalate	DINP	28553-12-0	$C_{26}H_{42}O_4$	98.5
18	邻苯二甲酸二壬酯	dinonyl phthalate	DNP	84-76-4	$C_{26}H_{42}O_4$	99.5

附表 4　邻苯二甲酸酯监测离子参数

序号	化合物名称	保留时间/min	定性离子（m/z）	定量离子（m/z）
1	邻苯二甲酸二甲酯（DMP）	7.66	163，77，194，133	163
2	邻苯二甲酸二乙酯（DEP）	8.51	149，177，105，222	149
3	邻苯二甲酸二烯丙酯（DAP）	9.73	41，132，149，189	149
4	邻苯二甲酸二异丁酯（DIBP）	10.21	149，223，104，167	149
5	邻苯二甲酸二正丁酯（DBP）	10.93	149，223，205，104	149
6	邻苯二甲酸二(2-甲氧基)乙酯（DMEP）	11.25	59，149，104，176	149
7	邻苯二甲酸二(4-甲基-2-戊基)酯（BMPP）	11.97	149，167，85，251	149
8	邻苯二甲酸二(2-乙氧基)乙酯（DEEP）	12.29	72，149，104，193	149
9	邻苯二甲酸二戊酯（DPP）	12.65	149，237，219，104	149
10	邻苯二甲酸二己酯（DHXP）	14.73	149，251，104，233	149
11	邻苯二甲酸丁基苄基酯（BBP）	14.88	149，91，206，104	149
12	邻苯二甲酸二(2-丁氧基)乙酯（DBEP）	16.30	149，101，85，193	149
13	邻苯二甲酸二环己酯（DCHP）	16.95	149，167，249，104	149
14	邻苯二甲酸二(2-乙基)己酯（DEHP）	17.19	149，167，279，113	149
15	邻苯二甲酸二苯酯（DPhP）	17.31	225，77，104，153	225
16	邻苯二甲酸二异壬酯（DINP）	18.5～21.5	127，149，167，293	149
17	邻苯二甲酸二正辛酯（DNOP）	19.55	149，279，104，261	149
18	邻苯二甲酸二壬酯（DNP）	22.03	149，293，167，275	149

七、ICP-MS 方法中元素的标准溶液系列质量浓度

序号	元素	单位	标准系列质量浓度					
			系列 1	系列 2	系列 3	系列 4	系列 5	系列 6
1	B	μg/L	0	10.0	50.0	100	300	500
2	Na	mg/L	0	0.400	2.00	4.00	12.0	20.0
3	Mg	mg/L	0	0.400	2.00	4.00	12.0	20.0
4	Al	mg/L	0	0.100	0.500	1.00	3.00	5.00
5	K	mg/L	0	0.400	2.00	4.00	12.0	20.0
6	Ca	mg/L	0	0.400	2.00	4.00	12.0	20.0
7	Ti	μg/L	0	10.0	50.0	100	300	500
8	V	μg/L	0	1.00	5.00	10.0	30.0	50.0
9	Cr	μg/L	0	1.00	5.00	10.0	30.0	50.0
10	Mn	μg/L	0	10.0	50.0	100	300	500
11	Fe	mg/L	0	0.100	0.500	1.00	3.00	5.00
12	Co	μg/L	0	1.00	5.00	10.0	30.0	50.0
13	Ni	μg/L	0	1.00	5.00	10.0	30.0	50.0
14	Cu	μg/L	0	10.0	50.0	100	300	500
15	Zn	μg/L	0	10.0	50.0	100	300	500
16	As	μg/L	0	1.00	5.00	10.0	30.0	50.0
17	Se	μg/L	0	1.00	5.00	10.0	30.0	50.0
18	Sr	μg/L	0	20.0	100	200	600	1000
19	Mo	μg/L	0	0.100	0.500	1.00	3.00	5.00
20	Cd	μg/L	0	1.00	5.00	10.0	30.0	50.0
21	Sn	μg/L	0	0.100	0.500	1.00	3.00	5.00
22	Sb	μg/L	0	0.100	0.500	1.00	3.00	5.00
23	Ba	μg/L	0	10.0	50.0	100	300	500
24	Hg	μg/L	0	0.100	0.500	1.00	1.50	2.00
25	Tl	μg/L	0	1.00	5.00	10.0	30.0	50.0
26	Pb	μg/L	0	1.00	5.00	10.0	30.0	50.0

八、致病菌实时 PCR 检测所用引物和探针序列

致病菌名称	引物序列	探针序列	靶基因名称及 GenBank 编码
副溶血性弧菌	5′-GCG ACC TTT CTC TGA AAT ATT AAT TGT-3′	5′-CGC ACA AGG CTC GAC GGC TGA-3′	*VP0819*（NC_004603.1）
	5′-CAT TCG CGT GGC AAA CAT C-3′		
金黄色葡萄球菌	5′-AAA TTA CAT AAA GAA CCT GCG ACA-3′	5′-AAT TTA ACC GTA TCA CCA TCA ATC GCT TT-3′	*SAOUHSC_00818*（NC_007795.1）
	5′-GAA TGT CAT TGG TTG ACC TTT GTA-3′		
单核细胞增生李斯特菌	5′-CTG AAT CTC AAG CAA AAC CTG GT-3′	5′-ATA CGA TAA CAT CCA CGG CTC TGG CTG G-3′	*iap*（NC_003210.1）
	5′-CGC GAC CGA AGC CAA CTA-3′		
沙门氏菌	5′-CCA GTT TAT CGT TAT TAC CAA AGG-3′	5′-CTC TGG ATG GTA TGC CCG GTA AAC A-3′	*invA*（NC_003197.2）
	5′-ATC GCA CCG TCA AAG GTC-3′		
大肠杆菌 O157:H7	5′-TTT CAT ACT TAT TGG ATG GTC TCA A-3′	5′-AGG ACC GCA GAG GAA AGA GAG GAA TTA AGG-3′	*ECs2841*（NC_002695.1）
	5′-CGA TGA GTT TAT CTG CAA GGT GAT-3′		
志贺氏菌	5′-CGC AAT ACC TCC GGA TTC C-3′	5′-AAC AGG TCG CTG CAT GGC TGG AA-3′	*ipaH4.5*（NC_007607.1）
	5′-TCC GCA GAG GCA CTG AGT T-3′		

参考文献

[1] 陈玲, 赵建夫, 仇雁翎, 等. 环境监测(第二版). 北京: 化学工业出版社, 2014.

[2] 陈英旭, 李文红, 施积炎, 等. 农业环境保护. 北京: 化学工业出版社, 2007.

[3] 陈茹玉. 农药化学. 北京: 清华大学出版社, 2009.

[4] 蔡道基. 农药环境毒理学研究. 北京: 中国环境科学出版社, 1999.

[5] 丁斌. 食品安全检测技术. 北京: 中国农业大学出版社, 2016.

[6] 杜美红, 孙永军, 汪雨, 等. 酶抑制-比色法在农药残留快速检测中的研究进展. 食品科学, 2010, 31(17): 462-466.

[7] 国家生态环境部, 国家市场监督管理总局. GB 15618—2018, 土壤环境质量 农用地土壤污染风险管控标准(试行).

[8] 国家技术监督局. GB/T 6682—2008, 分析实验室用水规格和试验方法.

[9] 国家卫生和计划生育委员会, 农业部, 国家市场监督管理总局. GB 23200.38—2016, 食品安全国家标准 植物源性食品中环己烯酮类除草剂残留量的测定 液相色谱-质谱/质谱法.

[10] 国家卫生健康委员会, 国家市场监督管理总局. GB 5009.265—2021, 食品安全国家标准 食品中多环芳烃的测定.

[11] 国家卫生和计划生育委员会, 国家食品药品监督管理总局. GB 5009.271—2016, 食品安全国家标准 食品中邻苯二甲酸酯的测定.

[12] 国家卫生和计划生育委员会, 农业部, 国家市场监督管理总局. GB 23200.74—2016, 食品安全国家标准 食品中井冈霉素残留量的测定 液相色谱-质谱/质谱法.

[13] 国家卫生和计划生育委员会, 国家食品药品监督管理总局. GB 5009.268—2016, 食品安全国家标准 食品中多元素的测定.

[14] 国家卫生和计划生育委员会, 国家食品药品监督管理总局. GB 5009.33—2016, 食品安全国家标准 食品中亚硝酸盐与硝酸盐的测定.

[15] 国家卫生和计划生育委员会. GB 4789.7—2013, 食品安全国家标准 食品微生物学检验 副溶血性弧菌检验.

[16] 国家卫生和计划生育委员会, 国家食品药品监督管理总局. GB 4789.36—2016, 食品安全国家标准 食品微生物学检验 大肠埃希氏菌 O157: H7/NM 检验.

[17] 国家卫生和计划生育委员会, 国家食品药品监督管理总局. GB 4789.30—2016, 食品安全国家标准 食品微生物学检验 单核细胞增生李斯特氏菌检验.

[18] 国家卫生和计划生育委员会, 国家食品药品监督管理总局. GB 4789.4—2016, 食品安全国家标准 食品微生物学检验 沙门氏菌检验.

[19] 国家卫生和计划生育委员会, 国家食品药品监督管理总局. GB 4789.3—2016, 食品安全国家标准 食品微生物学检验 大肠菌群计数.

[20] 国家卫生和计划生育委员会, 国家食品药品监督管理总局. GB 4789.10—2016, 食品安全国家标准 食品微生物学检验 金黄色葡萄球菌检验.

[21] 国家卫生健康委员会, 农业农村部, 国家市场监督管理总局. GB 23200.116—2019, 食品安全国家标准 植物源性食品中 90 种有机磷类农药及其代谢物残留量的测定 气相色谱法.

[22] 国家卫生健康委员会, 农业农村部, 国家市场监督管理总局. GB 23200.112—2018, 食品安全国家标准 植物源性食品中 9 种氨基甲酸酯类农药及其代谢物残留量的测定 液相色谱-柱后衍生法.

[23] 环境保护部, 国家质量监督检验检疫总局. GB 3095—2012, 环境空气质量标准.

[24] 华东理工大学, 四川大学. 分析化学(第七版). 北京: 高等教育出版社, 2018.

[25] 贾玉娟. 农产品质量安全. 重庆: 重庆大学出版社, 2017.

[26] 蒋雪松, 王维琴, 许林云, 等. 农产品/食品中农药残留快速检测方法研究进展. 农业工程学报, 2016, 32(20): 267-274.

[27] 江苏省卫生和计划生育委员会. DBS32/ 014—2017, 食源性致病微生物快速检测.

[28] 金诺. 农产品中致病性微生物及其产生的生物毒素污染与防控探析. 中国食物与营养, 2017, 23(2): 19-21.

[29] 金发忠. 农产品质量安全概论. 北京: 中国农业出版社, 2007.

[30] 句荣辉. 农产品有害物质检测. 北京: 中国农业大学出版社, 2010.

[31] 康艳红, 陈秋颖, 田鹏. 重金属的环境分析与评价. 北京: 科学出版社, 2019.

[32] 廖泽东. 农药残留分析检测技术及质量控制实用手册. 北京: 中国农业科技出版社, 2010.

[33] 李才广, 于所亭, 李国育. 分析测试质量控制. 北京: 中国医药科技出版社, 1991.

[34] 李单单. 我国农产品中农残的危害现状及去除方法的研究进展. 农产品加工, 2021(9): 80-83.

[35] 林肇信, 刘天齐, 刘逸农. 环境保护概论修订版. 北京: 高等教育出版社, 1999.

[36] 刘崇华, 董夫银. 化学检测实验室质量控制技术. 北京: 化学工业出版社, 2013.

[37] 刘德生. 环境监测. 北京: 化学工业出版社, 2008.

[38] 刘密新, 罗国安, 张新荣, 等. 仪器分析. 北京: 清华大学出版社, 2002.

[39] 刘维屏. 农药环境化学. 北京: 化学工业出版社, 2006.

[40] 刘国诠, 余兆楼. 色谱柱技术. 北京: 化学工业出版社, 2006

[41] 吕洁杰, 杜瑞英. 茶叶中硝酸盐和亚硝酸盐的研究进展. 农产品质量与安全, 2020(6): 83-88.

[42] 牟世芬. 色谱技术丛书. 北京: 化学工业出版社, 2000.

[43] 生态环境部, 国家市场监督管理总局. GB 5084—2021, 农田灌溉水质标准.

[44] 孙红霞, 李晋栋, 李雅静, 等. 加工过程对农产品中农药残留的影响研究进展. 食品工业, 2021, 41(9): 269-273.

[45] 孙玉凤, 金诺, 刘佳萌, 等. 生物毒素的脱毒技术及药物研究进展. 食品安全质量检测学报, 2020, 11(12): 3958-3964.

[46] 汪兴汉. 蔬菜环境污染控制与安全性生产. 北京: 中国农业出版社, 2004.

[47] 王正银. 农产品生产安全评价与控制. 北京: 高等教育出版社, 2012.

[48] 王英健, 杨永红. 环境监测(第三版). 北京: 化学工业出版社, 2015.

[49] 王瑞芬. 现代色谱分析法的应用. 北京: 冶金工业出版社, 2006.

[50] 吴同华. 环境监测技术实习. 北京: 化学工业出版社, 2003.

[51] 卫生部. GB 4789.5—2012, 食品安全国家标准 食品微生物学检验 志贺氏菌检验.

[52] 谢明勇, 陈绍军. 食品安全导论. 北京: 中国农业大学出版社, 2009.

[53] 徐应明, 刘潇威. 农产品与环境中有害物质快速检测技术. 北京: 化学工业出版社, 2006.

[54] 杨丽维, 陈颖, 张峻. 农产品中残留农药的降解去除方法研究进展. 食品研究与开发, 2013, 34(24): 288-292.

[55] 杨根元. 实用仪器分析. 北京: 北京大学出版社, 2010.

[56] 岳永德. 农药残留分析(第二版). 北京: 中国农业出版社, 2014.

[57] 于世林. 高效液相色谱方法及应用. 北京: 化学工业出版社, 2005.

[58] 张新明, 李华兴, 吴文良. 氮素肥料对环境与蔬菜的污染及合理调控途径. 土壤通报, 2002(33): 471-475.

[59] 张根生, 赵全, 岳晓霞. 食品中有害化学物质的危害与检测. 北京: 中国计量出版社, 2006.

[60] 张廉奉. 气相色谱原理及应用. 银川: 宁夏人民出版社, 2009.

[61] 张玉香. 中国农产品质量安全管理理论、实践与发展对策. 北京: 中国农业出版社, 2005.

[62] 周启星. 健康土壤学-土壤健康质量与农产品安全. 北京: 科学出版社, 2005.

[63] 周梅村. 仪器分析. 武汉: 华中科技大学出版社, 2008.

[64] 中华人民共和国, 国家质量监督检验检疫总局. GB/T 18630—2002, 蔬菜中有机磷及氨基甲酸酯农药残留量的简易检验方法 酶抑制法.

[65] 中华人民共和国国家卫生健康委员, 中华人民共和国农业农村部, 国家市场监督管理总局. GB 2763—2021, 食品安全国家标准 食品中农药最大残留限量.

[66] 中华人民共和国国家质量监督检验检疫总局, 中国国家标准化管理委员会. GB 19489—2008, 实验室 生物安全通用要求.

[67] 中华人民共和国国家质量监督检验检疫总局, 中国国家标准化管理委员会. GB/T 27403—2008, 实验室质量控制规范 食品分子生物学检测.

[68] 中华人民共和国国家卫生和计划生育委员会. GB 4789.28—2013, 食品国家安全标准 食品微生物学检验 培养基和试剂质量的要求.

[69] Cengiz M F, Baslar M, Basancelebi O, et al. Reduction of pesticide residues from tomatoes by low intensity electrical current and ultrasound applications. Food chemistry, 2018, 267(30): 60-66.

[70] Da S, De T, Pereira I, et al. Molecularly imprinted polymer-coated probe electrospray ionization mass spectrometry deteimines phorbol esters and deoxyphorbol metabolites in jatropha curcas leaves. Journal of the American Society for Mass Spectrometry, 2019, 30(10): 2051-2059.

[71] Duford D A, Xi Y, Salin E D. Enzyme inhibition-based determination of pesticide residues in vegetable and soil in centrifugal

microfluidic devices. Analytical Chemistry, 2013, 85(16): 7834-7841.

[72] Kaushik G, Satya S, Naik S N. Food processing a tool to pesticide residue dissipation - a review. Food research international, 2009, 42(1): 26-40.

[73] Ling Y, Wang H, Yong W, et al. The effects of washing and cooking on chlorpyrifos and its toxic metabolites in vegetables. Food Control, 2011, 22(1): 54-58.

[74] Li T, Fan L, Wang Y, et al. Molecularly imprinted membrane electrospray ionization for direct sample analyses. Analytical Chemistry, 2017(89): 1453-1458.

[75] Souza L P D, Faroni L R D, Heleno F F, et al. Ozone treatment for pesticide removal from carrots: Optimization by response surface methodology. Food chemistry, 2018, 243(15): 435-441.

[76] Zelada-Guilln G A, Bhosale S V, Riu J, et al. Real-time potentiometric detection of bacteria in complex samples. Analytical Chemistry, 2010, 82(22): 9254-9260.

[77] Zhang Z, Cooks R G, Ouyang Z. Paper spray: a simple and efficient means of analysis of different contaminants in foodstuffs. Analyst, 2012(137): 2556-2558.